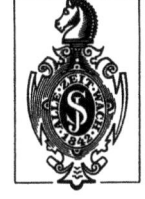

Martin Oberholzer

Morphometrie in der klinischen Pathologie

Allgemeine Grundlagen

Mit einem Geleitwort von Hanspeter Rohr

Mit 80 Abbildungen und 67 Tabellen

Springer-Verlag
Berlin Heidelberg New York Tokyo 1983

Dr. med. MARTIN OBERHOLZER
Institut für Pathologie der Universität Basel,
Schönbeinstraße 40, CH-4056 Basel

ISBN-13:978-3-642-69102-7   e-ISBN-13:978-3-642-69101-0
DOI: 10.1007/978-3-642-69101-0

CIP-Kurztitelaufnahme der Deutschen Bibliothek
Oberholzer, Martin: Morphometrie in der klinischen Pathologie: allg. Grundlagen / Martin
Oberholzer.
– Berlin; Heidelberg; New York; Tokyo: Springer, 1983.
ISBN-13:978-3-642-69102-7

2125/3130-543210

Meiner Familie

Geleitwort

Die experimentell wie auch klinisch-orientierte wissenschaftliche Tätigkeit des Pathologen spielt sich heute mehr denn je in einem interdisziplinären Umfeld ab. Dieser Umstand bedingt eine Bereitschaft zum wissenschaftlichen Dialog. Eine fruchtbare Korrelation von Befunden der Morphologie, der pathologisch veränderten Gewebe- oder Zellstrukturen mit klinischen Ergebnissen bedingt eine geeignete, kritisch gesichtete Präsentation pathologisch-anatomischer Fakten.

Eine Quantifizierung morphologischer Befunde ist heute unabdingbare Voraussetzung für eine interdisziplinäre klinische Forschungsarbeit.

Erste Ansätze für den Einsatz dieser quantitativ-morpholgischen Methoden im diagnostischen Bereich zeichnen sich ab. Diese auf mathematisch-statistischen Axiomen beruhenden Methoden haben sich in der experimentellen Pathologie seit Jahren vielfältig bewährt. Im klinisch-pathologisch-anatomischen Bereich bei der Quantifizierung menschlichen Biopsiematerials hingegen eröffnet sich vor allem methodisches Neuland und damit eine Vielzahl von komplexen Problemen, deren Lösung auch vom erfahrenen „Morphometer" größte Kritik und mathematisch-statistische Sachkenntnis abfordert.

Der Autor vermag in diesem Sinne mit seiner Monographie eine Lücke zu schließen und eröffnet damit neue Perspektiven interdisziplinärer Zusammenarbeit. Seine Monographie wird wegweisend sein und wertvolle neue Impulse setzen.

Wenn diese Monographie neben ihrer Funktion als Leitfaden und Nachschlagewerk für jeden an der Stereologie Interessierten auch noch anregt zu weiteren interdisziplinären Studien und zur konsequenten Anwendung der Stereologie, dann dürfte dies für die große Arbeit des Autors der wohl schönste Lohn sein.

Basel, 1983   HANSPETER ROHR

Vorwort

Morphometrisches Arbeiten in der klinischen Pathologie steht im *Spannungsfeld* zwischen den *theoretischen Erfordernissen der Methode* und deren *Verwirklichung in der Praxis*. Geplante Projekte sind durchführbar, wenn die Strukturelemente identifiziert, die Systemfehler aufgedeckt und erkannt und der erforderliche Arbeits- und Zeitaufwand erbracht werden können.

Den beiden Polen dieses Spannungsfeldes entsprechend besteht jede Arbeit in der klinischen Pathologie, die sich der Morphometrie bedient, aus zwei Teilen: einem Teil, in dem transparent auf die theoretischen und methodischen Aspekte und Probleme eingegangen werden muß, und einem zweiten, in dem die Resultate und deren praktische Bedeutung diskutiert werden.

Das vorliegende Buch behandelt denn auch die wichtigsten theoretischen Grundlagen, die für die Praxis von Bedeutung sind: Kenntnisse über die hauptsächlichsten Anwendungsbereiche in der klinischen Pathologie; Überblick über das praktische Vorgehen; Stellungnahme zur Durchführbarkeit morphometrisch-stereologischer Untersuchungen; Kenntnisse der verschiedenen stereologischen Axiome; Analyse der Artefakte und Beurteilung der Korrekturmöglichkeiten; Schätzung der Größe der benötigten Stichprobe; Verwendung geeigneter statistischer Verfahren zur Analyse der Parameter. Das Buch soll in diesem Sinne Wegweiser und Hilfsmittel für einen erfolgversprechenden Einsatz der Methode in der klinischen Pathologie sein.

Die Durchführung der vorliegenden Arbeit war zu einem großen Teil dank einer engen Zusammenarbeit mit Mitarbeiterinnen und Mitarbeitern des Institutes für Pathologie der Universität und des Kantonsspitals Basel, mit Mitarbeitern der Zentralstelle für elektronische Datenverarbeitung des Finanzdepartementes des Kantons Basel-Stadt und des Rechenzentrums der Universität möglich. Allen jenen, die diese Arbeit unterstützt haben – durch Überlassen von Untersuchungsmaterial, klinischen Daten und instruktiven Abbildungen, durch Herstellen von licht- und elektronenmikroskopischen Präparaten, Vorlagen und Fotos –, sei an dieser Stelle ganz herzlich gedankt.

Für anregende Kritik und anhaltende Unterstützung möchte ich
mich besonders bedanken bei Ph. U. Heitz, H. P. Rohr, P. Dalquen,
L. Bianchi, M. J. Mihatsch, W. Remagen, J. Torhorst und J. Ulrich,
M. Anderegg für die Zeichnungen, M. Spörri für die Herstellung des
Manuskriptes, H. R. Zysset und M. Nebiker für die Fotoabzüge,
M. Kaspar, U. Tschopp, R. Epper und M. Richner für die histologi-
schen Präparate und H. Christen, P. Schmid und E. Perret für stati-
stische Analysen.

Basel, Frühjahr 1983   MARTIN OBERHOLZER

Inhaltsverzeichnis

1   Einleitung   1

2   Überblick über die wichtigsten Anwendungsbereiche der Morphometrie in der klinischen Pathologie   5

2.1   Evaluation und Analyse diagnostischer
      Hauptparameter   5
2.2   Analyse pathophysiologischer Zusammenhänge   12
2.3   Objektivierung qualitativer Befunde in der pathologisch-
      anatomischen Diagnostik   13

3   Praktisches Vorgehen bei morphometrischen Analysen .   17

3.1   Fragestellung   18
3.2   Definitionen stereologischer und morphometrischer
      Parameter   20
3.3   Stereologische und morphometrische Terminologie:
      Das Problem der Standardisierung   22
3.4   Analyse der Verteilung der Anschnitte von Partikeln
      oder Strukturelementen in der Bezugsfläche:
      „Quantitative Topographie"   25
3.5   Wahl der Bezugsgrößen (Flächen oder Volumina) . . .   37
3.6   Berechnung des Stichprobenumfanges und Festlegen
      des Stichprobenauswahlverfahrens   41
3.7   Gewebepräparation   43
3.8   Wahl von Testraster und Vergrößerung   44
3.9   Berechnung der stereologischen Parameter   48
3.10 Statistische Analysen   51

**4   Durchführbarkeit morphometrisch-stereologischer
      Untersuchungen**   53

4.1   Darstellung und Identifizierbarkeit von
      Kompartimenten und Partikeln   54
      4.1.1 Spezifische Strukturmerkmale   54
      4.1.2 Histochemische Färbemethoden   54
      4.1.3 Immunozytochemische Methoden   58

4.2   Meßbarkeit von Strukturen   61
4.3   Semiquantitative Messungen   68

**5   Stereologische Axiome und Berechnungsmöglichkeiten
       der einzelnen Parameter**   69

5.1   Historische Entwicklung der Stereologie   69
5.2   Stereologische Axiome und Hauptparameter   71

    5.2.1 Volumendichte   72
    5.2.2 Umfangdichte   75
    5.2.3 Oberflächendichte   76
    5.2.4 Längendichte   77
    5.2.5 Numerische Flächendichte   78
    5.2.6 Numerische Volumendichte   79
    5.2.7 Kurvaturdichte   84

5.3   Kombinierte Parameter   86
    5.3.1 Volumen/Oberflächen-Quotient   86
    5.3.2 Mittlere Dicke von Strukturelementen   88
    5.3.3 Mittlere freie Distanz   96
    5.3.4 Formindex für „tight junctions" der
          Gallekapillaren   96
    5.3.5 Numerische Oberflächendichte 100

5.4   Parameter der einzelnen Partikel 101
    5.4.1 Mittlere Anschnittsfläche 102
    5.4.2 Mittlere Durchmesser und Sehnenlängen 102
    5.4.3 Mittleres Volumen 104
    5.4.4 Mittlere Oberfläche 105
    5.4.5 Formfaktor 105

5.5   Aspekte der Berechnung stereologischer Parameter bei
      Stichprobenanalysen mit mehreren Referenzgrößen
      und/oder Vergrößerungsstufen 111
5.6   Stereologische Berechnungen an Freeze-fracture- und
      rasterelektronenmikroskopischen Bildern 113

6   Artefakte und Korrekturmöglichkeiten 115

6.1   Artefakte durch geometrische Modelle, die die
      biologischen Gegebenheiten nur unvollständig wiedergeben 116
6.2   Artefakte durch Gewebepräparation 118
    6.2.1 Schrumpfungs- und Dehnungsartefakte 118
    6.2.2 Artefakte durch unterschiedliche Inflationsgrade
          des Lungengewebes 123

6.2.3 Artefakte durch die Schnittdicke 129
6.2.4 Artefakte durch die Lage der Schnittebene . . . 133
6.2.5 Artefakte durch Kompression 140
6.2.6 Artefakte durch die Vergrößerung 142

6.3   Artefakte durch spezielle Stichprobenauswahlverfahren 142
      6.3.1 Nucleus-biased-sampling 143
      6.3.2 Artefakte durch unterschiedliche Biopsiegrößen . 148

6.4   Artefakte durch inadäquate Berechnungsmethoden . . 151
6.5   Grundsätzliche Überlegungen zur Korrektur von
      Systemfehlern 154

7   Einfache Stichprobentheorie für praktische
      morphometrische Analysen 156

7.1   Möglichkeiten der Stichprobenauswahl 156
7.2   Berechnung der minimalen Stichprobengröße 162
      7.2.1 Minimale Anzahl Trefferpunkte und minimale
            Testlinienlänge über der Bezugsfläche sowie
            minimale Größe der Bezugsfläche 164
      7.2.2 Minimale Anzahl Gesichtsfelder 169
      7.2.3 Theoretische Zusammenhänge zwischen den
            Parametern: Volumendichte, Dichte quadratischer
            Testraster, Anzahl Gesichtsfelder, statistische
            Sicherheit und mittlerer Fehler 170
      7.2.4 Berechnung des Stichprobenumfanges mit Hilfe
            von Dispersionsmassen 181

7.3   Beurteilung der Stichproben- oder Parameterqualität . 185

8   Statistische Analysen in der Morphometrie 190
8.1   Deskriptive Statistik in der Morphometrie 191
      8.1.1 Histogramme 191
      8.1.2 Lokalisationsmaße 191
      8.1.3 Dispersionsmaße. 191
      8.1.4 „Ausreißer". 192

8.2   Prüftheorie 193
      8.2.1 Informationsgehalt von Daten 195
      8.2.2 Prüfung auf Normalverteilung und
            Verteilungsvergleiche 195
      8.2.3 Transformationen 196
      8.2.4 Curve-Fitting-Analyse 196

8.2.5 Multivariate Analysen 200
8.2.6 Prüfung der Stärke des Zusammenhanges
        zweier Variablen oder Merkmale 203
8.2.7 Sensitivität und Spezifität einer Methode 204
8.2.8 Vergleich zweier Variationskoeffizienten 205

8.3 Schlußfolgerungen 206

9   Allgemeine Wertung morphometrischer Analysen
     in der klinischen Pathologie 208

Anhang: Glossar (Begriffserklärungen) 214

Literatur 220

Sachverzeichnis 239

1 Einleitung

Eine strenge und kritische Analyse der eigenen Erkenntnisse ist ein wichtiges Element jeder wissenschaftlichen Betätigung. Eine solche Analyse ermöglicht, modellhafte Vereinfachungen komplexer Zusammenhänge zu erkennen, Gedanken und Folgerungen mit den Gesetzen der Logik zu konfrontieren und sie auf ihren Wahrheitsgehalt hin zu überprüfen.

Das folgende Zitat von Karl Popper (1974) markiert den allgemeinen Rahmen, in dem diese Arbeit steht und die allgemeine Richtung, die in ihr angestrebt wird:

„Die Methode der Wissenschaft ist die Methode der kühnen Vermutungen und der sinnreichen und ernsthaften Versuche, sie zu widerlegen.

Eine kühne Vermutung ist eine Theorie mit großem Gehalt – größerem jedenfalls als die Theorie, die wir mit ihr überwinden möchten.

Daß unsere Vermutungen kühn sein sollten, folgt unmittelbar aus dem, was ich über das Ziel der Wissenschaft und die Annäherung an die Wahrheit gesagt habe: Kühnheit oder großer Gehalt ist mit großem Wahrheitsgehalt verbunden; daher kann man den Falschheitsgehalt zunächst unberücksichtigt lassen.

Doch eine Zunahme des Wahrheitsgehalts ist keine Garantie für steigende Wahrheitsähnlichkeit; da die Zunahme des Gehalts eine rein logische Angelegenheit ist und mit ihr eine Zunahme des Wahrheitsgehalts einhergeht, ist das einzige Betätigungsfeld für die wissenschaftliche Diskussion – und besonders für empirische Prüfungen – die Frage, ob der Falschheitsgehalt ebenfalls zugenommen hat oder nicht. Das konkurrierende Streben nach Wahrheitsähnlichkeit wird also, besonders unter dem empirischen Gesichtspunkt, zum konkurrierenden Vergleich der Falschheitsgehalte (was manche Leute als paradox empfinden). Auch in der Wissenschaft scheint zu gelten, daß (wie es Winston Churchill einmal ausdrückte) Kriege nie gewonnen, sondern immer verloren werden. Wir können uns nie absolute Sicherheit verschaffen, ob unsere Theorie nicht hinfällig ist. Alles was wir tun können ist, nach dem Falschheitsgehalt unserer besten Theorie zu fahnden. Das tun wir, indem wir sie zu widerlegen versuchen, d. h. indem wir sie im Lichte unseres ganzen objektiven Wissens und mit aller Erfindungskraft streng prüfen. Es ist natürlich immer möglich, daß die Theorie falsch ist, auch wenn sie alle Prüfungen besteht; das ist bei unserem Streben nach Wahrheitsähnlichkeit möglich. Doch wenn unsere Theorie alle diese Prüfungen besteht, dann haben wir wohl guten Grund zu der Vermutung, daß sie – die, wie wir wissen, größeren Wahrheitsgehalt hat als ihr Vorgänger – wohl keinen größeren Falschheitsgehalt hat".

Francis Bacon unterschied in seinem Werk „Novum Organum", das 1620 erschien, zwischen einer richtigen naturwissenschaftlichen Methode, „Interpretatio Naturae" genannt, und einer falschen, die er als „Anticipatio

Mentis" bezeichnet, was mit „Vorurteil", „Hypothesenbildung" oder
„theoretische Vermutung" übersetzt werden könnte. Die moderne Wissenschaft bedient sich beider Methoden: der Untersuchung beobachteter Ereignisse, aber auch der Entwicklung neuer Theorien oder Hypothesen und deren
kritischen Analysen. In diesem Spannungsfeld zwischen „Interpretatio Naturae" und der „Anticipatio Mentis" Bacons steht auch die vorliegende
stereologisch-morphometrische Arbeit.

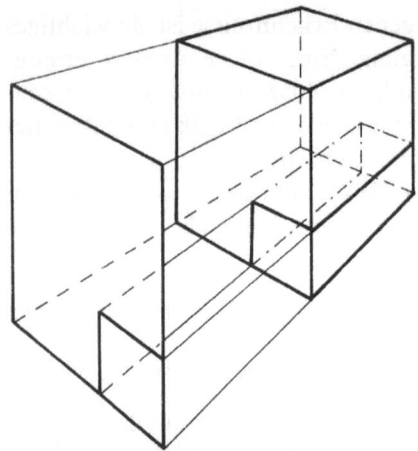

Abb. 1.1. Schema zum Begriff „Stereologie" (s. Text)

Morphometrie und Stereologie sind zu einem wichtigen Bestandteil der
biomedizinischen Forschung, die die Verhältnisse zwischen Struktur und
Funktion zum Gegenstand hat, geworden. Sie gestatten, diese Strukturen
auszumessen und ihre Merkmale gleichsam in Zahlen zu abstrahieren; sie
können dem Nachweis der Richtigkeit oder Falschheit von Hypothesen oder
dem Nachweis bislang unbekannter, auch hypothetisch nicht vermuteter
Zusammenhänge dienen; sie können aber auch als „l'art pour l'art" miß-
braucht werden (s. Tabelle 2.1).

Morphometrie kann definiert werden als: „Methode zur Messung von
Strukturelementen[G] (Gewebe- und Zellkompartimente) sowie Partikeln
(Zellen)". Synonym zum Begriff Morphometrie werden verwendet: „Quan-
titative Stereologie" (Underwood 1970); „Stereometrie" (Saltykov 1945);
„Quantitative Mikroskopie" (De Hoff u. Rhines 1968).

Die Morphometrie basiert zu einem wesentlichen Teil auf stereologischen
Axiomen[G]. *Stereologie* ist eine mathematische Methode, mit deren Hilfe von
Meßresultaten in Schnittflächen auf die entsprechenden Strukturparameter
im Raum (in einem Referenzvolumen) geschlossen werden kann (Abb. 1.1).
Sie wurde ursprünglich in Geologie und Metallurgie entwickelt.

G Die Begriffe, die mit [G] im Index bezeichnet sind, sind im Anhang (Glossar)
  erklärt (S. 214)

Tabelle 1.1. Übersicht über die verschiedenen Meßmöglichkeiten und die Begriffe „Morphometrie" und „Stereologie"

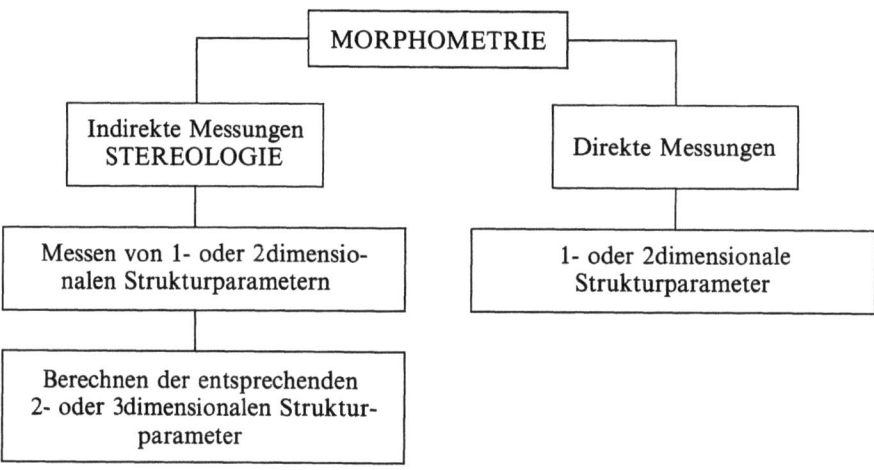

Morphometrische Analysen haben primär in die Anatomie (Weibel 1963a) und später in die experimentelle Pathologie (Rohr et al. 1967a) Eingang gefunden. In diesen Disziplinen wurde die „Methode der Geologen und Metallurgen" weiterentwickelt und an spezifische zellbiologische Probleme angepaßt.

Grundsätzlich ist zu unterscheiden zwischen direkten Messungen und indirekten Messungen (Tabelle 1.1). Bei den *direkten Messungen* werden 1- oder 2dimensionale Strukturparameter bestimmt, z.B. Längen oder Umfang (1dimensional) oder Flächen (2dimensional). Bei *indirekten Messungen* sind 2 Schritte erforderlich:

Schritt 1: Zählen von einfachen, dimensionslosen Strukturparametern: z.B. Trefferpunkte eines Testrasters über Strukturanschnitten (Abb. 1.2), „Kreuzungspunkte"

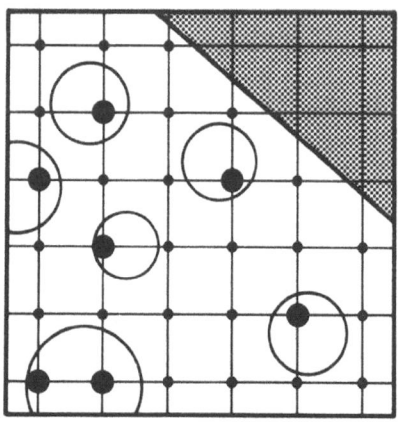

Abb. 1.2. Trefferpunkte

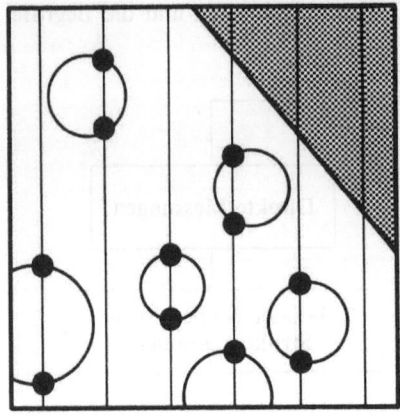

Abb. 1.3. Durchstoßpunkte

(Durchstoßpunkte) zwischeh Testlinien und äußerer Struktur- oder Partikelbegren-
zung (Abb. 1.3), Anzahl Partikelanschnitte.
Schritt 2: Berechnung der stereologischen Kompartiment- und Partikelparameter,
wie z.B. Gesamtvolumen, Gesamtoberfläche und Menge der Partikel x in einem
Referenzvolumen B. Aus den beiden Parametern: „Gesamtvolumenanteil der Partikel
x im Referenzvolumen B" und „Menge der Partikel x im Referenzvolumen B" kann
z.B. durch einfache Division das mittlere Volumen eines einzigen Partikels geschätzt
werden.

Die vorliegende Arbeit hat 2 Ziele:

1) Eine Wertung der Morphometrie in der klinischen Pathologie mit der
   Frage: „Wozu kann die Methode verwendet werden?" und
2) eine kritische Auseinandersetzung mit der Methode auf dem Hintergrund
   der Frage: „Wie und unter welchen Bedingungen kann die Methode eingesetzt werden?"

Sie ist gedacht und gestaltet als praktisches Hilfsmittel für morphometrische
Untersuchungen in der klinischen Pathologie und soll Anregungen vermitteln, die das Lesen und Verstehen morphometrischer Arbeiten erleichtern.

2 Überblick über die wichtigsten Anwendungsbereiche der Morphometrie in der klinischen Pathologie

In diesem Kapitel werden vor allem anhand neuerer morphometrisch-stereologischer Arbeiten (bis Mitte 1982), die verschiedenen Anwendungsbereiche der Morphometrie in der klinischen Pathologie aufgezeigt; auf deren wichtigste wie „Evaluation und Analyse diagnostischer Hauptparameter", „Analyse pathophysiologischer Zusammenhänge" und „Objektivierung qualitativer Befunde in der pathologisch-anatomischen Diagnostik" wird näher eingegangen. Einen Überblick über einzelne Anwendungsbereiche gibt Tabelle 2.1.

1943 wurden von Chalkley erstmals stereologische Axiome für die Analyse der Zusammensetzung von Gewebe angewendet; Weibel führte 1963 (Weibel 1963 a) diese Methoden erstmals in die Elektronenmikroskopie ein. Leibnitz dehnte 1964 den Anwendungsbereich weiter aus, indem sie mit Hilfe der Morphometrie histochemisch spezifisch dargestellte Strukturen untersuchte. In der Zwischenzeit hat sich die Stereologie in den morphologischen Disziplinen der Biologie und Medizin als wertvolles Instrument zur Objektivierung morphologischer Befunde etabliert.

2.1 Evaluation und Analyse diagnostischer Hauptparameter

Der große Arbeits- und Zeitaufwand, den morphometrische Analysen erfordern, verhindern vorläufig noch ihre Anwendung in der täglichen klinisch-pathologischen Diagnostik. Dennoch haben sie eine große Bedeutung für die Definition und Objektivierung diagnostischer Hauptkriterien erlangt. Dazu einige Beispiele:

Franklin et al. (1979) fanden mit Hilfe der Morphometrie, daß die Größe der Riesenzellen und die Anzahl Zellkerne wichtige diagnostische Kriterien zur Abgrenzung der riesenzellhaltigen Granulome von den Riesenzelltumoren der Kiefer- und langen Röhrenknochen sind. Entgegen der Vermutung von Lucas (1976) weisen Granulome größere Riesenzellen mit weniger Zellkernen, Riesenzelltumore kleinere Riesenzellen mit mehr Zellkernen auf.

Die Unterscheidung zwischen Hyperplasie der Parathyreoidea und unveränderter Nebenschilddrüse ist – besonders bei geringgradiger Hyperplasie – schwierig. Um eine Hyperplasie möglichst objektiv und früh erfassen zu

Tabelle 2.1. Übersicht über morphometrische Analysen in der klinischen Pathologie

Indikation	Organ	Autoren	Thematik
1. Definition des Normbereichs diagnostischer Parameter	Beckenkamm (Biopsien)	Eisler et al. (1977)	Kriterien zur Unterscheidung von Veränderungen, die noch im Streubereich der Norm liegen, von solchen, die als pathologisch zu bezeichnen sind
	Humerus	Rother et al. (1978)	Altersbedingte Veränderungen
	Gelenkknorpel	Lothe et al. (1979)	Altersbedingte Veränderungen
	Duodenum (Biopsien)	Schmitz-Moormann et al. (1980)	
	Pankreas	Schmitz-Moormann et al. (1979)	Unterscheidung zwischen alters- und krankheitsbedingten Veränderungen
	Großhirn	Hunziker et al. (1979)	
	Spermien	Schmassmann et al. (1979)	Fertilitätsdiagnostik
2. Evaluation diagnostischer Hauptparameter	Parathyreoidea	Grimelius et al. (1978)	Hyperplasie der Parathyreoidea
	Ösophagus	Seefeld et al. (1977)	Refluxösophagitis
	Duodenum	Schmitz-Moormann et al. (1980)	Entzündungskriterien
	Jejunum	Rosekrans et al. (1980)	Morphologische Veränderungen bei Kuhmilchprotein-Intoleranz
	Jejunum (Biopsien)	Guix et al. (1979)	Zöliakie
	Pankreas	Heitz et al. (1977)	Nesidioblastose
	Kiefer- und lange Röhrenknochen	Franklin et al. (1979)	Differentialdiagnose zwischen Riesenzelltumoren und riesenzellhaltigen Granulomen
	Knochen	Jakob et al. (1979)	Hyperparathyreoidismus

Synovialis des Knieglenks	Huth u. Weller-Boothe (1979)	Diabetische Arthropathie
Knochenmark	Ho-Yen u. Slidders (1978)	Zellularität des Knochenmarks
Knochenmark	Meijer et al. (1980)	Mycosis fungoides und Sézary-Syndrom
Knochenmark	Van der Loo et al. (1980)	Mycosis fungoides und Sézary-Syndrom
Knochenmark	Kerndrup et al. (1980)	Zellularität des Knochenmarks
Knochenmark	Islam et al. (1981)	Akute myeloische Leukämie
Lunge	Eigene Untersuchungen	Emphysemgraduierung
Harnblase	Smith (1981)	Harnblasenkarzinome
3. Definition von Krankheitsbildern		
Leber (Biopsien)	Götze et al. (1972)	Crigler-Najjar-Syndrom (kongenitaler und hämolytischer familiärer Ikterus)
Leber	Landing et al. (1980)	Einteilung der zystischen Lebererkrankungen
Blut	James et al. (1980)	Chronische lymphatische Leukämie und Haar-Zell-Leukämie
Blut	Woessner et al. (1978)	Prolymphozytäre Leukämie und andere lymphoproliferative Erkrankungen
Niere	Yoshikawa et al. (1981 a)	Segmentale Glomerulosklerose
Niere	Yoshikawa et al. (1981 b)	Alport-Syndrom und nichtfamiliäre Hämaturien
4. Verlaufskontrolle nach Therapie		
Dünndarm (Biopsien)	Risdon u. Keeling (1974)	Zöliakie bei Kindern
Jejunum (Biopsien)	Slavin et al. (1980)	Zöliakie

Tabelle 2.1. (Fortsetzung)

Indikation	Organ	Autoren	Thematik
5. Differenzierungsgrad bei Hyper-, Dys- und Neoplasien	Mamma	Nienhaus u. Brenner (1977)	Lobuläre Dysplasie
	Mamma	Stenkvist et al. (1978)	Mammakarzinom
	Mamma	Zippel et al. (1979)	Lobuläres Carcinoma in situ
	Cervix uteri	Lawrence et al. (1980)	Carcinoma in situ des Zervixepithels
	Endometrium	Baak et al. (1981a)	Differenzierung zwischen Hyperplasie und Karzinom
	Ovar	Baak et al. (1981b)	Differenzierung zwischen Borderline- und malignen mukösen Ovarialtumoren
	Harnblase	Boon et al. (1981a)	Differenzierung zwischen Harnblasentumoren Grad I und II
	Harnblase	Kurth et al. (1979)	Differenzierung zwischen Dysplasie und Carcinoma in situ des Urothels der Harnblase
	Magen	Boon et al. (1981b)	Zytologische Diagnostik
6. Analyse unklarer Krankheitsbilder: Plötzlicher Kindstod	Lunge	Valdés-Dapena et al. (1980)	Morphologie der Pulmonalarterien
	Lymphatisches Gewebe, Milz	Barzanji u. Emery (1977)	Morphologie des lymphatischen Gewebes
7. Base-line-data ohne direkte biologische Fragestellung	Hypophyse	Fowler u. McKeel (1979)	Aufbau der Adenohypophyse
	Leber (Biopsien)	Rohr et al. (1976b)	Ultrastruktur der Hepatozyten
	Lunge	Weibel (1963b)	
	Bronchus	Oberholzer et al. (1977)	
	Plazenta	Teasdale (1978)	
	Prostata	Bartsch et al. (1979a, b)	Vergleich: Normale Prostata – Benigne Prostatahyperplasie

	Knochen (Beckenkamm)	Eisler et al. (1977)	
	Thrombozyten	Melsen et al. (1978)	
		Stahl et al. (1978)	
8. Prognostische Bedeutung morphologischer Befunde	Leber	Scotto et al. (1973)	Verlauf des Coma hepaticum in Abhängigkeit des Ausmaßes der Parenchymnekrosen
	Kolon	Frei (1978)	Basalmembranveränderungen beim Kolonkarzinom
	Mamma	Frei (1978)	Basalmembranveränderungen beim Mammakarzinom
9. Embryologische Analysen	Herz	Lichnovsky et al. (1978)	Kapillarlänge und Ventrikelvolumen
	Lunge	Emery u. Mithal (1960)	Alveolen
	Speicheldrüse	Scott (1979)	Anatomie der Speicheldrüse
	Dünndarm	Moxey u. Trier (1979)	Epithelzellen
10. Analyse pathophysiologischer Zusammenhänge	Bronchien	Oberholzer et al. (1978) Oberholzer et al. (1979) Dalquen u. Oberholzer (1983)	Veränderungen von Lungenfunktionsparametern und morphologischen Parametern im zentralen Bronchialbaum
		Dalquen et al. (1978)	Check-valve-Phänomen [G]
	Lunge	Dalquen u. Oberholzer (1979)	„Small airways disease"
	Lunge	Riede et al. (1978)	Schocklunge
	Lunge	Kistler et al. (1966) Schwinger et al. (1967)	Raumfahrtmedizin: Auswirkungen von reinem Sauerstoff auf die Lungenphysiologie
	Lunge	Kistler et al. (1967) Kapanci et al. (1969) Kaplan et al. (1969) Weibel (1971)	Sauerstoffintoxikation
	Magenantrum (Biopsien)	Oberholzer et al. (1981)	Gastrinzellen bei Patienten mit Ulcus duodeni

Tabelle 2.1. (Fortsetzung)

Indikation	Organ	Autoren	Thematik
	Prostata (Biopsien)	Bartsch et al. (1979 a, b)	Pathogenese der benignen Prostatahyperplasie (Aktivierung der glatten Muskelzellen)
	Leber (Biopsien)	Eigene Untersuchungen	Ultrastruktur der HBsAg^G-positiven Hepatozyten von Patienten mit chronischer Hepatitis
	Pankreas	Saito et al. (1978)	Pankreasinseln bei Diabetes mellitus
	Myokard (Biopsien)	Mall et al. (1982)	Myofibrillen und interstitielle Myokardfibrose bei Kardiomyopathien mit unterschiedlichen Blutausflußraten
11. „L'art pour l'art"	Leber	Gallagher (1978)	Kern-Zytoplasma-Relation bei Hepatomen
	(Ratten-) Prostata	Romppanen et al. (1980)	Werte morphometrischer Parameter an der normalen Prostata
	Haut	Leong u. Balasubramaniam (1978)	Hautkollagen bei Osteoporosepatienten
	Mandibula	Von Wowern u. Melsen (1979)	Vergleich des Aufbaus zwischen Mandibula und Beckenkamm

können, bestimmten Grimelius et al. (1978) die „Parenchymzellmasse" unveränderter und hyperplastischer Nebenschilddrüsen. Sie empfehlen die Anwendung stereologischer Methoden zur Diagnose einer leichten Hyperplasie, die qualitativ nicht eindeutig vom Normalbefund abgegrenzt werden kann.

Nach Cheli u. Aste (1976) basiert die Diagnose „Duodenitis" auf einer Dilatation der Krypten und der Vermehrung der Becher-Zellen. Schmitz-Moormann et al. (1980) konnten mit Hilfe morphometrischer Analysen nachweisen, daß diese beiden Parameter für die Diagnose „Duodenitis" irrelevant sind. Entscheidend sind eine Zunahme der numerischen Flächendichte der Entzündungszellen in den Krypten und eine Vergrößerung der Brunner-Drüsen. In der unveränderten Duodenalschleimhaut beträgt die numerische Flächendichte der Entzündungszellen nur 2900 μm^{-2}; in der entzündeten mehr als 3900 μm^{-2}.

Risdon u. Keeling (1974) verwendeten die Morphometrie, um die Wirkung der Therapie bei Patienten mit gluteninduzierter Enteropathie objektiver beurteilen und die Therapieresultate miteinander vergleichen zu können. Eine Längenmessung von Zotten und Krypten ist zu wenig exakt und deshalb für eine Verlaufskontrolle der Krankheit nicht verwertbar. Die Autoren bildeten deshalb einen Quotienten (Q) zwischen der Anzahl Epithel-Durchstoßpunkte der Testlinien eines Rasters (s. Abb. 1.3) und der Länge der Testlinien über der Mukosa-Anschnittfläche. Q beträgt bei gesunden Probanden 74,4 ± 23,4 cm^{-1} (SD) (Standardabweichung), bei Patienten mit Zöliakie 12,1 ± 3,4 cm^{-1} (SD).

Askenazi u. Perlman (1979) schlagen als Hauptparameter für die autoptische Diagnose der Lungenhypoplasie die Anzahl der Alveolarsepten vor. Eine Lungenhypoplasie kommt in 7,8–10,9 % der neonatalen Todesfälle vor. Ungefähr 50 % dieser Fälle sind mit weiteren angeborenen Anomalien vergesellschaftet (Driscoll u. Smith 1962). Die Anzahl der Alveolarsepten wird mit Hilfe eines einfachen morphometrischen Verfahrens ermittelt (Emery u. Mithal 1960). Beträgt der „Alveolarcount" weniger als 4,1, muß die Diagnose „Lungenhypoplasie" gestellt werden. Die Zahl 4,1 entspricht einer Reduktion der Alveolarsepten normoplastischer Lungen um ein Viertel.

Gegenwärtig testen wir die Möglichkeit, ob die Membrandickenbestimmung nach Weibel u. Knight (1964) für die Diagnose familiärer Hämaturien eingesetzt werden kann oder nicht. Es ist denkbar, mit diesem Verfahren zwei Entitäten familiärer Hämaturien unterscheiden zu können: Hämaturien mit dicken Glomerulumbasalmembranen und solche mit dünnen.

In neuester Zeit werden stereologische und morphometrische Methoden angewendet, um die für die Diagnose entscheidenden zytologischen Kriterien verschiedener Krankheiten festzulegen. So untersuchten Baak et al. (1981 a, b) die Wertigkeit der verschiedenen zytologischen Parameter für die Unterscheidung zwischen adenomatöser Hyperplasie und hochdifferenziertem Adenokarzinom des Endometriums (a) und zwischen Borderlinetumor und Cystadenocarcinoma mucinosum des Ovars (b). Einschränkend und zugleich kritisch ist gegenüber solchen Analysen festzuhalten, daß die pathologisch-anatomische Diagnose dieser Krankheiten nur zu einem sehr kleinen Teil auf zytologischen Befunden basiert. Bedeutender ist die Arbeit von Boon et al. (1981 a). Diese Autoren quantifizierten Urothelzellen in Urinproben. Sie fanden, daß das Verhältnis zwischen Kern- und Zytoplasmadurchmesser der diagnostisch diskriminierende Parameter zur Unterscheidung von Grad-I- und Grad-II-Harnblasenkarzinomen darstellt: bei Grad-I-Karzinomen ist dieser Wert kleiner als 0,6, bei Grad-II-Karzinomen größer als 0,6.

2.2 Analyse pathophysiologischer Zusammenhänge

Eine Möglichkeit, die Kenntnisse über pathophysiologische Zusammenhänge zu vermehren und zu vertiefen, stellen Vergleiche zwischen Morphologie und Funktion dar. Für Korrelations-[G] und Regressionsanalysen[G], die für solche Vergleiche herangezogen werden, ist es notwendig, daß auch die morphologischen Befunde – wie die funktionellen – in Zahlen faßbar sind (Abb. 2.1).

Wir untersuchten z. B. die Auswirkung morphologischer Veränderungen zentraler Bronchien auf die Lungenfunktion und die Zusammenhänge zwischen obstruktiven Atemwegserkrankungen und Lungenemphysem (Dalquen u. Oberholzer 1983). Wir fanden, daß

1) eine Erhöhung des Atemwiderstandes bei ruhiger Atmung (RAW) mit einer Vermehrung der glatten Muskulatur in der Bronchuswand, eine Erniedrigung des Atemwiderstandes bei forcierter Exspiration mit einer Zunahme der Bronchialdrüsen einhergeht;
2) keine eindeutige Korrelation zwischen Ausmaß der emphysematösen Parenchymdestruktion und Atemwegsobstruktion besteht;
3) das Check-Valve-Phänomen unabhängig von einem Lungenemphysem auftreten kann. Insgesamt lassen die Befunde die Aussage zu, daß primär die dem Emphysem zugeordneten bronchialen und bronchiolären Veränderungen und nicht die parenchymatösen zur Atemwegsobstruktion führen.

In der Pneumologie wurden morphometrische Methoden weiter eingesetzt zur Beurteilung der Auswirkung des Sauerstoffs auf Morphologie und Funktion der Lungen (Kistler et al. 1967; Kapanci et al. 1969; Kaplan 1969; Weibel 1971). Selbst in der Raumfahrtmedizin fand die Morphometrie Anwendung: Kistler et al. (1966) und Schwinger et al. (1967) konnten mit Hilfe morphometrischer Untersuchungen nachweisen, daß reiner Sauerstoff unterhalb des Druckes einer Drittel Atmosphäre ungefährlich ist.

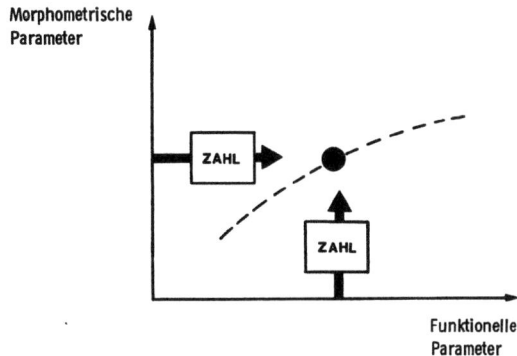

Abb. 2.1. Korrelation zwischen funktionellen und morphologischen Parametern: Bedeutung der Quantifizierung morphologischer Befunde

Bartsch et al. (1981) untersuchten morphologische Veränderungen der glatten Muskelzellen der Prostata bei Patienten mit benigner Prostatahyperplasie nach 8wöchiger Therapie mit einem Antiöstrogen (Tamoxiphen), Antiandrogen (Cyproteronacetat) und einem Prolaktinantagonisten (Bromocriptin). Sie machten folgende Beobachtungen: Tamoxiphen scheint in der beurteilten Zeitspanne keine Auswirkung auf die Ultrastruktur der glatten Prostatamuskelzellen zu haben; nach Cyproteronacetat war eine Reduktion der Volumendichte der Mitochondrien und anderen Zellorganellen bezogen auf Zytoplasma festzustellen (p < 0,04 resp. p < 0,10); nach Bromocriptin nahm die Volumendichte der Mitochondrien um 89 % (p < 0,02) und der übrigen Zellorganellen um 57 % (p < 0,02) zu. Da nach Gabe von Bromocriptin eine Stimulation der 5α-Dihydrotestosteronbildung beobachtet werden konnte (Helmreich u. Altwein 1976; Manandhar u. Thomas 1976), sprechen die Befunde dafür, daß ein 5α-Dihydrotestosteron-Anstieg zu einer Aktivierung der glatten Muskelzellen der Prostata führt. Auf einen Einfluß der Androgene auf die glatten Muskelzellen der Prostata weisen auch die morphologischen Veränderungen nach Cyproteronacetat (Antiandrogen) hin.

2.3 Objektivierung qualitativer Befunde in der pathologisch-anatomischen Diagnostik

Bei Patienten mit *chronisch-persistierender Hepatitis* werden in der Leberbiopsie oft „Milchglaszellen" gefunden, die das HBsAg enthalten (Gudat et al. 1975) (Abb. 2.2). Ultrastrukturelle stereologische Analysen an solchen

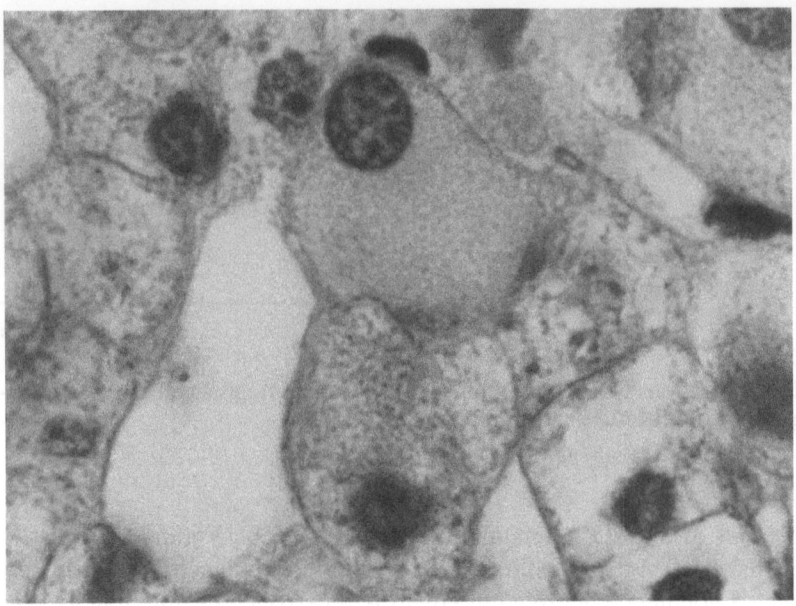

Abb. 2.2. HBsAg-haltige Hepatozyten („Milchglaszellen") (HE, Vergr. 1900:1)

Zellen ermöglichen eine Antwort auf die Frage, in welchem Ausmaß das glatte endoplasmatische Retikulum vermehrt und die Zelle durch die Infektion geschädigt ist. Die elektronenmikroskopische Beurteilung glatter Muskelzellen der *Prostata von Patienten mit benigner Prostatahyperplasie* (Bartsch et al. 1979a) legte die Annahme nahe, daß bei dieser Krankheit die glatten Muskelzellen aktiviert sein müssen und ihnen eine wichtige Rolle bei der Pathogenese zukommt. Diese Annahme wurde auf die beobachtende Vermehrung der Zellorganellenanschnitte gestützt. Eine exakte morphometrische Analyse der glatten Muskelzellen der Prostata bestätigte die Richtigkeit dieser Annahme.

Standardisierte quantitative Untersuchungen an *Magenantrumschleimhautbiopsien* ermöglichen eine Antwort auf die Frage, ob bei Patienten mit Ulcus duodeni eine Hyper- oder Hypoplasie der G-Zellen vorliegt. Wir fanden bei Patienten mit Ulcus duodeni – wie Crivelli et al. (1977, 1979) – eine Abnahme der Anzahl Gastrinzellen (G-Zellen) und eine Zunahme des mittleren G-Zellvolumens.

Morphometrie wurde auch immer wieder verwendet zur Objektivierung einer vermuteten gesteigerten Variabilität einzelner Parameter (Eisler et al. 1977; Schmaßmann et al. 1979). Pathologische Veränderungen brauchen sich nämlich nicht zwangsläufig in den Lokalisationsmassen[G] niederzuschlagen; sie können sich bereits in einer größeren Variabilität der Parameter quantitativ manifestieren.

Moderne Methoden, in denen eine Messung von Strukturparametern kombiniert mit physikalischen oder biochemischen Daten erfolgt, sind Histophotometrie (Kurth et al. 1979) und Biomorphometrie (De Klerk u. Coffey 1978). Die *Histophotometrie* basiert auf Streuungs- und Absorptionsmessungen von Lichtstrahlen, die durch die histologischen Schnitte geschickt werden. Sie steht vor allem im Dienste der Quantifizierung dysplastischer Veränderungen. Sie verschafft objektive Entscheidungskriterien für die Zuordnung von beobachteten Veränderungen zu den beiden Gruppen „bösartig" oder „gutartig". Histophotometrischer Hauptparameter ist der Quotient „Kernvolumen/mittlere Nucleinsäure-Konzentration der Zelle". Zwischen ihm und der Lichtstreuung und -absorption besteht folgende Beziehung:

$$\frac{V_{(N)}}{[DNA + RNA]} \approx \frac{Lichtstreuung}{Lichtabsorption} \tag{2.1}$$

Die *Biomorphometrie* ist eine Methode, bei der biochemische und morphometrische Daten miteinander kombiniert werden. Sie wurde erstmals 1976 von De Klerk et al. angewandt, um das mittlere Volumen der glatten Muskelzellen der Prostata zu bestimmen. Mit Hilfe biochemischer Untersuchungen alleine (Bestimmung des Gehaltes an Ribonukleinsäuren und Desoxyribonukleinsäuren) gelang es nicht, zu entscheiden, ob eine Vergrößerung der Prostata auf einer Hypertrophie oder Hyperplasie der Prostatazellen beruht. Insbesondere konnte auch die Frage nicht geklärt werden, ob bei einer möglichen Hyperplasie und/oder Hypertrophie den Veränderungen im Stroma oder im Drüsenparenchym die entscheidende Rolle zukommt (De Klerk et al. 1976). Durch Kombination biochemischer mit morphometrischen Untersuchungen wurde versucht, auf diese offen stehenden Fragen eine Antwort zu finden (De Klerk et al. 1976; De Klerk und Coffey 1978).

Folgende Parameter sind für die biomorphometrische Berechnung des Volumens der Prostatamuskelzellen notwendig: Anzahl Trefferpunkte über der Prostataanschnittsfläche, Anzahl Durchstoßpunkte durch die Kernanschnitte (der Drüsenepithel- und Muskelzellen), Anzahl Kernanschnitte (der Drüsenepithel- und Muskelzellen) und Desoxyribonucleinsäure (DNS) – Gehalt von Prostata und Zellkernen.

Gesucht wird die numerische Volumendichte der Drüsenepithelzellen $[N_{V(EPI/P)}]$ und des Interstitiums [glatte Muskelzellen, Fibrozyten/Fibroblasten und Gefäße; $N_{V(IT/P)}]$ an der Prostata:

$$N_{V(EPI/P)} = \frac{\sum N_{(N, EPI)}}{\sum N_{(N, P)}} \cdot \frac{DNS_{(P)}}{DNS_{(N)}} \tag{2.2}$$

$N_{(N, EPI)}$: Anzahl Kernanschnitte der Epithelzellen
$N_{(N, IT)}$:   Anzahl Kernanschnitte der Interstitiumzellen (fibromuskuläres Stroma)

$N_{(N,P)}$:   Summe der Anzahl Kernanschnitte der Epithelzellen und der Kernanschnitte des fibromuskulären Stromas

$DNS_{(P)}$:   DNS-Gehalt der gesamt Prostata

$DNS_{(N)}$:   Mittlerer DNS-Gehalt der Kerne der Prostatazellen (Zellen des Drüsenepithels und des fibromuskulären Stromas)

und:
$$N_{V(IT/P)} = \frac{\sum N_{(N,IT)}}{\sum N_{(N,P)}} \cdot \frac{DNS_{(P)}}{DNS_{(N)}} \tag{2.3}$$

$N_{(N,IT)}$:   Anzahl Kernanschnitte des fibromuskulären Stromas.

$\sum N_{(N,EPI)}$ und $\sum N_{(N,P)}$ werden mit Hilfe der Formel von Aherne (1967) berechnet [s. 5.2.6, Gl. (5.30)].

Bei der *Wertung* der vorgestellten *Methode der „Biomorphometrie"* sollten folgende Aspekte berücksichtigt werden:

Die *Terminologie* ist in den zitierten, biomorphometrischen Arbeiten teils sehr eigenwillig, teils falsch gewählt. Bei der „relativen Zellgröße" handelt es sich z. B. um eine absolute Größe mit der Dimension μm³. Das Adjektiv „relativ" kann nur als Hinweis auf die Berechnungsmethode verstanden werden. Eigenwillig ist ebenfalls die Terminologie für die Anzahl Durchstoßpunkte: Dieser gebräuchliche Primärparameter wird als „Kernform-/Kernvolumenfaktor" bezeichnet.

Die Methode der „Biomorphometrie" weist mehrere mögliche *Fehlerquellen* auf: Die Bestimmung der Schnittdicke, die für die Berechnung der mittleren Zellzahl notwendig ist, ist aufwendig und mit einer beträchtlichen Fehlermöglichkeit verbunden. So geht z. B. in den Wert des DNS-Gehaltes der Gesamtprostata auch derjenige des DNS-Gehaltes der Endothelzellen der Lymph- und Blutgefäße mit ein. Auf dem Hintergrund dieser möglichen Fehlerquellen muß der publizierte geringe methodische Fehler von nur 9,6 % für den Parameter „Mittlere Zellgröße" und von nur 4,7 % für die Zellzahl überraschen.

Weiter ist die Methode an *Bedingungen* geknüpft – wie gleichmäßiger und konstanter DNS-Gehalt der verschiedenen Zellen und Zelltypen und möglichst wenige Zellen im G_2-Stadium der Teilung –, die nicht ohne weiteres erfüllt sind und nicht immer wieder auf einfache Art und Weise überprüft werden können.

Trotz dieser erwähnten Fakten, die die Wertigkeit der Methode teilweise relativieren, scheint sie uns generell tauglich zu sein, um interpretierbare Schätzwerte einer mittleren Zellgröße zu berechnen. Der *Anwendbarkeit der Methode* dürften allerdings durch die erforderliche methodische Infrastruktur und den Arbeitsaufwand enge *Grenzen gesetzt* sein.

3 Praktisches Vorgehen bei morphometrischen Analysen

Dieses Kapitel vermittelt einen Überblick über die theoretischen und praktischen Schritte, die vor und während einer morphometrischen Analyse zu tun sind. Diese Schritte sind in Tabelle 3.1 – gleichsam auch als Inhaltsangabe dieses Kapitels – zusammengestellt; die Reihenfolge entspricht dem praktischen Ablauf. Ausführlicher eingegangen wird auf die Teilgebiete: „Stereologische und morphometrische Terminologie", „Quantitative Topographie" und „Wahl von Testraster und Vergrößerung". Eine Stellungnahme zu den in Tabelle 3.1 festgelegten Teilaspekten morphometrischen Arbeitens sollte in jeder Publikation vorhanden sein. Nur auf der Basis dieser Informationen

Tabelle 3.1. Stufen des praktischen Vorgehens bei morphometrischen Analysen

Kapitel	Praktische Teilaspekte morphometrischer Analysen
3.1	Fragestellung — Strukturanteil
3.4	Grobe Strukturanalyse — Strukturform / Strukturgröße / Strukturverteilung
4	„Ist eine Quantifizierung möglich?"
	Festlegen der morphometrischen Parameter
3.2	Primär- und Sekundärparameter
3.5	Bezugsgrößen (Flächen und Volumina)
7.1	Festlegen des Stichprobenauswahlverfahrens
7.2	Berechnung des Stichprobenumfanges
	Gewebepräparation
4.1	Spezifische Darstellung der Strukturen
6	Analyse der Artefakte
3.8	Wahl von Testraster und Vergrößerung
5	Berechnung der stereologischen und morphometrischen Parameter
7.3	Analyse der statistischen Sicherheit der einzelnen Parameter
7.4	Beurteilung der Stichprobenqualität
8	Statistische Analysen
	Interpretation der Resultate
	Beantwortung der gestellten Fragen

ist eine Interpretation und Wertung der Befunde sowie ein Vergleich zwischen den Resultaten verschiedener Arbeitsgruppen möglich.

3.1 Fragestellung

Im Zentrum einer sorgfältigen Planung einer morphometrischen Analyse soll eine klar umschriebene methodische oder/und thematische Frage stehen. Als Beispiel sei die folgende Frage aufgeführt:

> „Welche morphologischen Veränderungen der gastrinproduzierenden Zellen (G-Zellen) der Magenantrumschleimhaut (Abb. 3.1) sind bei Patienten mit Ulcus duodeni vorhanden? Sind die G-Zellen vermehrt oder reduziert; sind sie größer oder kleiner als bei gesunden Probanden?".

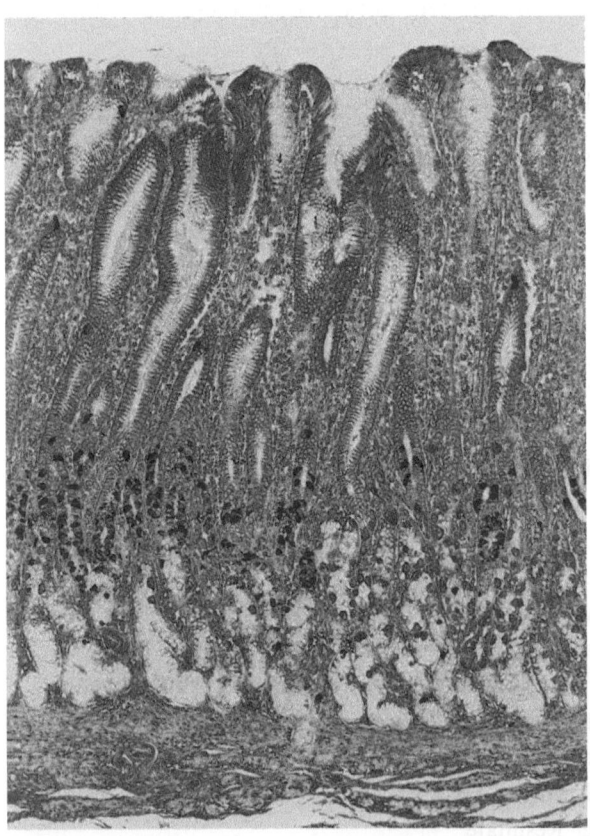

Abb. 3.1. Gastrin-Zellen der Magenantrumschleimhaut eines gesunden Probanden (PAP, Vergr. 70:1)

Tabelle 3.2. Morphometrische Parameter (Sekundärparameter) für die quantitative Analyse von Gastrinzellen der Magenantrumschleimhaut

Parameter	Dim	Struktur-elemente	Bezugs-volumen	Abkürzungen
Volumen-dichte	—	G-Zellen Interstitium Epithel	Epithel Mukosa Mukosa	$V_{V(G/EPI)}$ $V_{V(INT/MUC)}$ $V_{V(EPI/MUC)}$
Numerische Flächendichte	mm^{-2}	G-Zellen	Epithel	$N_{A(G/EPI)}$
Numerische Volumendichte	mm^{-3}	G-Zellen	Epithel	$N_{V(G/EPI)}$
Volumen	μm^3	G-Zellen	—	$V_{(G)}$

Tabelle 3.3. Gliederung der einzelnen Kompartimente der Magenantrumschleimhaut für die Morphometrie der Gastrinzellen. □: Bezugskompartimente

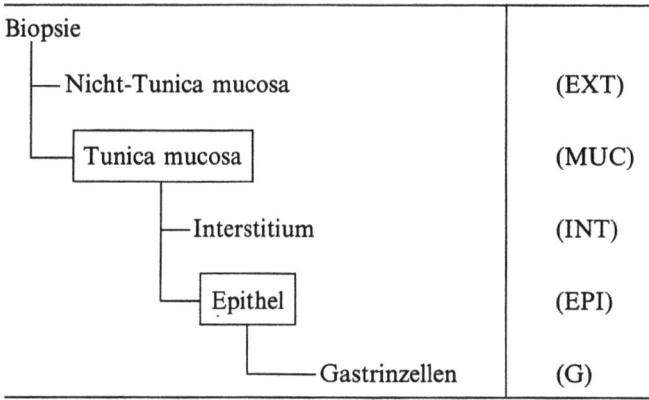

Durch diese Frage sind die benötigten *morphometrischen Parameter* (Sekundärparameter) eindeutig festgelegt. Zur Beantwortung müssen sicher berechnet werden: „Anzahl der G-Zellen pro 1 mm³ Epithel der Magenantrumschleimhaut" [$N_{V(G/EPI)}$] und „Mittleres Volumen der G-Zellen" [$V_{(G)}$] (Tabelle 3.2). Zusätzlich sind durch die Fragestellung auch die *Strukturelemente* vorgegeben, die bezüglich Form, Größe und Verteilung zu analysieren sind (Tabelle 3.3). Größe der Partikel[G] und Anteil der Strukturelemente bestimmen die *Größe des Stichprobenumfanges*; das Auswahlverfahren der Stichprobe hängt von der Verteilung der Partikel oder Strukturelemente ab. Die aus Voruntersuchungen resultierenden Befunde und Erkenntnisse sind Grundlagen für den Entscheid, ob die in Betracht gezogenen Partikel und

Strukturelemente überhaupt quantitativ beschrieben und die gestellten Fragen mit Hilfe der Morphometrie beantwortet werden können.

3.2 Definitionen stereologischer und morphometrischer Parameter

Bei stereologischen (indirekten) Messungen werden gezählt: Trefferpunkte (P), Durchstoßpunkte (I), Anzahl Partikelanschnitte (N), Anzahl Gesichtsfelder (n); und gemessen: Abstand zwischen benachbarten Testlinien oder Testpunkten (d oder z). Diese Parameter werden häufig als *Basisparameter oder Primärparameter* bezeichnet. (Die zur Beantwortung der eingangs gestellten Frage benötigten Primärparameter sind in Tabelle 3.4 zusammengestellt.) Die stereologischen Haupt- oder kombinierten Parameter („Morphometrische Parameter" genannt) stellen – dieser Terminologie folgend – Sekundärparameter dar. Primär- und *Sekundärparameter* stehen in einer definierten Beziehung zueinander:

Sekundärparameter = Kombination von Primärparametern × Konstante

In der vorliegenden Arbeit werden die Begriffe „Hauptparameter" oder „Morphometrischer Parameter" dem Begriff „Sekundärparameter" vorgezogen.

Die Wahl der stereologischen und morphologischen Parameter sollte streng auf die Fragestellung bezogen erfolgen. Fehlt dieser Zielbezug, wird Morphometrie zu „l'art pour l'art".

Tabelle 3.4. Primärparameter (Anzahl Trefferpunkte, Anzahl Anschnitte und Gesichtsfelder) für die Morphometrie der Gastrinzellen. Die Trefferpunkte über der Epithelanschnittsfläche können aus $\sum P_{(EXT)}$ und $\sum P_{(INT)}$ berechnet werden: $\sum P_{(EPI)} = \sum P_{(EXT)} - \sum P_{(INT)}$

Abkür-zungen	Primärparameter	Testraster	
		grob $P_{(T)} = 64$	fein $P_{(T)} = 1024$
$P_{(EXT)}$	Trefferpunkte über „Nicht-Tunica mucosa" und „Lamina muscularis mucosae"	+	
$P_{(INT)}$	Trefferpunkte über Interstitium der Tunica mucosa	+	
$P_{(G)}$	Trefferpunkte über G-Zellanschnitten		+
n	Anzahl Gesichtsfelder		
$N_{(G)}$	Anzahl G-Zellanschnitte		

Stereologische Hauptparameter sind:

Volumendichte $V_{V(x/B)}$: Volumen (V) eines Strukturelementes (x) in einem Bezugsvolumen $V_{(B)}$.

Flächendichte $A_{A(x/B)}$: Anschnittsfläche (A) eines Strukturelementes (x) bezogen auf eine Referenzfläche $A_{(B)}$.

Umfangdichte $B_{A(x/B)}$: Umfang (Boundary) (B) eines Strukturelementes in einer Bezugsfläche $A_{(B)}$.

Kurvaturdichte $K_{V(x/B)}$: Definition s. 5.2.7.

Längendichte $L_{V(x/B)}$: Länge (L) eines Strukturelementes (x) in einem Bezugsvolumen $V_{(B)}$.

Lineare Längendichte $L_{L(x/B)}$: Länge (L) eines Strukturelementes (x) bezogen auf eine Referenzlänge $L_{(B)}$.

Oberflächendichte $S_{V(x/B)}$: Oberfläche (S) eines Strukturelementes (x) in einem Bezugsvolumen $V_{(B)}$.

Numerische Volumendichte $N_{V(x/B)}$: Anzahl (N) Partikel (x) in einem Bezugsvolumen $V_{(B)}$.

Numerische Flächendichte $N_{A(x/B)}$: Anzahl (N) Anschnitte des Partikels (x) in einer Bezugsfläche $A_{(B)}$.

Numerische Oberflächendichte $N_{S(x/B)}$: Anzahl (N) Strukturelemente (x) pro Maßeinheit einer Oberfläche $S_{(B)}$.

Durchstoßpunktdichte $I_{L(x/B)}$: Anzahl Durchstoßpunkte (I) zwischen Linien eines Testrasters und der äußeren Begrenzung des Strukturelementes (x) bezogen auf eine Bezugslänge $L_{(B)}$.

Als stereologische Parameter sind nur solche Parameter zu bezeichnen, bei denen das Strukturelement (x) in der Bezugsgröße mitenthalten ist; eine Ausnahme stellt der Parameter „Durchstoßpunktdichte" dar.

Von den stereologischen Hauptparametern können weitere, *kombinierte Parameter* abgeleitet werden:

Volumen/Oberflächen-Quotient eines Strukturelementes (x) (Chalkley et al. 1949): $V/S_{(x)}$.

Mittlere Dicke eines Strukturelementes (x) (Weibel u. Knight 1964; Gundersen et al. 1978): $\tau_{(x)}$.

Mittlere Distanz zwischen 2 Strukturelementen (x) (Fullman 1953): $\lambda_{(x)}$.

Formfaktor eines Strukturelementes (x): $F_{(x)}$.

Der Formfaktor F stellt ein Verhältnis zwischen Anschnittsfläche (A) und äußerer Begrenzung (Umfang) (C) eines Strukturelementes (x) dar (Saltykov 1945):

$$F_{(x)} = 4\pi \cdot \frac{A_{(x)}}{[C_{(x)}]^2} \tag{3.1}$$

Sind Flächen- und Umfangdichte des Strukturelementes (x) und die Größe der Bezugsfläche $A_{(B)}$ bekannt, kann Gl. (3.1) folgendermaßen umgeschrieben werden:

$$F_{(x)} = 4\,\pi \cdot \frac{A_{A(x/B)} \cdot A_{(B)}}{[B_{A(x/B)} \cdot A_{(B)}]^2} \tag{3.2}$$

$$F_{(x)} = 4\,\pi \cdot \frac{A_{A(x/B)}}{[B_{A(x/B)}]^2 \cdot A_{(B)}} \tag{3.3}$$

Für kreisförmige Anschnitte beträgt $F_{(x)} = 1$; Werte für $F_{(x)}$, die kleiner als 1 sind, bedeuten, daß die Anschnitte des Strukturelementes (x) nicht kreisförmig sind. Der Formfaktor ist bei semiautomatischen und vollautomatischen Bildanalysegeräten meistens als Meßparameter integriert. Sofern keine solchen Bildanalysensysteme zur Verfügung stehen, erfolgt die Berechnung von $F_{(x)}$ am einfachsten nach Gl. (3.3).

Dieser standardisierte Formfaktor mit definierten Schranken (Minimalwert: 0, Maximalwert: 1) wird nicht einheitlich als Formparameter angewendet. Anton u. Thelen (1979) z.B. definieren als Formfaktor den Quotienten C^2/A. Der minimale Wert für $F_{(x)}$ beträgt unter diesen Bedingungen nicht 0, sondern 12,57; der Maximalwert nicht 1, sondern ∞. Es ist unverständlich, warum diese Autoren einen schwierig zu interpretierenden, eigenen Formfaktor, der ebenfalls auf dem Verhältnis zwischen Anschnittsfläche und Zirkumferenz des Strukturelementes x fußt, definieren. Baak et al. (1981 a) arbeiten mit folgendem Formfaktor:

$$F^* = \frac{2}{3\,\pi} \cdot \frac{[\sum I_{(x)}]^2}{V_{V(x/B)} \sum N_{(x)}} \tag{3.4}$$

$I_{(x)}$: Durchstoßpunkte des Strukturelementes x
$N_{(x)}$: Anzahl Anschnitte des Strukturelementes x.

Weitere Details zur Anwendung des Formfaktors s. 5.4.5. Diese Beispiele verschiedener Formfaktoren veranschaulichen das Problem einer Vereinheitlichung verwendeter Parameter und benützter Terminologie in der Morphometrie. Auf diese Thematik wird in 3.3 eingegangen.

3.3 Stereologische und morphometrische Terminologie: Das Problem der Standardisierung

Eine Standardisierung der in der Stereologie und Morphometrie verwendeten Terminologie und Nomenklatur ist wichtige Voraussetzung für das Verständnis der einzelnen Methoden, mit denen gearbeitet wird, und für den Vergleich publizierter Daten. Die Internationale Gesellschaft für Stereologie, die 1961 gegründet wurde (Underwood u. Bach 1962), hat die wichtigsten und gebräuchlichsten Begriffe und Abkürzungen (Bezeichnungen) in Stereologie und Morphometrie definiert (Haug 1963). Diese Nomenklatur für morphometrische Parameter sollte auch bei einfachen Messungen eingehalten werden.

In Abb. 3.2 ist die *Bezeichnung* für den Parameter „Volumenanteil (Volumendichte) des Strukturelementes x im Bezugsvolumen $V_{(B)}$" schematisch erklärt. Das erste V des Begriffes V_V steht für das Volumen des Strukturelementes x, das zweite V (meist als Index gesetzt) für das Bezugsvolumen B. Analog setzen sich die Termini für die übrigen stereologischen Parameter

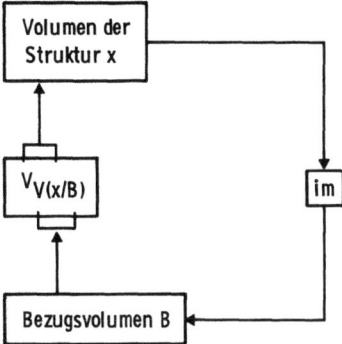

Abb. 3.2. Terminologie der Abkürzungen für stereologische Parameter

zusammen. Die Bezugsgröße sollte unbedingt aus der Abkürzung ersichtlich sein. Viele Autoren verzichten leider bei der Wahl ihrer Parameterabkürzungen auf Angaben des Bezugsvolumens, der Bezugsfläche oder der Bezugslänge. Dadurch wird die Lektüre morphometrischer Arbeiten stark erschwert, und es entstehen Mißverständnisse.

Zur Verdeutlichung der Problematik seien zwei Beispiele angeführt:

1) Risdon u. Keeling (1974) zählen an Dünndarmbiopsien von Kindern mit Zöliakie die Anzahl Trefferpunkte eines Testrasters über der Mukosa und die Anzahl Durchstoßpunkte von Testlinien durch die Epitheloberfläche. Die Trefferpunkte bezeichnen die Autoren mit h („hits"), die Durchstoßpunkte mit c („cuts"). Für die Testlinienlänge wählen sie die Abkürzung 1. Nach offizieller Nomenklatur werden Trefferpunkte mit P, Durchstoßpunkte mit I und der Testpunktabstand mit d oder z bezeichnet. Der von den Autoren verwendete morphometrische Parameter lautete:

$$Q = \frac{c}{1 \cdot h} \tag{3.5}$$

Nach der vereinbarten stereologisch-morphometrischen Terminologie würde Gl. (3.5) folgendermaßen geschrieben:

$$Q = \frac{\sum I_{(MUC)}}{\sum P_{(MUC)} \cdot d} \tag{3.5a}$$

d: Testpunktabstand nach Berücksichtigung der Vergrößerung.

Der Parameter Q kommt einem Oberflächen/Volumenverhältnis der Mukosa sehr nahe. Dieses ist nach Chalkey et al. (1949) definiert als

$$S/V_{(MUC)} = \frac{\sum I_{(MUC)} \cdot 2}{\sum P_{(MUC)} \cdot d \cdot K_1} \qquad (3.6)$$

K_1: Rasterkonstante mit einem Wert zwischen 0,5–2,0 (s. Tabelle 3.11).

Der eigenwillig definierte Parameter Q ist nur bedingt mit $S/V_{(MUC)}$, dem standardisierten Parameter für das Oberflächen/Volumenverhältnis eines Strukturelementes x, vergleichbar, nämlich sofern K_1 bekannt ist. Angaben über K_1 allerdings fehlen in der Arbeit von Risdon u. Keeling (1974).

2) Hasleton (1972, 1976) verwendet den Parameter „mean linear intercept" (MLI) als Emphysemmaß. Jeder Wert für MLI, der 0,0276 cm^{-1} übersteigt, ist pathologisch und weist auf ein Emphysem hin (Hasleton 1972). Der in der stereologischen Literatur übliche Begriff für den von Hasleton verwendeten Parameter lautet: „mean chord lengths" (Weibel 1963 b); die Bezeichnung „linear intercept" beinhaltet einen Widerspruch, da ein „intercept" nicht linear sein kann. Die „mean chord length" ist definiert als Verhältnis zwischen der Testlinienlänge über der Referenzfläche und der Anzahl Durchstoßpunkte: $L_{(B)}/I_{(x)}$. Dieser Parameter ist mit dem reziproken Wert der Oberflächendichte grob vergleichbar. Nach Gl. (5.19) (s. 5.2.3) beträgt der reziproke Wert der Oberflächendichte nichtgerichteter Strukturelemente ($\gamma_1 = 2$):

$$\frac{1}{S_{V(x/B)}} = \frac{\sum P_{(B)}}{\sum I_{(x)}} \frac{d \cdot K_1}{2} = \frac{L_{(B)}}{\sum I_{(x)}} \cdot 0,5 = \text{„MLI"} \cdot 0,5 \qquad (3.6\,a)$$

Der Schrankenwert der Oberflächendichte der Alveolarsepten, der dem Wert 0,0276 cm des Parameters „MLI" entspricht, beträgt demzufolge 72,5 cm^{-1}. Der Parameter „MLI" ist also mit der Oberflächendichte der Alveolen vergleichbar. Da der Parameter „linear intercept" in der neueren stereologischen Literatur nicht mehr verwendet wird, sollte in der Absicht einer möglichst großen Standardisierung der Termini auf diesen Begriff und den Parameter „mean linear intercept" verzichtet werden.

Andere Autoren verzichten auf eine *Schreibweise*, bei der *Strukturelemente und Bezugsgrößen* in Klammern gestellt werden, und ersetzen den Schrägstrich zwischen der Abkürzung des Strukturelementes und derjenigen der Bezugsgröße durch ein Komma (Bartsch et al. 1979 a). Demnach wird z. B. der Parameter „Volumenanteil der Gastrinzellen am Epithel der Magenantrumschleimhaut" nicht als $V_{V(G/EPI)}$, sondern als $V_{V\,G,\,EPI}$ geschrieben. Wir ziehen Klammern vor, weil damit die Abkürzungen für die Kompartimente (im Beispiel G und EPI) auf den ersten Blick eindeutig von den stereologischen Abkürzungen (im Beispiel V_V) unterschieden werden können. Ein Querstrich zwischen den Bezeichnungen für das Strukturelement und die Bezugsgröße bringt den Vorteil, daß beide Elemente optisch einwandfrei und unmißverständlich zu erkennen sind. So kann im Terminus für den morphometrischen Parameter „Volumenanteil der Kerne der glatten Prostatamuskelzellen an der Prostata" das Strukturelement „Kern" deutlicher bezeichnet und gegenüber Kernen der Epithelzellen abgegrenzt werden. Die Abkürzung für diesen Parameter lautet in der von uns verwendeten Schreibweise: $V_{V(N, EPI/P)}$, in der von Weibel (1979) gebrauchten Nomenklatur: $V_{V\,NEPI, P}$.

Eine stärkere Vereinheitlichung stereologischer Parameter ist für exakte Vergleiche der Resultate der einzelnen Arbeitsgruppen dringend notwendig. Sie beruht auf:

1) der Verwendung einer einheitlichen und klaren Nomenklatur;
2) der Definition möglichst etablierter morphometrischer Parameter; und
3) der Wahl möglichst einheitlicher Bezugsgrößen; z. B. „1 mm³ Epithel der Magenschleimhaut" und nicht „2300 μm² Mukosa" (Voillemot et al. 1978).

Eine optimale Beurteilung der angewandten Methode und Interpretation der Daten setzt voraus: Angaben über

1) Testraster (Typ, Rasterfläche, Testlinienabstand, Anzahl Testpunkte) und Vergrößerung;
2) durchgeführte oder nicht durchgeführte Korrekturen;
3) Umfang der Stichprobe mit der Anzahl ausgewerteter Trefferpunkte, der Gesamtlänge der verwendeten Testlinien über der Bezugsfläche und der Größe der Bezugsfläche.

3.4 Analyse der Verteilung der Anschnitte von Partikeln oder Strukturelementen in der Bezugsfläche: „Quantitative Topographie"

Die Beurteilung von Verteilung, Form und Orientierung der Strukturanschnitte[G] ist wichtige Voraussetzung für die Wahl des richtigen Stichprobenauswahlverfahrens und die richtige Berechnung der stereologischen Parameter. In Tabelle 3.5 sind die verschiedenen Elemente der Strukturanalyse, die quantitativen Parameter, mit denen diese beschrieben werden können, und die morphometrischen Parameter, auf die sich die beurteilten Elemente der Strukturanalyse auswirken können, zusammengestellt.

Die *Verteilung der Strukturelemente in Bezugsvolumen oder -fläche* kann homogen (isotrop) oder inhomogen (anisotrop) sein. Sie wird dann als isotrop bezeichnet, wenn ein Strahl die einzelnen Strukturelemente von einem beliebigen Standort innerhalb eines Beobachtungsraumes aus in allen Blickrichtungen mit gleich großer Wahrscheinlichkeit trifft oder verfehlt (Abb. 3.3).

Die Beurteilung der Isotropie oder Homogenität ist also nur in Bezug auf eine Referenzgröße sinnvoll und möglich. Für die Wahl dieser Referenzgröße

Tabelle 3.5. Zusammenstellung der verschiedenen Verteilungs-, Form- und Orientierungsfaktoren

Elemente der Strukturanalyse	Auswirkung auf	Parameter		Kapitel
Verteilung der Strukturanschnitte in der Bezugsfläche	Stichproben-Auswahlverfahren	Dispersionsindex	DJ	3.4
Verteilung von Strukturparametern (z.B. Durchmesser)	Numerische Volumendichte	Verteilungskonstante der Durchmesser	K	5.2.6
Form und Orientierung der Strukturanschnitte	–	Formfaktor	F	3.2 5.4.5
	Numerische Volumendichte	Formkonstante	β	5.2.6
	Umfang- und Oberflächendichten	Orientierungsfaktor	K*	3.4 5.2.2 5.2.3
Testlinienbezogene Orientierung der Strukturanschnitte	Oberflächendichten	Orientierung der einzelnen Strukturanschnitte	θ	5.2.3
	Umfang- und Oberflächendichten	Mittlere Orientierung der Strukturanschnitte	α	5.2.2 5.2.3
	Stichproben-Auswahlverfahren	–		

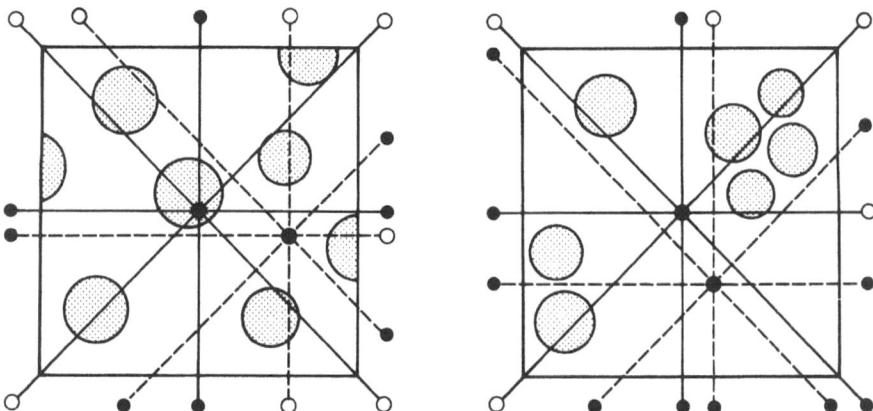

Abb. 3.3. Verteilung von Strukturelementen innerhalb eines Beobachtungsfeldes. ○: Die Strukturanschnitte werden vom entsprechenden Strahl getroffen; ●: Die Strukturanschnitte werden vom entsprechenden Strahl verfehlt

wiederum spielt die Strukturierung des untersuchten Organs eine wichtige Rolle (Petrzilka et al. 1978; Weibel 1979). Dies läßt sich am Beispiel der Niere veranschaulichen (Pfaller et al. 1979): Wird als Referenzraum die ganze Niere gewählt, sind die Glomerula anisotrop verteilt: sie kommen nur in der Rinde vor. Bezogen auf Nierenrinde dagegen sind die Glomerula isotrop angeordnet. Die Niere weist also eine Ordnung ihrer Struktur auf. Verallgemeinert gilt der Satz, daß isotrop verteilte Strukturen nicht geordnet, anisotrop verteilte geordnet sind.

Generell werden folgende 5 *Verteilungsarten von Strukturelementen* unterschieden:

Schichtung: Milchglaszellen (Abb. 3.4), glatte Muskelzellen der Prostata (Abb. 3.5), Hirngewebe (Haug 1979).

Faszikuläre Anordnung: Muskelgewebe.

Verzweigte Anordnung: Bronchialbaum (Abb. 3.6).

Polare Anordnung: Epithelzelle der Prostata (Abb. 3.7), Paneth-Zelle des Dünndarms.

Periodische Anordnung: Querstreifung der Skelettmuskulatur (Abb. 3.8).

Die Aufgabe, die Verteilung von Partikeln oder Strukturelementen objektiv zu erfassen und auf diese Art und Weise zu entscheiden, ob ein Strukturelement isotrop oder anisotrop verteilt ist, wurde von verschiedenen Autoren angegangen. Underwood (1970) schlug einen „*linearen Orientierungsindex*" vor:

$$J = \frac{I_{L1} - I_{L2}}{I_{L1} - 0,273 \cdot I_{L2}} \cdot 100 \tag{3.7}$$

Erklärung der Symbole im Text des folgenden Abschnittes auf S. 29.

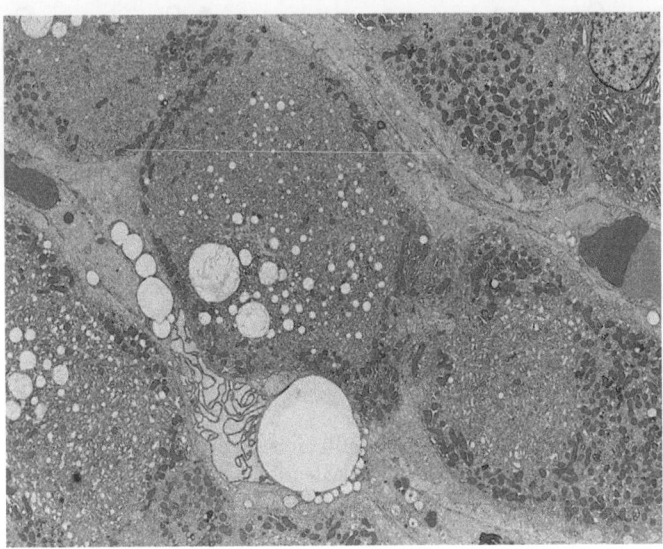

Abb. 3.4. HBsAg-haltige Hepatozyten (Vergr. 1800:1): Die Mitochondrien sind an die Zellperipherie gedrängt

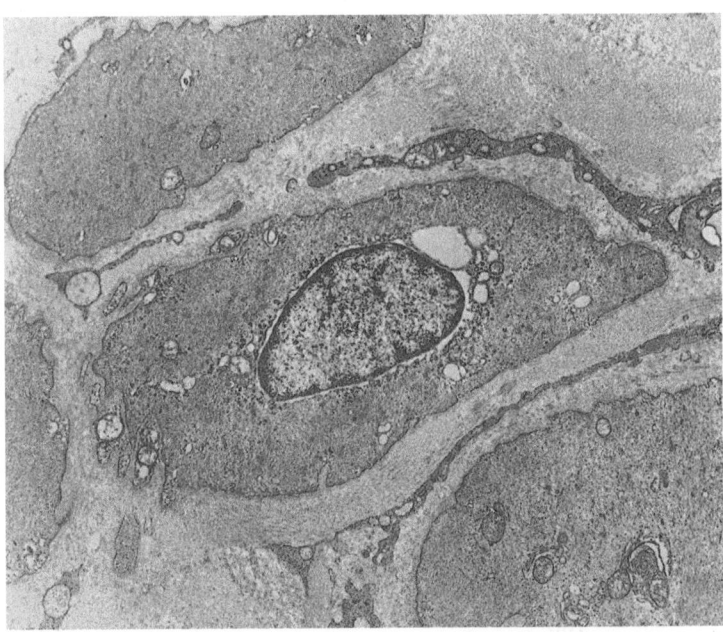

Abb. 3.5. Inaktive glatte Muskelzelle der Prostata (Hund) (Vergr. 3400:1): Die Zellorganellen liegen perinukleär

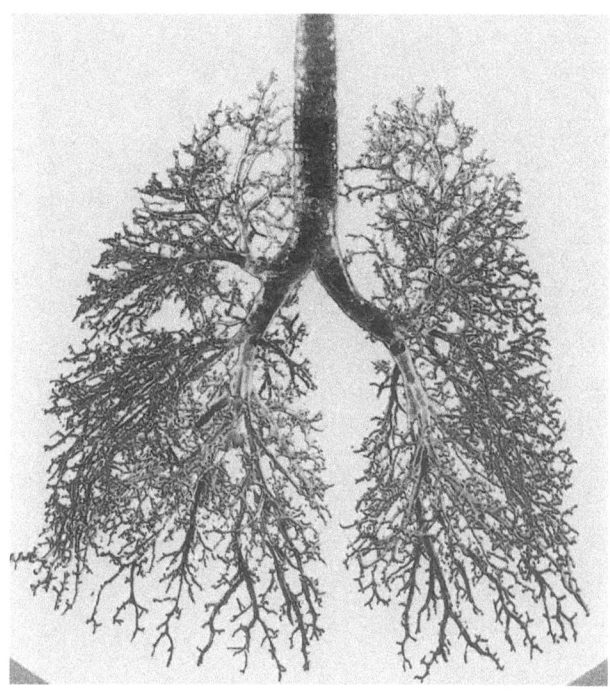

Abb. 3.6. Ausguß eines
Bronchialbaumes

Mit Hilfe eines Quadratrasters, der aus äquidistanten Testlinien besteht
(s. Abb. 1.3) und parallel zur vermuteten Strukturhauptachse ausgerichtet
wird, werden gezählt:

I_1: Anzahl Durchstoßpunkte der senkrecht zur Hauptachse der Struktur
  verlaufenden Testlinien durch die äußere Strukturbegrenzung;

I_2: Anzahl Durchstoßpunkte der parallel zur Hauptachse der Struktur
  verlaufenden Testlinien.

Diese Primärparameter werden auf die Länge der jeweiligen Testlinien bezogen:

$$I_{L1} = \frac{\sum I_1}{L_{(T)1}} \tag{3.8}$$

$L_{(T)1}$: Länge der senkrecht zur Hauptachse der Struktur verlaufenden
  Testlinien,

und

$$I_{L2} = \frac{\sum I_2}{L_{(T)2}} \tag{3.9}$$

$L_{(T)2}$: Länge der parallel zur Hauptachse der Struktur verlaufenden Testlinien.

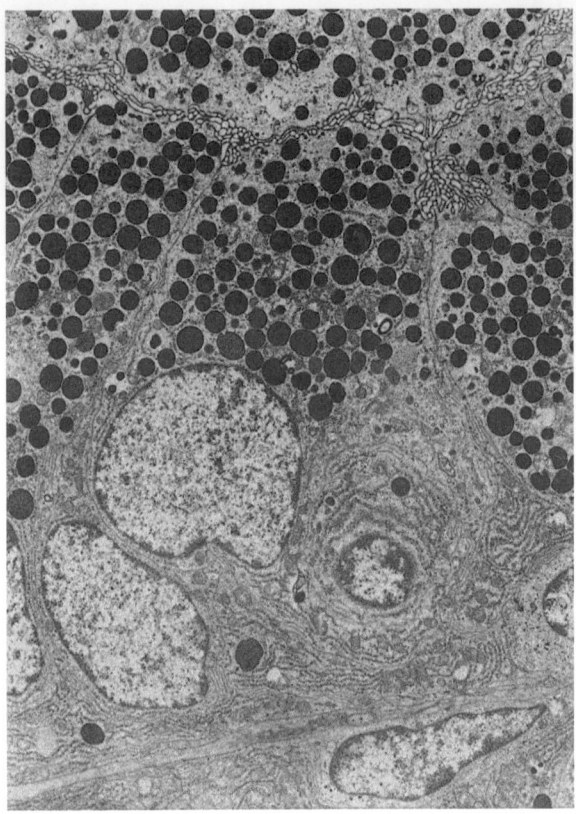

Abb. 3.7. Drüsenepithelzelle der Prostata (Hund) (Vergr. 2400:1): Die Sekretgranula liegen lumenwärts gerichtet

Ist die analysierte Struktur nicht orientiert, beträgt J = 0. Maximal kann J einen Wert von 100 annehmen.

Ein kompliziertes Verfahren für eine „Quantifizierung der Topographie" wählten Pauli et al. (1978a): Sie bestimmten einen „*Dispersionsindex*". Der Dispersionsindex ist definiert als Verhältnis zwischen Varianz[G] (SD²) und Mittelwert ($\bar{x}$) (Sachs 1978, S. 153):

$$DJ = \frac{SD^2}{\bar{x}} = \frac{\sum (x_i - \bar{x})^2}{\bar{x}(n-1)} \tag{3.10}$$

x_i: Wert der i-ten Messung   n: Anzahl Messungen.

Der Berechnung dieses Index wird die Annahme zugrundegelegt, daß bei zufälliger Anordnung der Partikel deren Verteilung mit einer Poisson-Verteilung[G] angenähert werden kann.

Das Verfahren von Pauli et al. (1978a) läßt sich für quantitativ-topographische Analysen im Rahmen morphometrischer Untersuchungen ver-

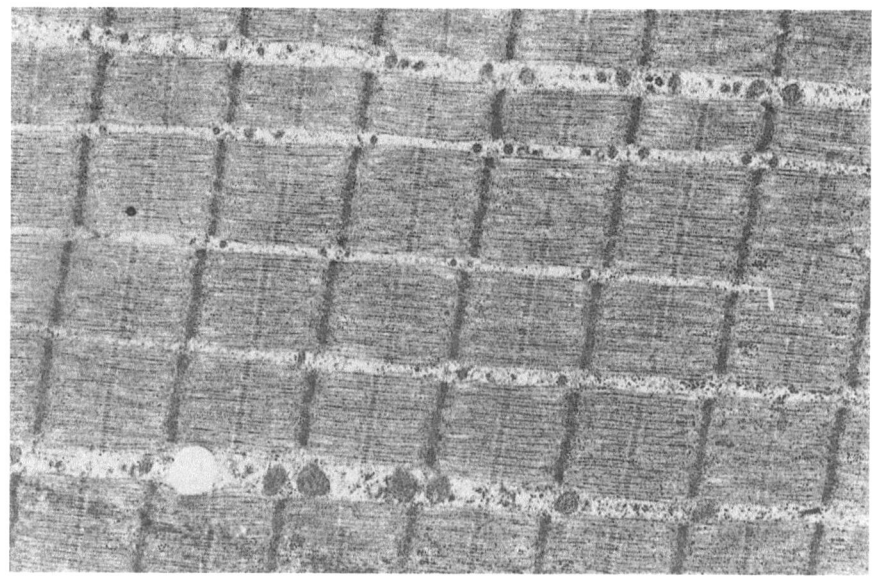

Abb. 3.8. Quergestreifte Muskulatur (Vergr. 17000:1)

wenden. Dies soll an einem Beispiel erklärt werden. Vorerst jedoch wird kurz
auf die Poisson-Verteilung eingegangen.

Die Poisson-Verteilung beschreibt die Dichte von Zufallspunkten (auch
Partikel), die in Flächen- oder Raumeinheiten relativ selten vorkommen,
zufällig verteilt und voneinander unabhängig sind. Für den Mittelwert der
Poisson-Verteilung gilt:

$$\lambda = n \cdot p \tag{3.11}$$

n: Anzahl Zufallspunkte („Versuche")
p: Wahrscheinlichkeit, mit der das als „positiv" bezeichnete Ereignis
   eintritt (z. B. „Kopf" beim Münzenwurf).

Die Varianz (SD^2) kann nach Gl. (3.12) berechnet werden:

$$SD^2 = \lambda \left[1 - \frac{\lambda}{n} \right] \tag{3.12}$$

Die Formel für die Poisson-Verteilung lauet:

$$P_{(k)} = \frac{\lambda^k \cdot e^{-\lambda}}{k!} \tag{3.13}$$

$P_{(k)}$: Dichte der Zufallspunkte in der Klasse k
λ: Mittelwert der Poisson-Verteilung
k: Nummer der Größenklasse, auf die die beobachteten Werte aufgeteilt wurden.

Beispiel: In Abb. 3.9 ist eine beliebige Verteilung von Partikelanschnitten dargestellt. Die Frage lautet: „Sind die Partikelanschnitte zufällig verteilt?" Zur Lösung des Problems wird in einem *1. Schritt* über das Beobachtungsfeld ein quadratischer Testraster mit Testfeldern konstanter Größe gelegt. Die Anzahl dieser Testfelder sollte die Hälfte der Strukturelemente oder Punkte, deren Dispersion analysiert wird, nicht unter- und das Doppelte nicht überschreiten (n = 0,5 bis 2,0 N; n: Anzahl Testfelder, N: Anzahl Strukturelemente oder Punkte). In jedem Testfeld wird die Anzahl Partikelanschnitte gezählt (Tabelle 3.6). Die Werte des Parameters „Anzahl Partikelanschnitte/Testfeld" schwanken im vorgegebenen Beispiel zwischen 0 und 5 (Kolonne B in Tabelle 3.6). Da die Partikelanschnitte, die auf der Grenze zweier oder gar mehrerer benachbarter Testfelder liegen, nur einem einzigen Testfeld zugeordnet werden, resultieren für den Parameter „Anzahl Partikelanschnitte/Testfeld" nur ganze Zahlen. Diese werden als Nummern der zu wählenden Klassen verwendet.

Im *2. Schritt* wird gezählt, wieviele Testfelder 0, 1, 2, 3, 4 oder 5 Partikelanschnitte aufweisen (beobachtete Anzahl Testfelder mit einer Anzahl Partikelanschnitte, die der jeweiligen Klassennummer entspricht) (Abb. 3.9).

Aus der Wahrscheinlichkeitsfunktion der Poisson-Verteilung [Gl. (3.13)] wird im *3. Schritt* diejenige Anzahl Testfelder pro Klasse berechnet, die beim Vorliegen einer

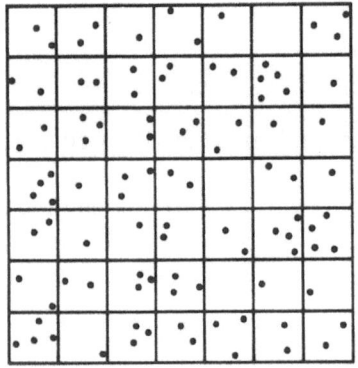

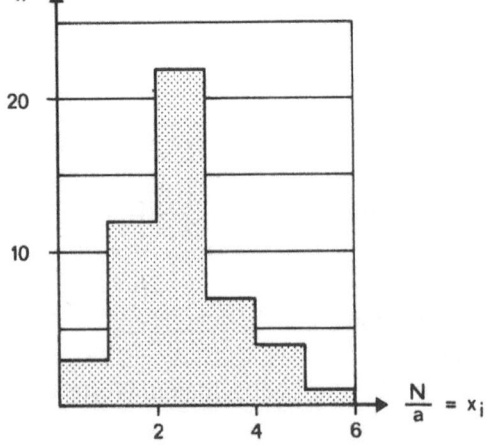

Abb. 3.9. Beispiel zur Bestimmung des Dispersionsindex (s. Text)

Tabelle 3.6. Berechnung des Dispersionsindex: Resultattabelle nach Auswertung von Abb. 3.9. A: Testfeld-Nr. (horizontale Reihenfolge); $B = x_i$: Anzahl Partikelanschnitte; $C = x_i - \bar{x}$; $D = (x_i - \bar{x})^2$; $\bar{x} = 2$

A	B	C	D	A	B	C	D	A	B	C	D	A	B	C	D	A	B	C	D
1	2	0	0	11	2	0	0	21	1	−1	1	31	1	−1	1	41	1	−1	1
2	2	0	0	12	2	0	0	22	4	2	4	32	2	0	0	42	1	−1	1
3	1	−1	1	13	5	3	9	23	1	−1	1	33	2	0	0	43	4	2	4
4	2	0	0	14	1	−1	1	24	3	1	1	34	4	2	4	44	1	−1	1
5	1	−1	1	15	2	0	0	25	2	0	0	35	4	2	4	45	3	1	1
6	0	−2	4	16	3	1	1	26	0	−2	4	36	2	0	0	46	2	0	0
7	3	1	1	17	2	0	0	27	2	0	0	37	2	0	0	47	3	1	1
8	2	0	0	18	2	0	0	28	1	−1	1	38	3	1	1	48	2	0	0
9	2	0	0	19	1	−1	1	29	2	0	0	39	3	1	1	49	2	0	0
10	2	0	0	20	2	0	0	30	1	−1	1	40	0	−2	4				56

Tabelle 3.7. Dispersionsindex: Berechnung des Chi²-Wertes

Anzahl Partikelanschnitte pro Testfeld a $\dfrac{N}{a}$	0	1	2	3	4	5	Schritt Nr. 1 (s. Text)
Beobachtete Anzahl Testfelder $O_{(k)}$	3	12	22	7	4	1	Schritt Nr. 2 (s. Text)
$P_{(k)}$	0,135	0,270	0,270	0,180	0,090	0,036	Schritt Nr. 3 (s. Text)
Erwartete (berechnete) Anzahl Testfelder $E_{(k)}$	6,6	13,2	13,2	8,8	4,4	1,8	
Chi²	1,96	0,11	5,87	0,37	0,04	0,36	Schritt Nr. 4 (s. Text)
$\sum = 8,71$							

zufälligen Verteilung erwartet wird [$E_{(k)}$]:

$$E_{(k)} = n \cdot P_{(k)}$$

(3.14)

n: Gesamtzahl beurteilter Partikelanschnitte.

Die Resultate der Berechnungen für dieses Beispiel können Tabelle 3.7 entnommen werden.

Im *4. Schritt* wird die pro Klasse beobachtete mit der erwarteten Anzahl Testfelder verglichen. Dazu wird der Chi²-Test verwendet:

$$\text{Chi}^2 = \frac{[O_{(k)} - E_{(k)}]^2}{E_{(k)}}$$

(3.15)

$O_{(k)}$: Beobachtete Anzahl Testfelder der Klasse k.
$E_{(k)}$: Erwartete Anzahl Testfelder der Klasse k.

Die pro Klasse berechneten Chi²-Werte werden aufsummiert: Im besprochenen Beispiel beträgt

$$\sum \text{Chi}^2 = 8{,}71.$$

Liegt der berechnete Chi²-Wert unter dem aus Tabellen entnommenen Schrankenwert, sind die Partikelanschnitte nach Poisson – und somit zufällig – verteilt. Für eine Irrtumswahrscheinlichkeit von 5% und einem Freiheitsgrad[G] $\nu = k - 2 = 4$ resultiert ein Schrankenwert von 9,49. Da der berechnete Chi²-Wert kleiner als der Schrankenwert ist, darf angenommen werden, daß die Partikelanschnitte zufällig verteilt sind.

Das vorgestellte Verfahren ist dadurch zu vereinfachen, daß nur der Dispersionsindex und dessen Schranken bestimmt werden. Die Verteilung des Dispersionsindex entspricht einer modifizierten Chi²-Verteilung (Chi²/n − 1) (Pauli et al. 1978a; Sachs 1978). Demzufolge können oberer und unterer Schrankenwert des Dispersionsindex für einen vorgegebenen Stichprobenumfang und eine gewählte Irrtumswahrscheinlichkeit berechnet werden: Für eine zweiseitige Irrtumswahrscheinlichkeit von 5% und einem Freiheitsgrad von n − 1 (= 48 in unserem Beispiel) beträgt Chi² 65,171 und 30,755, und demzufolge der obere Schrankenwert (DJ$_{\text{oben}}$):

$$DJ_{\text{oben}} = \frac{\text{Chi}^2(0{,}025; 48)}{n - 1} = \frac{65{,}171}{48} = 1{,}358$$

(3.16)

und der untere Schrankenwert (DJ$_{\text{unten}}$):

$$DJ_{\text{unten}} = \frac{\text{Chi}^2(0{,}975; 48)}{n - 1} = \frac{30{,}755}{48} = 0{,}641$$

(3.17)

Der nach Gl. (3.10) berechnete Dispersionsindex hat den Wert von 0,583. Dieser Wert liegt außerhalb der Schranken. Deshalb muß die Hypothese, daß eine zufällige Verteilung vorliege – wenigstens aufgrund der Größe und Schranken des Dispersionsindex – abgelehnt werden. Dieser Befund deckt sich nicht restlos mit demjenigen, der aus dem Vergleich der beobachteten und theoretischen erwarteten Verteilung resultiert. Allerdings liegt der

Chi^2-Wert mit 8,71 sehr nahe am Schrankenwert von 9,49, so daß der Unterschied zwischen beiden Methoden nur minimal ist. Die analysierte Verteilung kann weder eindeutig als isotrop noch eindeutig als anisotrop bezeichnet werden.

Ebenso wichtig wie die Angaben über die Verteilung (isotrop oder nichtisotrop) sind Angaben über das *Ausmaß der Anisotropie*. Das Ausmaß der Anisotropie muß bekannt sein bei 1) der Berechnung „richtungsabhängiger" morphometrischer Parameter (Umfang-, Längen- und Oberflächendichten) und 2) der Evaluation des Systemfehlers. Weibel (1980) verwendet als Parameter für das Ausmaß der Anisotropie den Orientierungsfaktor K* (s. Tabelle 3.5). Dieser ist abhängig von der Anzahl Durchstoßpunkte der horizontalen und vertikalen Linien eines quadratischen Testrasters durch die äußere Begrenzung der Strukturelemente, bezogen auf die Länge der Testlinien über der Bezugsfläche B:

$I_{L(x/B)1}$: Anzahl Durchstoßpunkte pro Länge der vertikalen Testlinien
$I_{L(x/B)2}$: Anzahl Durchstoßpunkte pro Länge der horizontalen Testlinien.

Die Berechnung von $I_{L(x/B)}$ erfolgt nach Gl. (3.18):

$$I_{L(x/B)} = \frac{\sum I_{(x)}}{\sum P_{(B)}} \cdot \frac{m}{d \cdot K_1} \qquad (3.18)$$

$I_{(x)}$:   Durchstoßpunkte
$P_{(B)}$:   Trefferpunkte über der Bezugsfläche
m: Vergrößerung
d: Testlinienabstand
K_1:   Lineare Rasterkonstante (s. Tabelle 3.11).

Der Testraster ist so auszurichten, daß die als „horizontal" bezeichneten Testlinien parallel zur geschätzten Hauptrichtung der untersuchten Strukturelemente verlaufen. Der Winkel α zwischen Hauptachse der Strukturelemente und horizontalen Testlinien beträgt demzufolge ≈ 0, derjenige zwischen Hauptachse und vertikalen Testlinien $\approx \pi/2$. Für K* gilt:

$$K^* = 3 \left[\frac{\dfrac{I_{L(x/B)1}}{I_{L(x/B)2}} - 1}{\dfrac{I_{L(x/B)1}}{I_{L(x/B)2}} + 1} \right] \qquad (3.19)$$

$$\text{sofern } 1 \leqslant \frac{I_{L(x/B)1}}{I_{L(x/B)2}} < 2 \text{ ist.} \qquad (3.20)$$

Konkrete Anwendungsbeispiele sind in Abb. 3.10 und Tabelle 3.8 gegeben. Sind die Strukturelemente nicht gerichtet, beträgt K* ungefähr 0; sind sie

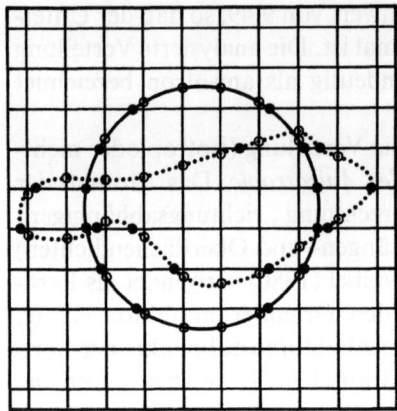

Abb. 3.10. Beispiel zur Bestimmung des Orientierungsfaktors K* (s. Text)

Tabelle 3.8. Berechnung des Orientierungsfaktors K*: Resultattabelle nach Auswertung von Abb. 3.10

	Dim	Deformierte Struktur	Kreis
$I_{L(x/B)1}$ (○)	cm^{-1}	0,18	0,12
$I_{L(x/B)2}$ (●)	cm^{-1}	0,10	0,12
K*		0,857	0,000

maximal gerichtet, ungefähr 1. Weitere Einzelheiten, besonders Angaben über den mathematischen Hintergrund von Gl. (3.19) bei Weibel (1980).

Die Bestimmung der Hauptachse (Richtung) der Strukturelemente kann nach den von Underwood (1968) und Mardia (1972) angegebenen Methoden erfolgen. Für die Analyse der räumlichen Organisation von Zellen haben Hemon et al. (1981) eine Methode vorgeschlagen, bei der die Lage beliebiger Punkte eines Zellanschnittes in Bezug auf einen Referenzpunkt untersucht wird. Mit Hilfe statistischer Verfahren wird entschieden, ob die Lage des Punktes zufällig ist oder nicht.

Neben der Richtung eines Strukturelementes kommt auch seiner „Begrenzung" eine Bedeutung zu: Man unterscheidet zwischen „*begrenzten*" und „*unbegrenzten*" *Objekten* (Sitte 1967). Objekte, die wesentlich größer sind als die Testfläche oder das Testvolumen, werden als unbegrenzte Objekte bezeichnet; Objekte, die vollständig in der Testfläche oder im Testvolumen liegen (z.B. Einzelzellen bei elektronenmikroskopischen Aufnahmen) als begrenzte Objekte. Begrenzte Objekte sollten mit einem „unbegrenzten" Raster analysiert werden (Hennig 1957); ein solcher „unbegrenzter" Raster bedeckt das Objekt vollständig (Fritsch 1975).

3.5 Wahl der Bezugsgrößen (Flächen oder Volumina)

Bezugsgrößen können sein: Volumina (z. B. für die Volumendichte), Flächen (z. B. für die Umfangdichte) und Längen; Längen allerdings werden nur selten verwendet (Piris und Whitehead 1979). Als Referenzgrößen sollten Kompartimente gewählt werden, deren Volumina konstant bleiben und in denen die analysierten Kompartimente oder Partikel homogen verteilt sind. Bolender (1978, 1979a, 1979b) hat mit Nachdruck auf die Bedeutung konstanter Bezugsgrößen hingewiesen. Das folgende Beispiel demonstriert die allgemeine Problematik.

Beispiel: Berechnet wird der Volumenanteil des Strukturelementes (x) am Bezugsvolumen $V_{(B)}$: $V_{V(x/B)}$. Bei Patienten mit der Krankheit, die untersucht wird, betrage $V_{V(x/B)} = 0{,}300$, in der Kontrollgruppe $= 0{,}400$. Dieser Befund erlaubt vorerst keine Aussagen über das Verhalten des Volumens des Strukturelementes x. $V_{(x)}$ sei in der Kontrollgruppe $400\ \mu m^3$, $V_{(B)}$ $1'000\ \mu m^3$. Wenn $V_{(x)}$ in der Untersuchungsgruppe auf $450\ \mu m^3$ ansteigt und $V_{(B)}$ gleichzeitig auf $1'500\ \mu m^3$, resultiert für $V_{V(x/B)}$ ein Wert von $0{,}300$, der kleiner als der Kontrollwert ist. Aus einer Reduktion der Volumendichte eines Strukturelementes x kann nur dann auf eine effektive Abnahme des Volumens $V_{(x)}$ dieses Strukturelementes geschlossen werden, wenn das Bezugsvolumen konstant bleibt. Tabelle 3.9 gibt einen Überblick über die gleichzeitigen theoretischen Variationsmöglichkeiten von $V_{(x)}$ und $V_{(B)}$ und deren Auswirkungen auf $V_{V(x/B)}$. Eingerahmt sind diejenigen Kombinationen, bei denen sich $V_{V(x/B)}$ umgekehrt wie $V_{(x)}$ verhält.

Die zitierten Autoren Piris u. Whitehead (1979) beziehen die Anzahl Gastrinzellen der Magenantrumschleimhaut auf die Anzahl Durchstoß-

Tabelle 3.9. Theoretische Variationsmöglichkeiten von $V_{(x)}$, $V_{(B)}$ und $V_{V(x/B)}$

$V_{V(x/B)}$	Volumen x	Volumen B
↑	=	↓
	↓	↓↓
	↑↑	= ↑
=	↓ ↑	↓ ↑
	=	=
↓	= ↓↓	↑ = ↓
	↑	↑↑

punkte von Testlinien durch die Lamina muscularis mucosae (Abb. 3.11). Die Anzahl Durchstoßpunkte ist proportional der Länge der Lamina muscularis mucosae. Die Bezugsgröße „Länge Lamina muscularis mucosae" hat den Vorteil, daß sie konstant bleibt – nicht wie z. B. das Volumen der Lamina propria der Schleimhaut, das sich infolge eines Ödems verändern kann. Allerdings erfordert diese Methode, daß die Testfehler möglichst parallel zur Lamina muscularis mucosae ausgerichtet sind (Abb. 3.11, LMM: Lamina muscularis mucosae). Wird diese Bedingung nicht erfüllt, besteht die Gefahr, daß der Parameter „Anzahl G-Zellanschnitte pro Längeneinheit Lamina muscularis mucosae" überschätzt wird.

Beispiel: Die Auswertung des Testfeldes B in Abb. 3.11 (nicht parallel zur LMM ausgerichtet) ergibt 9,09 G-Zellanschnitte pro 1 mm Lamina muscularis mucosae; die Auswertung des Testfeldes A (parallel zur LMM ausgerichtet) 5,73.

Die Autoren äußern sich zu diesem methodischen Problem nicht.

Um die *Interpretation der morphologischen Parameter* zu vereinfachen, haben wir bei unseren Untersuchungen an zentralen Abschnitten des Bronchialbaumes (Oberholzer et al. 1979; Dalquen u. Oberholzer 1983) als Hauptreferenzkompartiment „Gesamtbronchus" gewählt. Aus Voruntersuchungen war ersichtlich, daß sich die Bronchialwand bei einer etwaigen Vergrößerung von Strukturelementen nur nach innen zu (lumenwärts) und nicht zentrifugal ausdehnt. Dies ist zu erwarten, da die zentralen Bronchusabschnitte durch die Knorpelspangen sehr stabil sind.

Die stereologischen Parameter der Magenantrumschleimhaut (s. Tabelle 3.2) bezogen wir auf das Kompartiment „Schleimhautepithel". Es darf angenommen werden, daß die Epithelzellen des Magenantrums bei Patienten mit Ulcus duodeni sich nicht verändern, wogegen eine relative Zunahme des Volumens des Interstitiums als Folge von Schleimhautödemen oder entzünd-

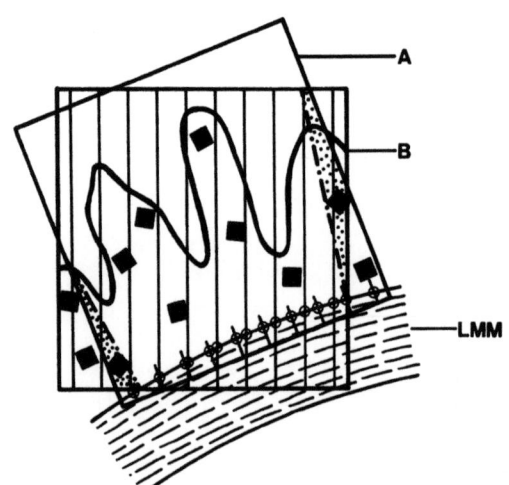

Abb. 3.11. Abhängigkeit der numerischen Längendichte $[N_{L(x/B)}]$ von der Lage des Testrasters (Abkürzungen s. Text)

lichen Veränderungen nicht auszuschließen ist. Piris u. Whitehead (1979) bezogen die Anzahl Gastrinzellen auf eine Einheitslänge „Lamina muscularis mucosae". Diese Autoren gehen von der Annahme aus, daß die Lamina muscularis mucosae das konstanteste Strukturelement darstelle. Die Wahl dieser Bezugsstruktur allerdings ist nicht unproblematisch, wie oben gezeigt wurde.

Valdés-Dapena et al. (1980) bestimmten die Dicke der Media kleiner Pulmonalarterien mit der Frage, ob solchen Wandveränderungen eine pathogenetische Bedeutung beim plötzlichen Kindstod zukommt. Dabei stellte sich ebenfalls das Problem einer konstanten Bezugsgröße. Da die mittlere Gesamtanschnittsfläche der Intimakerne pro Patient relativ konstant blieb, haben diese Autoren – wie auch Naeye (1973) – dieses Strukturelement als Bezugsgröße gewählt. Der Parameter „Fläche der Media-/Fläche der Intima-Anschnitte" betrug bei Kindern mit plötzlichem, unerklärbarem Tod $4,97 \pm 1,45$ (SD), in einem entsprechenden Kontrollkollektiv $4,77 \pm 1,83$; dieser Unterschied war allerdings statistisch nicht relevant.

Eine möglichst große Konstanz der Bezugsgrößen ist weiter wichtige *Voraussetzung für Korrelationsanalysen* zwischen morphometrischen und klinischen Daten. Wenn sich analysierte Strukturelemente und Bezugsgrößen gleichzeitig ändern können, ist nicht zu entscheiden, ob eine erfaßbare Korrelation wirklich auch durch Veränderungen der beurteilten Strukturelemente zustande gekommen ist. Bei Inkonstanz der Bezugsgröße können möglicherweise existente Zusammenhänge zwischen den Variablen durch die vergrößerte Streuung der morphometrischen Parameter zugedeckt werden. Wir haben diese Umstände eingehend analysiert (Dalquen u. Oberholzer 1983).

Anlaß zu diesen Untersuchungen war die Frage nach den Zusammenhängen zwischen morphologischen Veränderungen in der Wand zentraler Bronchien und den Meßgrößen der Lungenfunktion. Als Beispiel seien die Vergleiche zwischen dem Parameter „Volumenanteil der Bronchialdrüsen-Ausführungsgänge" und den einzelnen funktionellen Parametern angeführt. Der nach Spearman berechnete Rangkorrelationskoeffizient ist am größten, wenn der Volumenanteil der Drüsenausführungsgänge auf den gesamten Bronchus (B; inklusive Lumen: $V_{V(GD/B)}$) und am kleinsten, wenn er auf Bronchuswand ohne Knorpel (BST; $V_{V(GD/BST)}$) bezogen wird (Tabelle 3.10). Die Größe des Gesamtbronchusquerschnittes bleibt konstant, wenn z. B. das Volumen der Drüsenausführungsgänge zunimmt. Diese Volumenvermehrung ihrerseits führt aber zu einer Verbreiterung der Bronchuswand. Wenn beide Kompartimente in ähnlichem Ausmaß größer werden, ist es möglich, daß $V_{V(GD/BWT)}$ (BWT: Bronchuswand inklusive Knorpel) konstant bleibt. Unter diesen Umständen ist der Parameter $V_{V(GD/BWT)}$ nicht mehr genügend repräsentativ für Veränderungen der Drüsenausführungsgänge; offenkundige Zusammenhänge können unbeachtet bleiben. In Tabelle 3.10 gilt die diskutierte Gesetzmäßigkeit für alle untersuchten funktionellen Parameter.

Tabelle 3.10. Korrelationskoeffizienten nach Spearman (1904) für die Beziehungen zwischen Lungenfunktionsparametern und dem Volumenanteil der Bronchusdrüsenausführungsgänge bezogen auf verschiedene Bronchuskompartimente (*B* Bronchus; *BWT* Bronchuswand; *BST* Bronchuswand ohne Knorpel; *TLC* Totale Lungenkapazität[G]; *RV* Residualvolumen[G]; *VC* Vitalkapazität[G]; *FEV*$_1$ Atemwiderstand bei forcierter Exspiration; *RAW* Atemwiderstand bei ruhiger Atmung; * p < 0,05; *n.s.* nicht signifikant)

n = 50	$V_{V(GD/B)}$	$V_{V(GD/BWT)}$	$V_{V(GD/BST)}$
TLC (% Soll)	0,384*	0,344*	0,321*
RV (% TLC)	0,304*	n.s.	n.s.
VC (% Soll)	n.s.	n.s.	n.s.
FEV$_1$ (% VC)	− 0,471*	− 0,404*	− 0,401*
FEV$_1$ (% Soll)	− 0,403*	− 0,333*	− 0,323*
RAW (cm H$_2$O/l/s)	0,445*	0,365*	0,350*

Die Referenzvolumina oder -flächen sind generell so auszuwählen, daß die analysierten Strukturelemente darin annähernd isotrop verteilt sind. Dies ist z. B. nicht der Fall, wenn im Morphometriemodell für die „Milchglaszellen" der Leber (Hepatozyten, die im glatten endoplasmatischen Retikulum HBsAg enthalten) oder die glatten Muskelzellen der Prostata „Zytoplasma" als Bezugsgröße der Zellorganellen gewählt wird: In den Milchglaszellen liegen Mitochondrien und rauhes endoplasmatisches Retikulum z. B. an der Zellperipherie (s. Abb. 3.4), in den glatten Muskelzellen der Prostata vorwiegend perinukleär (s. Abb. 3.5). In solchen Fällen schlägt Fritsch (1975) vor, die Parameter der Organellen nicht auf „Zytoplasma", sondern auf „Grundzytoplasma" zu beziehen.

Beim praktischen morphometrischen Arbeiten muß zwischen *Bezugs- und Testfläche* resp. *Bezugs- und Testvolumen* unterschieden werden. Als Bezugs-

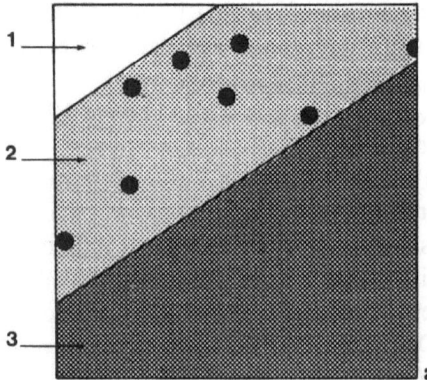
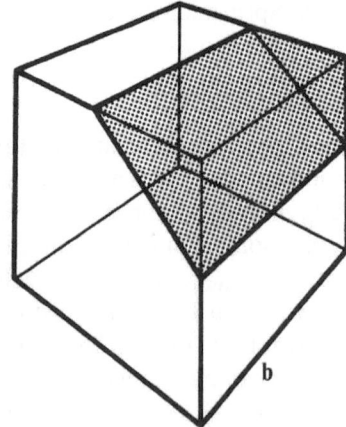

Abb. 3.12 a, b. Test- und Bezugsflächen (s. Text)

fläche wird die Anschnittsfläche jenes Strukturelementes im histologischen
Schnitt oder elektronenmikroskopischen Bild verstanden, das Bezugsgröße
ist. Die Testfläche entspricht der Fläche des Testrasters. Bezugsfläche und
Testfläche sind nicht immer identisch, besonders dann nicht, wenn die Testfelder zufällig ausgewählt werden. In Abb. 3.12 a, b sind Bezugsfläche
(schraffiert) resp. Bezugsvolumen (weiß) und Testfläche (Quadrat) resp.
Testvolumen (Würfel) schematisch dargestellt. Zwischen beiden Größen besteht folgende Beziehung:

$$\text{Bezugsfläche } [A_{(B)}] = \text{Testfläche } [A_{(T)}] - \text{Nicht-Bezugsfläche } [A_{(EXT)}]$$
(3.21)

In Abb. 3.12 a zum Beispiel:

$$[\text{Fläche 2} + \text{Fläche 3}] = [\text{Fläche 1} + \text{Fläche 2} + \text{Fläche 3}] - [\text{Fläche 1}].$$
(3.21 a)

3.6 Berechnung des Stichprobenumfanges und Festlegen des Stichprobenauswahlverfahrens

Morphometrische Analysen sind – wie alle Messungen an Stichproben – mit
einem Fehler behaftet. Dieser Gesamtfehler setzt sich zusammen aus einem
statistischen Fehler und verschiedenen methodischen Fehlern. Die wichtigsten methodischen Fehler und deren Korrekturmöglichkeiten werden in
Kap. 6 besprochen.

Der statistische Fehler ist identisch mit der Irrtumswahrscheinlichkeit.
Die komplementäre Größe zur Irrtumswahrscheinlichkeit ist die statistische
Sicherheit[G]. Für sämtliche morphometrisch-stereologischen Untersuchungen sollte zu Beginn eine solche statistische Sicherheit festgelegt werden. In
der vorliegenden Arbeit wird üblicherweise mit einer statistischen Sicherheit
von 80–95% gearbeitet. Wird darauf verzichtet, eine generelle Sicherheit
festzulegen, kann für jeden berechneten stereologischen Parameter mit Hilfe
der Größe der verwendeten Primärparameter die Sicherheit geschätzt werden.

Die für stereologische Berechnungen *benötigte Anzahl Trefferpunkte,
Länge der Testlinien über der Bezugsfläche und Größe der Bezugsfläche* lassen
sich aus den geschätzten Werten der Parameter nach Festlegen von statistischer Sicherheit und maximalem Variationskoeffizienten[G] ermitteln. Die statistische Sicherheit wird durch die Standardnormalvariable z[G] definiert; der
Variationskoeffizient wird in Bruchteilen des Mittelwertes angegeben (z. B.
0,1 oder 10%). Die Anzahl notwendiger Testfelder oder die minimal erforderliche Anzahl Zellen kann aus den Größen: Standardabweichung (SD),
Mittelwert $\bar{x}$, maximaler Variationskoeffizient (E) und Standardnormalvariable (z) betimmt werden. In Kap. 7 wird ausführlich auf die Berechnung
des Stichprobenumfanges eingegangen.

Die Stichprobe ist ein Teilkollektiv, das aus einem Gesamtkollektiv entnommen wird. Eine morphometrische Stichprobe besteht somit aus drei Elementen: Organe von Individuen, Gewebeblöcken aus Organen, Testfelder aus Gewebeblöcken (histologische Gesichtsfelder, elektronenmikroskopische Bilder). Die Auswahl der Gewebeblöcke und Testfelder richtet sich nach der Art der Verteilung und dem Ausmaß der Anisotropie. Liegen nicht gerichtete und isotrop verteilte Strukturelemente vor, soll die Stichprobe zufällig ausgewählt werden. Andernfalls muß eine systematische oder stufenweise-zufällige (stratifizierte) Auswahl der Stichprobe erfolgen.

Der Umfang der Stichprobe bestimmt neben der Präparations- und Meßtechnik den *Arbeitsaufwand* wesentlich mit. Die optimale Stichprobengröße kann grob aus dem Parameter „Arbeitsaufwand" berechnet werden (Shay 1975). Bei der Vorbereitung morphometrischer Untersuchungen empfiehlt es sich, neben statistischen Überlegungen ebenfalls diesen Aspekt miteinzubeziehen. Der Arbeitsaufwand wird in „Personen-Stunden" angegeben.

Beispiel: Der Arbeitsaufwand pro Organ (oder Individuum) $[C_{(O)}]$ betrage 4 Personen-Stunden; pro Block $[C_{(B)}]$ ebenfalls 4 Personen-Stunden; pro Bild $[C_{(T)}]$ 0,2. In einem Vorversuch wurde die Varianz des Parameters bestimmt. Sie betrage für die Organe (oder die Individuen) (n = 4) 0,25, für die Gewebeblöcke (2 pro Organ) 0,18; für die Bilder (4 pro Block) 0,15. Die Anzahl Blöcke, die einer Optimierung des Aufwandes entsprechen würde, wird nach Gl. (3.22) berechnet:

$$n_{(B)} = \sqrt{\frac{C_{(O)} \cdot S^2_{(B)}}{C_{(B)} \cdot S^2_{(O)}}} \qquad\qquad (3.22)$$

$S^2_{(x)}$: Varianz.

Für $n_{(B)}$ (optimale Anzahl Gewebeblöcke pro Organ) resultiert ein Wert von 1,39; analog für die optimale Anzahl Bilder pro Gewebeblock 3,73. Diese Werte besagen, daß mit 2 Blöcken pro Organ und 4 Bildern pro Block der Arbeitsaufwand optimiert ist.

Aus statistischer Sicht trägt eine Vermehrung der Anzahl Gesichtsfelder bei gleichbleibender Blockzahl nur wenig zur Reduktion der Gesamtstreuung und damit zur Sicherung des Resultates bei. Diese Tatsache geht aus dem Zusammenhang zwischen der Gesamtvarianz (S^2) und den Teilvarianzen hervor (Shay 1975):

$$S^2 = \frac{S^2_{(O)}}{n_{(O)}} + \frac{S^2_{(B)}}{n_{(O)} \cdot n_{(B)}} + \frac{S^2_{(T)}}{n_{(O)} \cdot n_{(B)} \cdot n_{(T)}} \qquad\qquad (3.23)$$

Eine Erhöhung der Anzahl Gesichtsfelder ($n_{(T)}$) führt nur zu einer Reduktion des letzten Summanden, die beiden andern bleiben unbeeinflußt. Demgegenüber vermag ein Einbezug von zusätzlichen Organen oder Individuen die Gesamtvarianz bedeutend stärker zu vermindern, da alle 3 Summanden von $n_{(O)}$ beeinflußt werden. Ist bei morphometrischen Analysen sowohl eine Vermehrung der Individuen als auch der Gewebeblöcke möglich, sollte man sich

für eine Vermehrung der Individuen entscheiden; analog ist eine Erhöhung
der Blockzahl einer Steigerung der Anzahl der Gesichtsfelder vorzuziehen.

Die für stereologische Parameter berechnete Minimalzahl Trefferpunkte,
minimale Testlinienlänge über der Bezugsfläche und minimale Bezugsflächengröße sowie minimale Zellzahl bezieht sich auf die Stichprobeneinheit.
Als Stichprobeneinheit wird üblicherweise ein Organ (oder ein Individuum)
bezeichnet.

3.7 Gewebepräparation

Bei der Präparation des Gewebes für morphometrische Analysen sind Artefakte unumgänglich (s. Kap. 6). Werden sie nicht korrigiert, gehen sie als
Systemfehler (Bias) in die Untersuchung ein: Die „wahren" Werte werden
dadurch verfehlt. Die stärksten Artefakte werden durch die *Gewebefixation*
hervorgerufen. Sofern Volumendichten berechnet werden und das Ausmaß
der Schrumpfung für alle Strukturelemente ungefähr gleich groß ist, können
diese Artefakte vernachlässigt werden. Zu berücksichtigen sind sie dagegen,
wenn Umfang-, Oberflächen- und numerische Dichten sowie absolute Werte
zur Diskussion stehen. Die Schrumpfungsartefakte werden in 6.2.1 eingehend besprochen.

Wesentlicher Bestandteil einer adäquaten Gewebeverarbeitung ist eine
möglichst *einwandfreie und spezifische Darstellung* der verschiedenen Strukturelemente. In der Histomorphometrie werden dazu die „klassischen"
Färbemethoden verwendet. Reichen diese nicht aus oder stehen für bestimmte Strukturen, wie z. B. die Gastrinzellen, keine solchen Färbemethoden zur Verfügung, können immunozytochemische Verfahren eingesetzt werden. Diese Verfahren sind auch im elektronenmikroskopischen Bereich zur
Identifikation spezifischer Strukturelemente anwendbar (Roth et al. 1978)
(s. Abb. 5.5). Auf die Probleme der Darstellung und Identifizierbarkeit von
Strukturelementen wird in Kap. 4 eingegangen.

Ein weiteres Faktum, das besonders bei histomorphometrischen Analysen nicht vernachlässigt werden darf, ist die *Schnittdicke*. Holmes (1927)
beschrieb als erster den Einfluß der Schnittdicke auf den stereologischen
Parameter „Volumendichte". Inzwischen sind verschiedene Korrekturfaktoren berechnet worden, mit denen der Einfluß der Schnittdicke auf die
„Volumen-" und „Oberflächendichte" einzelner Strukturelemente ausgeschlossen werden kann. Diese Korrekturfaktoren sind meistens mit einem
Systemfehler behaftet, da sie an geometrisch definierten Modellen, wie Kugeln, Scheiben und Zylinder (Weibel u. Paumgartner 1978) berechnet wurden. Die biologische Form der Strukturelemente stimmt jedoch praktisch nie
vollständig mit diesen Modellen überein. Eine Korrektur des Einflusses der

Schnittdicke drängt sich besonders dann auf, wenn Daten morphometrischer Parameter miteinander verglichen werden sollen oder wenn „wahre" Werte angestrebt werden. Denn die stereologischen Axiome gelten nur für unendlich dünne Schnitte.

Werden Lungen morphometriert, ist der *Inflationsgrad* zu berücksichtigen. Unterschiede des Inflationsgrades führen zu teils erheblichen Abweichungen der Werte stereologischer Parameter, vor allem der numerischen Flächendichte, der Umfang- und Oberflächendichte (s. 6.2.2) (Gil u. Weibel 1972).

Beispiel: Gesucht wird die Anzahl Bronchiolenanschnitte in 1 cm² Lungenparenchym. Die Anzahl Bronchiolen in der ganzen Lunge sei konstant. Die numerische Flächendichte der Bronchiolen wird bei Lungen, die weniger entfaltet fixiert worden sind, größer sein als bei Lungen, die einen größeren Inflationsgrad aufweisen, da die Bronchiolenanschnitte bei hohen Inflationsgraden gegenüber niedrigen „verdünnt" werden.

3.8 Wahl von Testraster und Vergrößerung

Testrasterqualität und Vergrößerung sind eng miteinander verknüpft. Wird der Testraster vorgegeben, können durch Variation der Vergrößerung die Rasterkonstanten (Testfläche, Testpunktabstand) neu festgelegt werden; ist die Vergrößerung vorgegeben, muß der richtige Raster gewählt werden.

Drei verschiedene Testraster-Haupttypen stehen zur Verfügung: Quadratraster (oder Doppelquadratraster), Vielzweckraster (Weibel 1963a, b) und Wellenraster (Merz 1967). Daneben werden weitere Raster in Form von Integrationsokularen angeboten (Zeiss 1959).

Jeder *Testraster* ist durch folgende Parameter charakterisiert: Fläche ($A_{(T)}$), Punktzahl ($P_{(T)}$), Länge der Testlinien ($L_{(T)}$) (beim Quadratraster horizontale oder/und vertikale) und Testpunktabstand (d). Die Gesamtlänge der Testlinien und die Testfläche können aus der Anzahl der Testpunkte berechnet werden. Eine Übersicht über die für die einzelnen Rastertypen gültigen Gleichungen ist in Tabelle 3.11 gegeben. Der Quotient $A_{(T)}/P_{(T)}$ eines Testrasters entspricht dem „Flächenwert" eines Testpunktes: Die Testpunkte teilen die Testfläche in Teilflächen von der Größe d^2 ($\sqrt{3}/2$) (Vielzweckraster) oder d^2 (Quadrat- und Wellenraster) (Abb. 3.13). Die Testlinienlänge über einer Bezugsfläche ($L_{(B)}$) und die Größe der Bezugsfläche ($A_{(B)}$) können mit Hilfe dieser Rasterkonstanten auf einfache Art und Weise aus den Trefferpunkten über der Bezugsfläche ($P_{(B)}$) berechnet werden: $A_{(T)}$, $L_{(T)}$ und $P_{(T)}$ in Tabelle 3.11 sind zu ersetzen durch $A_{(B)}$, $L_{(B)}$ und $P_{(B)}$. Als Testrasterdichte [G] wird das Verhältnis: „Flächenwert der Testpunkte/Testrasterfläche" definiert. Dieses Verhältnis beträgt bei quadratischen Testrastern $(d/D)^2$. Die Testrasterdichte sollte für die Bestimmung der Anzahl Trefferpunkte

Tabelle 3.11. Rastertypen und Rasterkonstanten

Rastertyp	$L_{(T)}$	K_1	$A_{(T)}$	K_2
Vielzweckraster	$P_{(T)} \cdot d \cdot 1/2$	$1/2$	$P_{(T)} \cdot d^2 \cdot \dfrac{\sqrt{3}}{2}$	$\dfrac{\sqrt{3}}{2}$
Quadratraster	$P_{(T)} \cdot d$ (nur horizontal oder vertikal)	1		
	$P_{(T)} \cdot d \cdot 2$ (horizontal und vertikal)	2	$P_{(T)} \cdot d^2$	1
Wellenraster[a]	$P_{(T)} \cdot d \cdot \dfrac{\pi}{2}$	$\dfrac{\pi}{2}$	$P_{(T)} \cdot d^2$	1

[a] Der Wellenraster wird oft für die Analyse gerichteter Strukturen (z.B. Knochenmorphometrie: Jaworski et al. 1976) verwendet

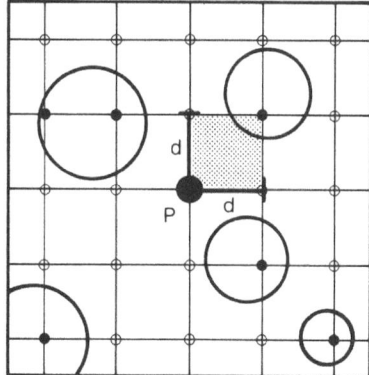

Abb. 3.13. „Flächenwert" des Testpunktes eines quadratischen Testrasters

über Anschnitten von Kompartimenten oder Partikeln so gewählt werden, daß im Mittel ein Testpunkt auf einen Partikel- oder Kompartimentanschnitt zu liegen kommt (Hilliard u. Cahn 1961). Demzufolge muß der Flächenwert des Testpunktes ungefähr gleich groß sein wie die mittlere Anschnittsfläche des untersuchten Strukturelementes (Abb. 3.14). Wenn im Mittel nur ein Trefferpunkt auf die Anschnittsfläche des Strukturelementes fällt, resultiert eine Verteilung der Trefferpunkte, die mit einer Binomial- oder Poisson-Verteilung angenähert werden kann (Loud 1962). Diese beiden Verteilungstypen wiederum kommen einer Normalverteilung sehr nahe. Nach Haug (1980) sollte die mittlere Trefferzahl pro Strukturanschnitt den Wert 15 nicht übersteigen. Über die Zusammenhänge zwischen Rasterdichte und Anzahl Durchstoßpunkte pro Partikelanschnitt fehlen dagegen genaue Angaben.

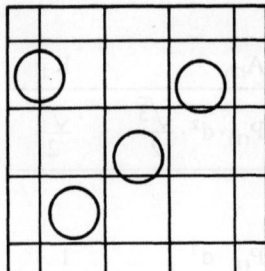 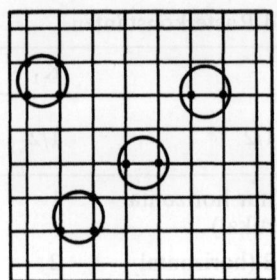 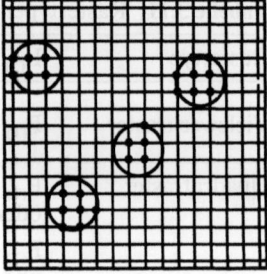

Abb. 3.14. Wahl des geeigneten Testrasters: Im Mittel 1 Trefferpunkt pro Anschnittsfläche

Wird der Formfaktor F „von Hand" mit Hilfe der Umfangdichte bestimmt (s. 3.2 und 5.4.5), sollten folgende Bedingungen erfüllt sein (eigene Untersuchungen, nicht publiziert):

– Die Länge der Testlinien über den Strukturanschnitten sollte ungefähr 10- bis 15mal größer sein als der Radius der Strukturanschnitte und ungefähr 2- bis 3mal so groß wie der geschätzte Umfang.
– Der Abstand zwischen 2 Testpunkten sollte nicht mehr als 25 % des Radius betragen (d/r $\leqslant$ 0,250).
– Der Quotient „Flächenwert der Testpunkte/mittlerer Radius" sollte einen Wert von 0,16 µm (oder mm oder cm) nicht übersteigen.

Eine große Bedeutung kommt der Rasterwahl für die stereologische Bestimmung von Membran- oder Strukturelementdicken zu. Die damit verknüpften Fragen und Probleme werden in 5.3.2 diskutiert.

Einen speziellen Testraster (Abb. 3.15) verwendeten wir für die morphometrische Analyse der „tight junctions" [G] von Hepatozyten bei Cholestase (Robenek et al. 1980). Der Raster besteht aus horizontalen, vertikalen und 45°-Testlinien, die dazu dienen, Durchstoßpunkte mit den „tight junctions" zu bestimmen. Daraus kann ein Parameter berechnet werden, der strukturelle Veränderungen der „tight junctions" (Verlust, Öffnung, Konfigurationsänderungen und Änderungen der Hauptrichtung) quantitativ erfassen läßt (s. 5.3.4).

Testraster können auch für die systematische oder schichtweise-zufällige Auswahl von Test- oder Gesichtsfeldern an histologischen Schnitten verwendet werden. Wir bedienten uns eines solchen Verfahrens bei der Morphometrie von Bronchusdrüsenläppchen und -acini (nicht publiziert): Über den gesamten Bronchusquerschnitt wird ein Testraster mit schichtweise-zufällig angeordneten Punkten (Sandoz 1981) gelegt und die einzelnen Testpunkte als Zentrum eines Testfeldes definiert (Abb. 3.16). Die Konstruktion eines Testrasters mit schichtweise-zufällig angeordneten Testpunkten erfolgt mit Hilfe eines Quadratrasters. Jedem einzelnen Testpunkt werden die Koordinaten

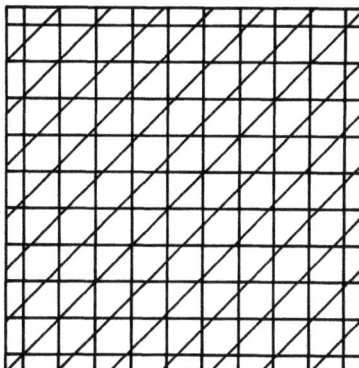

Abb. 3.15. Testraster zur Analyse von „tight junctions"

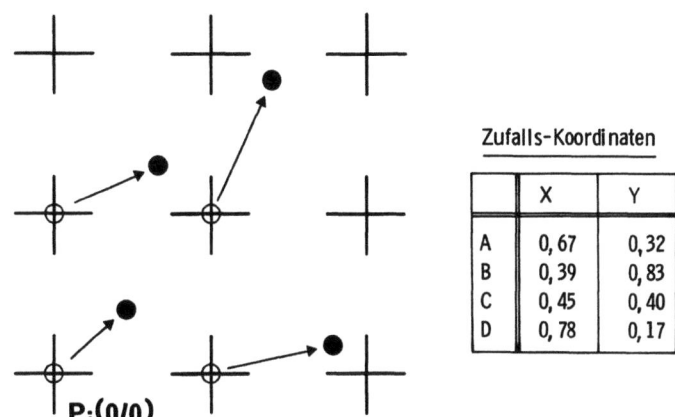

Abb. 3.16. Testraster mit schichtweise zufällig angeordneten Testpunkten (s. Text)

0/0 gegeben. Innerhalb der jedem Punkt zugehörigen quadratischen Rasterteilfläche mit der Kantenlänge d = 1 werden neue x- und y-Koordinaten zufällig bestimmt. Der Testpunkt wird aus seiner ursprünglichen Lage (0/0) an die neue Position (x/y) verschoben (Sandoz 1981).

Die Wahl der *Vergrößerung* ist stark abhängig von der Fragestellung. Geht es z.B. bei morphometrischen Untersuchungen an Lungen um die Frage, ob Alveolarsepten zerstört werden oder nicht, genügt eine Vergrößerung von ca. 100:1. Steht die Frage im Vordergrund, wie groß die effektive Gasaustauschfläche ist, muß eine stärkere Vergrößerung gewählt werden (Gehr et al. 1978; Keller et al. 1976). Die theoretischen Aspekte des Einflusses einer großen optischen Auflösung auf Resultate von Umfangmessungen („Coast-of-England-Effect") hat Mandelbrot (1967) bearbeitet. Generell sollte die Wahl der Vergrößerung so erfolgen, daß die Kompartimente, die analysiert werden, gut und eindeutig erkennbar sind und die Testfläche möglichst viel Information enthält.

3.9 Berechnung der stereologischen Parameter

Die Berechnung der stereologischen Parameter pro Stichprobeneinheit kann auf 2 Arten erfolgen. Variante A: Berechnung der Parameter über Endsummen der Trefferpunkte, Durchstoßpunkte und Anzahl Strukturelemente aus sämtlichen Gesichtsfeldern (Abb. 3.17); Variante B: Berechnung der Parameter pro Gewebeblock oder Testfeld, Berechnung des Mittelwertes oder/und Medians für die Stichprobeneinheit aus diesen Resultaten (Abb. 3.17). Mayhew u. Cruz-Orive (1974) haben in einem Artikel mit dem Titel: „Caveat on the use of the Delesse principle of areal analysis for estimating component volume densities" mit Nachdruck darauf hingewiesen, daß die Berechnungen nur dann nach Variante B durchgeführt werden dürfen, wenn die Bezugsfläche in allen Gesichtsfeldern (Testfeldern) gleich groß ist. Andernfalls ist Variante A zu wählen. Wird die Empfehlung von Mayhew u. Cruz-Orive (1974) nicht berücksichtigt, können Artefakte resultieren. Diese werden in 6.4 diskutiert.

Der Unterschied zwischen beiden Berechnungsvarianten besteht darin, daß die Berechnung der Standardabweichung der Resultate nach Variante A bedeutend aufwendiger ist als nach Variante B. Die Gleichung für die Berechnung der Standardabweichung nach Variante B lautet:

$$SD = \sqrt{\frac{\sum (x_i - \bar{x})^2}{n - 1}} \tag{3.24}$$

n: Anzahl Gesichtsfelder
x_i: Für das Gesichtsfeld i berechneter stereologischer Parameter
$\bar{x}$: Mittelwert des stereologischen Parameters.

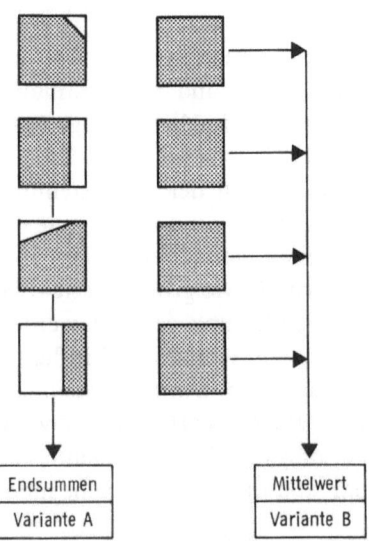

Endsummen
Variante A

Mittelwert
Variante B

Abb. 3.17. Varianten zur Berechnung stereologischer Parameter (s. Text)

Nach Variante A:

$$SD_{(\hat{R})} = \sqrt{\frac{n}{(n-1)(\sum P_{(B)})^2} [\sum U_{(x)}^2 + \hat{R} \sum P_{(B)}^2 - 2\hat{R} \sum [U_{(x)} P_{(B)}]]} \quad (3.25)$$

$P_{(B)}$: Summe der Trefferpunkte über der Bezugsfläche

$U_{(x)}$: Summe der Trefferpunkte, Durchstoßpunkte oder Anzahl der Partikelanschnitte

$\hat{R}$: $\dfrac{\sum U_{(x)}}{\sum P_{(B)}}$

n: Anzahl Gesichts- oder Testfelder.

Die endgültige Standardabweichung der einzelnen stereologischen Parametern berechnet sich nach Gl. (3.26):

$$SD_{(Y_{Z(x/B)})} = SD_{(\hat{R})} \cdot K \quad (3.26)$$

K: Konstante, in die Rasterkonstanten und Vergrößerung eingehen (s. Tab. 3.11)

Y: V für Volumendichten;   S für Oberflächendichten;
   B für Umfangdichten;   L für Längendichten;
   N für numerische Dichten.

Z: V für ein Bezugsvolumen;   A für eine Bezugsfläche;
   L für eine Bezugslänge.

Beispiel: In Tabelle 3.12 sind die Standardabweichungen (SD) für die Volumendichte des Epithels der Magenantrumschleimhaut bezogen auf die Mukosa nach den beiden Varianten A und B berechnet. Die Volumendichte beträgt nach beiden Varianten 0,439, SD nach Variante B 0,033 [relativer Variationskoeffizient (s. 8.1.3) = 2,5%] und nach Variante A 0,166 (relativer Variationskoeffizient = 12,6%).

Neben den beiden Varianten A und B ist eine weitere Variante C möglich, die unter beiden Bedingungen: Bezugsflächenanteil konstant oder inkonstant – angewendet werden kann. Dabei werden in einem *1. Schritt* die Parameter pro Gesichtsfeld berechnet (z. B. $V_{(x/T)}$, Abb. 3.18). In einem *2. Schritt* wird aus der Summe der Trefferpunkte über Nicht-Bezugsfläche (EXT) – gebildet über alle Testfelder – und aus der Summe sämtlicher analysierter Testpunkte der mittlere Anteil des Kompartimentes „Nicht-Bezugsvolumen" berechnet:

$$V_{V(EXT/T)} = \frac{\sum P_{(EXT)}}{\sum P_{(T)}} = \frac{\sum P_{(EXT)}}{n \cdot P_{(T)}} \quad (3.27)$$

n: Anzahl Testfelder

$P_{(T)}$:   Anzahl Testpunkte des Rasters

$P_{(EXT)}$:   Anzahl Trefferpunkte über „Nicht-Bezugsfläche".

Tabelle 3.12. Berechnung der Standardabweichung nach Variante A (Beispiel s. Text)

GF	$P_{(EXT)}$	$V_{V(B/T)}$	$P_{(EPI)}$	$[P_{(EPI)}]^2$	$P_{(MUC)}$	$[P_{(MUC)}]^2$	$[P_{(EPI)} \cdot P_{(MUC)}]$	$V_{V(EPI/MUC)}$
1	10	0,90	39	1 521	90	8 100	3 510	0,433
2	15	0,85	35	1 225	85	7 225	2 975	0,412
3	7	0,93	41	1 681	93	8 649	3 813	0,441
4	19	0,81	38	1 444	81	6 561	3 078	0,469
5	12	0,88	40	1 600	88	7 744	3 520	0,455
6	5	0,95	37	1 369	95	9 025	3 515	0,389
7	9	0,91	42	1 764	91	8 281	3 822	0,462
8	10	0,90	45	2 025	90	8 100	4 050	0,500
9	4	0,96	41	1 681	96	9 216	3 936	0,427
10	11	0,89	36	1 296	89	7 921	3 204	0,404
	—	—	394	15 606	898	80 822	35 423	—

$$SD_{(A)} = \sqrt{\frac{10}{9 \cdot (898)^2} \, [15\,606 + 0,439 \cdot 80\,822 - 0,878 \cdot 35\,423]} = 0,166$$

GF: Gesichtsfeld-Nr.; Übrige Abkürzungen: s. Tabellen 3.2–3.4; [entsprechend Gl. (3.25)]

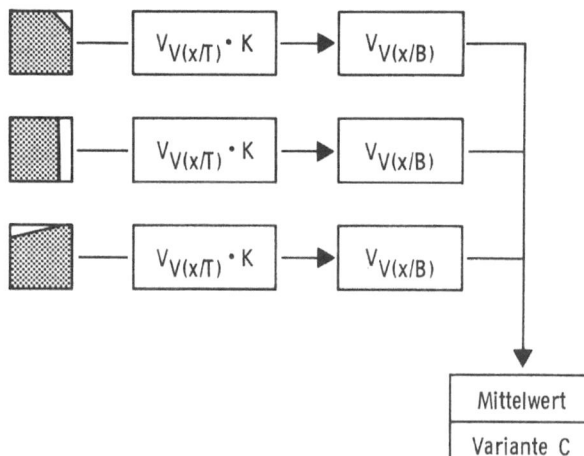

Abb. 3.18. Varianten zur Berechnung stereologischer Parameter (s. Text)

Aus dem Volumenanteil des „Nicht-Bezugsvolumens" am Testvolumen wird der mittlere Korrekturfaktor K abgeleitet (Rohr et al. 1976a):

$$K = \frac{1}{1 - V_{V(EXT/T)}} = \frac{1}{V_{V(B/T)}} \tag{3.28}$$

In einem *3. Schritt* werden die pro Test- oder Gesichtsfelder berechneten stereologischen Parameter mit diesem Faktor multipliziert und dadurch auf ein mittleres Referenzvolumen bezogen. Da das mittlere Referenzvolumen konstant ist, darf in einem *4. Schritt* der Mittelwert nach Variante B gebildet werden.

3.10 Statistische Analysen

Bevor die Resultate interpretiert und eine Hypothese als richtig akzeptiert oder als falsch abgelehnt wird, ist die Frage zu beantworten, wie groß die Wahrscheinlichkeit ist, daß „signifikante" Unterschiede vorliegen. Dazu ist die Wahrscheinlichkeit abzuschätzen, mit der man sich irrt, wenn man einen Unterschied annimmt oder abschlägt.

Der Irrtum, einen Unterschied zu postulieren, obwohl keiner existiert, wird als α-Fehler bezeichnet; der Irrtum, einen Unterschied als nicht existent zu betrachten, obwohl in Wirklichkeit einer vorhanden ist, als β-Fehler. In wissenschaftlichen Untersuchungen ist es von Bedeutung, diese beiden Irrtumsmöglichkeiten voneinander zu unterscheiden. Diese Unterscheidung ist wichtig, wenn der minimale Stichprobenumfang berechnet werden muß, der notwendig ist, um sichere Aussagen machen zu können (s. 7.2). Üblicherweise wird eine Irrtumswahrscheinlichkeit von 5% (p < 0,05; p: *Probability*) als Grenzwert für die statistische Signifikanz gemachter Beobachtungen (Mittel- und Medianwerte, Häufigkeitsverteilungen, Korrelationen) festgelegt. Sofern die Richtung der Unterschiede nicht bekannt ist (der Wert des Untersuchungskollektivs ist größer *oder* kleiner als jener des Kontrollkollektivs), ist dieser α-Fehler zu halbieren, um die Limite von maximal 5% Gesamtirrtumswahrscheinlichkeit nicht zu überschreiten (2seitige statistische Sicherheit [G]: 2 p).

Bei der Verwendung statistischer Verfahren kann übersehen werden, daß diese nur eine einzige Antwort auf viele Fragen einer empirischen Untersuchung zu geben vermögen, nämlich die Antwort auf die Frage, in welchem Ausmaß von Beobachtungen aus, die an einer begrenzten Stichprobe erhoben worden sind, auf gesetzmäßige Zusammenhänge geschlossen werden darf. Methodische Mängel und Fehler in der Planung und Durchführung der Untersuchung werden gewöhnlich durch statistische Methoden nicht aufgedeckt (Hornung 1977).

Das Wort „signifikant" ist nicht gleichzusetzen dem Begriff „relevant". „Signifikant" bezieht sich auf einen formalen, mathematischen, „relevant" auf einen inhaltlichen Zusammenhang. Aus diesem Grund schlagen Wonnacott u. Wonnacott (1977) vor, den Begriff „signifikant" durch den Begriff „statistisch unterscheidbar" oder „statistisch erkennbar" zu ersetzen.

Eine signifikante Korrelation zwischen einer Einfluß- und einer Zielgröße besagt nur, daß eine mathematische Abhängigkeit besteht; auf eine kausale Abhängigkeit darf primär nicht direkt geschlossen werden. Eine solche kausale Abhängigkeit darf erst dann angenommen werden, wenn die Befunde sich nicht als Folge einer formalen, einer Gemeinsamkeits- oder einer Inhomogenitätskorrelation interpretieren lassen (Sachs 1978).

Eine kritische Auseinandersetzung der Stereologen und Morphometer mit den statistischen Methoden und Verfahren ist dringend notwendig, denn die Statistik stellt ein wichtiges Werkzeug für die Interpretation der festgestellten Resultate dar. Stereologen und Statistiker müssen intensiv zusammenarbeiten und Probleme der Datenanalyse in der Stereologie gemeinsam an die Hand nehmen (Nicholson 1978). Es ist durchaus denkbar, daß die Stereologen dabei neue Erkenntnisse für die Möglichkeiten der Quantifikation gewinnen, die Statistiker ihrerseits neue und wertvolle Erfahrungen durch Anwendung ihrer Methoden in einem neuen Gebiet sammeln können. In Kap. 8 wird auf die wichtigsten statistischen Probleme in Stereologie und Morphometrie eingegangen.

4 Durchführbarkeit morphometrisch-stereologischer Untersuchungen

Die Frage nach der Durchführbarkeit stereologisch-morphometrischer Untersuchungen wird an dieser Stelle behandelt, weil sie nur beantwortet werden kann, wenn die hauptsächlichsten praktischen Erfordernisse bekannt sind, und weil sie beantwortet werden muß, bevor die Untersuchung begonnen wird.

Die Entscheidung, ob eine Messung beobachteter morphologischer Veränderungen durchgeführt werden kann oder nicht, sollte nach dem in Tabelle 4.1 aufgezeigten Schema erfolgen. Auf eine quantitative Untersuchung

Tabelle 4.1. Schema zur Beurteilung der Durchführbarkeit geplanter morphometrischer Untersuchungen

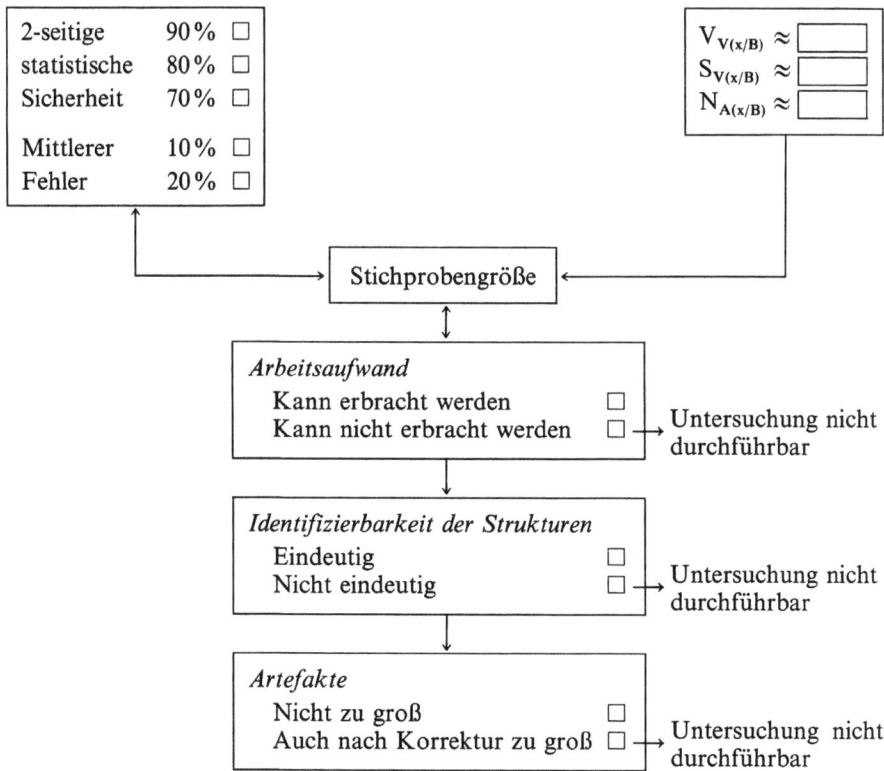

muß verzichtet werden, wenn der Arbeitsaufwand nicht erbracht werden kann, wenn eine Korrektur der Artefakte nicht möglich ist oder wenn die Kompartimente nicht einwandfrei dargestellt und identifiziert werden können. Die Beurteilung des Arbeitsaufwandes hängt ab 1) vom geschätzten Ausmaß des Arbeitsaufwandes (s. 3.6) und 2) von apparativen Hilfsmitteln, die eingesetzt werden können. Auf diese Hilfsmittel wird im 2. Teil dieses Kapitels eingegangen, auf die Zusammenhänge zwischen Stichprobengröße, statistischer Sicherheit, mittlerem Fehler und geschätztem Wert der analysierten stereologischen Parameter in Kap. 7. Die wichtigsten Aspekte, die Kompartimente einwandfrei darzustellen und zu identifizieren, kommen im folgenden Abschnitt zur Sprache.

4.1 Darstellung und Identifizierbarkeit von Kompartimenten und Partikeln

Kompartimente können identifiziert werden anhand spezifischer Strukturmerkmale oder durch histologische Färbungen, histo- und immunohistochemische Reaktionen sowie immunozytochemische Verfahren.

4.1.1 Spezifische Strukturmerkmale

In quantitativen Untersuchungen von Zellen des blutbildenden Knochenmarks oder des lymphatischen Gewebes werden die einzelnen Zellen anhand der Kernform diagnostiziert (Petrzilka et al. 1978; Mayhew u. White 1980). Wenn die Kernform diagnostisches Leitkriterium ist, können nur Zellanschnitte ausgewertet werden, die auch Kernanschnitte enthalten („nucleus-biased-sampling") (Mayhew u. Cruz-Orive 1973). Dieses Stichprobenauswahlverfahren erfordert Korrekturen der direkt berechneten Werte des Parameters „Kernvolumenanteil an der Zelle" (s. 6.3.1). Ein weiteres Beispiel für die Identifikation von Strukturen durch spezifische Merkmale sind Hepatozyten, die das HBs-Antigen enthalten. Diese Zellen sind durch filamentöse Strukturen, die im glatten endoplasmatischen Retikulum liegen, charakterisiert (Gudat et al. 1975). Sogenannte atypische HBsAg-haltige Leberparenchymzellen fallen dadurch auf, daß die Zellorganellen im Zytoplasma diffus verteilt sind; in den typischen HBsAg-haltigen Zellen sind die Organellen an die Zellperipherie gedrängt (s. Abb. 3.4).

4.1.2 Histochemische Färbemethoden

Viele Strukturelemente können in der Histomorphometrie mit den in der pathologisch-anatomischen Routinediagnostik eingesetzten „klassischen" histochemischen Färbemethoden genügend deutlich und sicher dargestellt werden. Primär sollten diese Methoden – wenn immer möglich – verwendet werden, da sie 1) meistens technisch standardisiert sind und eine optimale Färbequalität bieten und 2) einen geringen Arbeitsaufwand erfordern. Die in eigenen Untersuchungen benützten Routinefärbemethoden sind in Tabelle 4.2 zusammengestellt.

Die *Qualität der histochemischen Darstellung* (Färbequalität) wird entscheidend beeinflußt durch: Fixationsmittel, pH der Farblösung und Schnittdicke. Die Auswirkung der verschiedenen Fixationsarten auf die histochemische Darstellung von Strukturen haben Schultz-Haudt (1973), Ericsson et al. (1978) und Pearse (1980) ausgedehnt untersucht. Pearse (1980) empfiehlt für optimale histologische Färbungen eine Gewebefixation mit gepuffertem, neutralem Formaldehyd.

Die Zusammenhänge zwischen *pH der Farblösung* und der färberischen Darstellung von Glykoproteinen haben Quintarelli et al. (1964), Jones u. Reid (1973 a, b) und Schultz-Haudt (1973) analysiert. In Abb. 4.1 ist die Beziehung zwischen den pH-Werten der Färbelösung und dem Flächenanteil der Drüsenacini, die nach Alcian-Blau-PAS-Färbung blau oder rot dargestellt sind, an der Drüsenläppchenanschnittfläche wiedergegeben: Steigt der

Tabelle 4.2. Übersicht über die in den eigenen Untersuchungen verwendeten Färbungen

Organ	Dargestellte Struktur(en)	Färbemethode
Zentrale Bronchien	Glatte Muskulatur, Drüsenacini, Drüsenausführungsgänge, elastische Fasern	Goldner-Färbung (Romeis 1943)
Bronchusbiopsien	Drüsenacini mit sauren und neutralen Proteoglykanen, seröse Drüsenacini	Alcian-Blau-PAS
Bronchiolen	Glatte Muskulatur	Goldner-Färbung (Burck 1973)
Lungenparenchym	Alveolarsepten, interalveoläres Bindegewebe	Goldner-Färbung
Prostata	Glatte Muskelzellen: Kerne, Zellgrenzen	SFOG (Amsler u. Mihatsch 1977)
Nierenbiopsien	Interstitium, Tubuli, Glomerula	SFOG
Knochen	Spongiosa, Osteoidsäume	Goldner-Färbung
Kleinhirn	Marksubstanz, Astrozyten	Kresyl-Violett
Magenantrumschleimhaut	G-Zellen	Peroxidase-anti-Peroxidase-Komplex-Methode (Sternberger 1979)

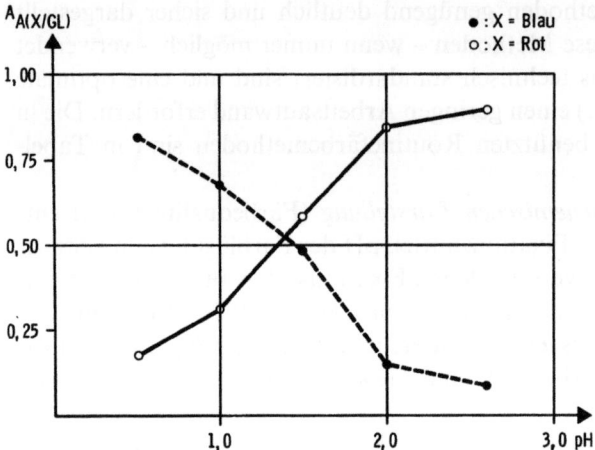

Abb. 4.1. Beziehung zwischen den pH-Werten der Farblösung für die Alcian-Blau-PAS-Färbung und dem Flächenanteil der Drüsenacini, die blau oder rot dargestellt werden, an der Drüsenläppchenanschnittsfläche $A_{A(X/GL)}$ (nach Jones u. Reid 1973)

pH-Wert an, nimmt der rot gefärbte Flächenanteil ab, der blau gefärbte zu. Um vergleichbare Befunde zu erhalten, ist ein konstanter pH-Wert der Färbelösung unerläßlich. Zur Darstellung der sauren und neutralen Glykoproteine verwendeten wir eine Alcian-Blau-PAS-Lösung mit einem pH-Wert zwischen 2,5 und 3,0: Die sauren Glykoproteine werden bei diesem pH blau bis blau-rot, die neutralen purpurrot angefärbt (Spicer et al. 1971) (Abb. 4.2). Diese purpurrote Farbe wird durch PAS bewirkt. Der Nachweis der sauren Glykoproteine beruht auf einer Reaktion der Säureradikale mit Alcian-Blau (Scott et al. 1964): Eine Variation des pH bewirkt eine Dissoziation der Schwefelsäuregruppen der Glykoproteinmoleküle. Diese dissoziierten Säuregruppen reagieren mit Alcian-Blau. Die Reaktion wird im Gewebe durch die Umgebung nicht beeinträchtigt (Jones u. Reid 1978).

Mit Hilfe der Alcian-Blau-PAS-Färbung lassen sich auch Granula, die Glykoproteine enthalten, elektronenmikroskopisch identifizieren: PAS-positive Granula sind elektronendicht, alcian-blau-positive elektronenleer (Jones u. Reid 1978). Wir haben die kombinierte Färbung mit Alcian-Blau-PAS zur histochemischen Darstellung von Bronchusdrüsenacini verwendet. Mit Hilfe morphometrischer Methoden bestimmen wir den Anteil der Drüsenacini mit sauren oder neutralen Glykoproteinen an den Drüsenläppchen.

Die Qualität der Färbung kann schließlich auch von der *Schnittdicke* abhängig sein (Collan 1969). Bei dünnen Schnitten (ca. 1–2 µm) ist der Kontrast einzelner Färbungen sehr schwach; bei dicken Schnitten resultiert eine Überfärbung, die eine exakte Abgrenzung der Strukturelemente nicht mehr erlaubt. Diese Erfahrungen haben wir mit der SFOG-Färbung (Säure-

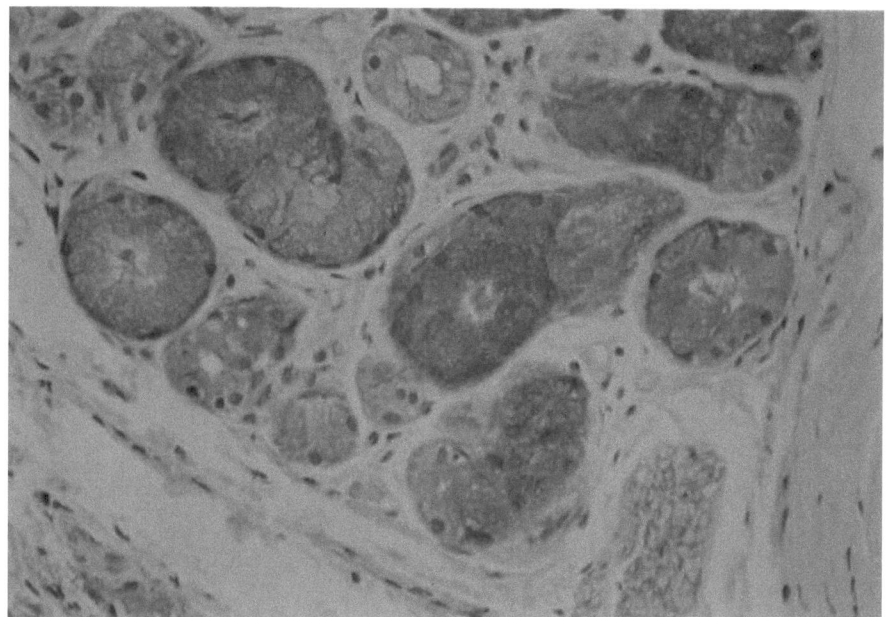

Abb. 4.2. Bronchusdrüsenacini (Alcian-Blau-PAS, Vergr. 390:1)

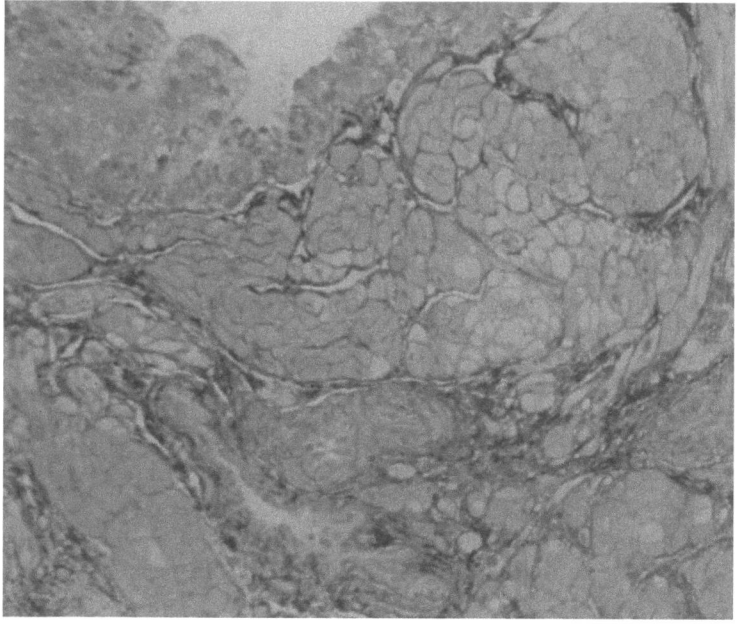

Abb. 4.3. Myoglanduläre Prostatahyperplasie (Mensch): Abhängigkeit der Färbe-qualität der glatten Muskelzellen von der Schnittdicke (SFOG, Vergr. 67:1, Schnitt-dicke 2 μm)

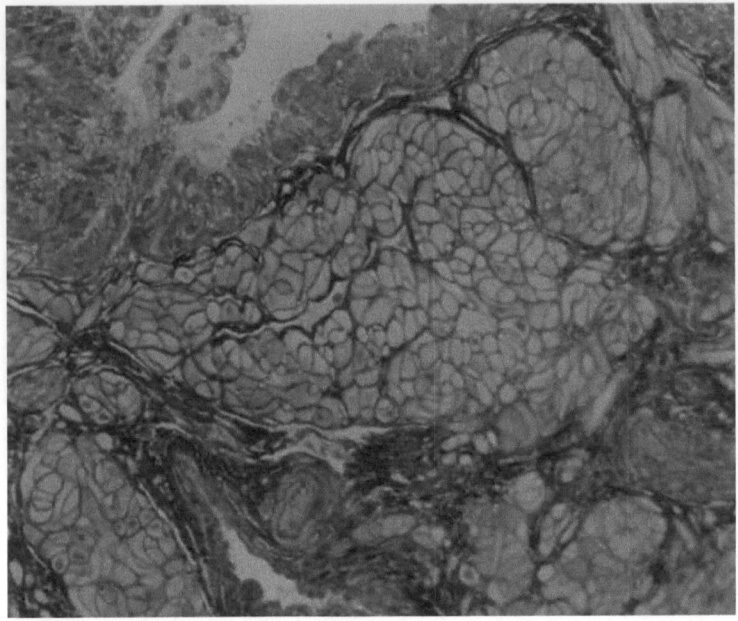

Abb. 4.4. Myoglanduläre Prostatahyperplasie (Mensch): Abhängigkeit der Färbequalität der glatten Muskelzellen von der Schnittdicke (SFOG, Vergr. 67:1, Schnittdicke 3 µm)

Fuchsin-Orange-G-Färbung) gemacht (Amsler u. Mihatsch 1977). Wir verwendeten diese Färbung zur Darstellung der Kerne und Membranen der glatten Prostatamuskelzelle an Schnitten von Biopsien, die in Epon eingebettet worden waren (Abb. 4.3: Vergr. 67:1, Schnittdicke 2 µm; Abb. 4.4: Vergr. 67:1, Schnittdicke 3 µm). Die Unterschiede der Färbequalität an dünnen und dicken Schnitten können zu beträchtlichen Artefakten führen, wenn für morphometrische Berechnungen verschieden dicke Schnitte benötigt werden – z. B. Bestimmung der numerischen Volumendichte nach Loud et al. (1978) oder Ebbeson u. Tang (1965).

4.1.3 Immunozytochemische Methoden (Übersicht bei Sternberger 1979 u. Heitz 1982)

Genügen die klassischen Färbungen für die Darstellung einer gesuchten Struktur (z. B. der gastrinproduzierenden Zellen der Magenantrumschleimhaut) nicht, können zu deren Identifikation immunozytochemische Methoden eingesetzt werden.

Die Immunozytochemie ermöglicht die Darstellung von Antigenen durch markierte Antikörper. Sie verdankt ihre rasche Verbreitung dem Umstand, daß sie prinzipiell zur Darstellung jeder Substanz, die als Antigen wirkt, herangezogen werden kann (virale und bakterielle Antigene, Proteine, Peptide, Glykoproteine, Enzyme). Bei der erwähnten Antigen-Antikörper-Reaktion binden sich präzipitierende Antikörper weitgehend irreversibel an das entsprechende Antigen im Gewebe oder in Zellen. Durch „Kunstgriffe" wird die abgelaufene Reaktion sichtbar gemacht, das Reaktionsprodukt kann also lokalisiert werden. Dies ist möglich durch Verwendung markierter Antikörper, an welche eine Substanz gekoppelt ist, die in einem 2. Schritt nach Ablauf der Antigen-Antikörper-Reaktion färberisch dargestellt werden kann. Ist das Sekretionsprodukt einer Zelle bekannt (z. B. das gastrointestinale Hormon „Gastrin" der G-Zellen der Magenantrumschleimhaut) und besteht die Möglichkeit, diese Substanz immunozytochemisch zu lokalisieren, können die entsprechenden Zellen auf diese Art im histologischen Schnitt erkennbar gemacht werden.

Als ersten gelang es Coons u. Kaplan (1950), Gewebeantigene mit Hilfe fluoreszierender Antikörper nachzuweisen (Immunfluoreszenz). In der Folge wurden weitere Methoden der optischen Erfassung von Antigen-Antikörper-Reaktionen entwickelt. So wurden Enzyme über kovalente Bindungen an die Antikörper gekoppelt und enzymzytochemisch dargestellt (Nakane u. Pierce 1966, 1967). In den eigenen Untersuchungen verwendeten wir die Peroxidase-anti-Peroxidase-Komplex-Methode von Sternberger et al. (1970). Diese Methode ermöglicht die Herstellung von dauerhaften Präparaten, die mit gewöhnlichen Lichtmikroskopen beurteilt werden können; eine photographische Dokumentation erübrigt sich. Details der einzelnen Methoden sind bei Sternberger (1979) ausführlich beschrieben und diskutiert.

Wie bei klassischen Färbemethoden muß auch bei immunozytochemischen Reaktionen die *Spezifität der Darstellung* der gesuchten Struktur oder Stoffe kritisch analysiert werden (Heitz u. Oberholzer 1979). Die Spezifität einer immunozytochemischen Reaktion kann durch verschiedene Faktoren limitiert sein:

1) Verlust der Spezifität während der Präparation: Hauptursachen dafür sind unspezifische Bindungen der Antikörper an Gewebestrukturen, bedingt durch Veränderungen der verwendeten Immunglobuline nach Markierung (Arnold u. von Mayersbach 1972) oder durch Veränderungen des Gewebes infolge der Fixation (Curran u. Gregory 1980). Von einzelnen Fixationsmitteln ist bekannt, mit welchen Teilen des darzustellenden Antigens Interaktionen stattfinden können (Tabelle 4.3).
2) Ungenügende Spezifität des Antiserums. Eine ungenügende Spezifität des Antiserums kann zu Kreuzreaktionen mit unbekannten Gewebeantigenen und zu entsprechenden Fehlinformationen führen.

Heitz (1982) geht ausführlich auf die zentralen methodischen Probleme immunzytochemischer Techniken, die in der praktischen Anwendung Bedeu-

Tabelle 4.3. Interaktionen zwischen Fixationsmitteln und Antigenen

Fixationsmittel	Interaktion mit	Nachteil	Autoren
Formaldehyd	Aminogruppen von Eiweißen	Verlust der Antigenreaktivität bei hohen Konzentrationen	Mason et al. (1977)
Glutaraldehyd	ε-Aminogruppen von Lysin α-Aminogruppen, Thiolgruppen, Phenolring von Tyrosin, Imidazolring von Histidin	Erschwerter Nachweis von Antigenen	Hajdu u. Friedrich (1975)
Glutaraldehyd und Formaldehyd		Reduktion der Oberflächen-Immunoglobuline, wenn Glutaraldehydkonzentration > 0,05%	Smit et al. (1974)
Dimethylsuperimidat	ε-Aminogrupen von Lysin	–	Hasssel u. Hand (1974)
Periodat, Lysin und Paraformaldehyd	Proteoglykane von Zellmembranen	–	McLean u. Nakane (1974)
Osmiumsäure	–	Starke Destruktion der Antigendeterminanten	Rodning et al. (1978)
Bouin-Lösung	–	–	Sternberger et al. (1978)
Formalin-Queck-silber-Bichlorid	–	–	Sternberger et al. (1978)

tung haben, ein. Grundsätzlich sind histomorphometrische Analysen an Zellen, die immunzytochemisch identifiziert werden, nur möglich, wenn der ganze Zellanschnitt und nicht nur Teile davon dargestellt werden können.

Die *Quantifizierung der immunzytochemischen Reaktionen* (Sternberger et al. 1978; Jarvis 1981) läßt sich im weitesten Sinne ebenfalls der Morphometrie zuordnen, da sie – wie die Morphometrie – Aussagen über und Rückschlüsse auf die Morphologie zuläßt. Aus diesem Grunde wird an dieser Stelle kurz auf die Methode eingegangen.

Sie beruht auf der Messung der Lichtabsorption immunzytochemisch dargestellter Strukturen. Daraus kann die integrierte optische Dichte berechnet werden, die proportional zur Anzahl der vorhandenen Antigen-Antikörper-Komplexe ist (Jarvis 1981). Sternberger et al. (1978) verwenden als Meßgröße für die Intensität immunzytochemischer Reaktionen den Absorptionsindex AI:

$$AI = \frac{AS_{(x)}}{AS_{(NC)}} - 1 \tag{4.1}$$

$AS_{(x)}$: Lichtabsorption des immunzytochemisch gefärbten Stukturanschnittes x

$AS_{(NC)}$: Lichtabsorption des Kern-Chromatins der entsprechenden Struktur.

Der Absorptionsindex ist innerhalb eines definierten Bereiches unabhängig von der Schnittdicke (Sternberger et al. 1978).

Jarvis (1981) veröffentlichte eine Methode, die auf einem automatischen Bildanalysesystem (QUANTIMET 720D) basiert. Dabei werden in einem vorgegebenen Testfeld die Strukturanschnitte systematisch in konstanten Intervallen abgefahren und an jedem durch die Intervalle definierten Punkt die optische Dichte gemessen. Aus diesen Einzelwerten wird eine integrierte optische Dichte berechnet. Dieses Vorgehen hat den Vorteil, daß eine inhomogene Verteilung der lichtabsorbierenden Flächen besser erfaßt und dadurch der Meßfehler kleiner gehalten wird.

Eine Quantifizierung der Intensität immunzytochemischer Färbungen ist wichtig für:

1) Untersuchungen der Bindungen von Liganden an Hormonrezeptoren;
2) den Vergleich der Sensitivität[G] verschiedener immunzytochemischer Techniken.

4.2 Meßbarkeit von Strukturen

Strukturelemente sind meßbar, wenn:

1) sie eindeutig identifiziert werden können;
2) die methodischen Fehler (Artefakte) klein und/oder korrigierbar sind;

3) die festgelegten Parameter eine minimale Qualität (statistische Sicherheit, minimale Varianz) aufweisen;
4) der technische und zeitliche Arbeitsaufwand erbracht werden kann.

Die bei stereologisch-morphometrischen Messungen möglichen Artefakte sind in Kap. 6 besprochen; Kriterien für die Beurteilung der Qualität der einzelnen Parameter sind in Kap. 7 dargestellt. Im folgenden Abschnitt wird auf Möglichkeiten eingegangen, den technischen und zeitlichen Arbeitsaufwand so zu reduzieren, daß die Messungen durchführbar sind.

Seit einiger Zeit werden in der Morphometrie teils semi-, teils vollautomatische Bildanalysesysteme verwendet. Der Einsatz solcher Geräte ist aber nicht unabdingbare Voraussetzung für qualitativ einwandfreie Messungen, da diese grundsätzlich immer manuell durchgeführt werden können.

Kirsch (1957) hat als erste die Computertechnologie für die Bildanalyse verwendet. Sie wurde in der Folge von vielen Autoren weitergeführt und verfeinert (Fisher 1971; Rink 1970, 1976; Simon et al. 1975; Dempster et al. 1980; Moss 1981). Die automatische Bildanalyse basiert auf einer Konversion der Bildinformation in ein elektrisches Signal, das von den Computern verarbeitet und entschlüsselt wird. Für die Erkennung der einzelnen „Ereignisse" (Strukturelemente) durch einen Computer stehen verschiedene Techniken zur Verfügung:

1) *„Parameter-Methode"*: Sind die Kontraste zwischen Strukturelementen und Hintergrund genügend deutlich, und weisen die Strukturanschnitte eine minimale Fläche auf, speichert und verarbeitet der Computer die verschiedenen Grautöne von Strukturelementen und Hintergrund. Die Merkmale der Strukturelemente („Ereignisse") können durch die entsprechenden Parameter (Fläche, Umfang, Formfaktoren) quantitativ beschrieben werden. Diese Technik wurde von Hougardy (1976) als „Parameter-Methode" bezeichnet.
2) Mit Hilfe der *„Ereignis-Modifikation"* wird der Abstand zwischen den Strukturanschnitten bestimmt und analysiert. Abschnitte, die sich überlagern, können elektronisch voneinander getrennt, kleine Anschnitte unterdrückt (eliminiert) werden.
3) Bei der Methode der *„manuellen Interaktion"* wird die Struktur mit einem Licht- oder Kontaktstift umfahren. Dieses semiautomatische Verfahren ist anzuwenden, wenn die Struktur durch vollautomatische Geräte nicht sicher genug erfaßt werden kann (z. B. mangelhafte Graukontraste).

Eine *vollautomatische Bildanalyse* setzt eine selektive Färbung der einzelnen Strukturen voraus. Diese muß in der Schwarzweiß-Darstellung der Computer einen genügend großen Kontrast zum Hintergrund erzeugen. Diese Forderung kann nicht immer erfüllt werden; ihr sind – besonders bei der Anwendung klassischer histochemischer Färbemethoden – Grenzen gesetzt.

So werden Schleimsubstanzen durch die PAS-Färbung dunkelrot-blau dargestellt und sind in der Routinelichtmikroskopie sehr gut erkennbar. Im Schwarzweiß-Bild dagegen sind die Graukontraste zwischen den PAS-positiven Arealen und der Umgebung zu schwach, als daß sie von automatischen Bildanalysesystemen mit Sicherheit wahrgenommen werden könnten (Slavin et al. 1980).

Semiautomatische Bildanalysesysteme setzen eine manuelle Identifikation der Strukturanschnitte voraus; die verschiedenen morphometrischen Parameter werden anschließend automatisch berechnet. Diese Systeme finden Anwendung, wenn durch mangelhafte Kontraste die Meßfehler zu groß werden. Mit kleinen Fehlern durch nicht ganz exaktes Umfahren der Strukturen mit dem Licht- oder Kontaktstift ist allerdings zu rechnen. Eine einfache Erklärung der Funktionsweise semiautomatischer Geräte geben Rohr (1977) und Moss (1981). Selber arbeiten wir teils mit einem Mikrocomputer APPLE II, an den wir ein Graphic-Input-Tablet angeschlossen haben, teils mit einem MOP-Gerät der Firma KONTRON AG, München.

Auf die wichtigsten Aspekte, die bei der Wahl solcher Systeme zu beurteilen sind, hat Hougardy (1976) ausführlich hingewiesen. Das beste Gerät ist jenes, mit dem die geplanten Untersuchungen zuverlässig, einfach und ökonomisch, ohne weitere Zusatzmethoden, durchgeführt werden können. Als *Entscheidungsunterlagen für eine richtige Wahl* eines *Auswertungssystems* werden anhand unserer Erfahrungen benötigt:

1) Detaillierte Zusammenstellung geplanter Morphometriemodelle in Abhängigkeit der Fragestellungen;
2) Übersicht über die festgelegten stereologisch-morphometrischen Parameter;
3) Angaben über bereits vorhandene Hardware oder Software und eigene Programmiermöglichkeiten;
4) Analyse der zur Verfügung stehenden Darstellungsmethoden;
5) Beurteilung von Erweiterungs- und Ausbaumöglichkeiten des Gerätes oder des Systems;
6) Angaben über die Art des Datenträgers und Möglichkeiten einer kontinuierlich fortgesetzten elektronischen Datenverarbeitung an anderen Anlagen (z. B. direkter Anschluß an einen Großcomputer).

Will man histologische Schnitte mit Hilfe semiautomatischer Bildanalysegeräte direkt – ohne den Zwischenschritt von photographischen Abzügen – auswerten, ist es unerläßlich, das Präparat oder Ausschnitte davon auf das Eingabe-Tablet zu projizieren. Dazu sind Spezialtubusse oder Zeichengeräte verschiedener Firmen im Handel, die auf Lichtmikroskope aufgebaut werden können. Diese Art der *Gesichtsfeldprojektion* hat den Nachteil, daß die Führungskontrolle des Lichtstiftes nur indirekt durch das Okular des Mikroskopes möglich ist, weil das Gesichtsfeld auf dem Meß-Tablet nicht sichtbar gemacht wird. Bei dieser Meßart kommt es schneller zu Ermüdungserscheinungen und somit zu Fehlern als bei direkten Messungen. Aus diesen Gründen haben wir mit Hilfe eines PRADO-UNIVERSAL-Projektors der Firma LEITZ Wetzlar, ein Gerät gebaut, das es erlaubt, histologische Schnitte sichtbar auf das Meß-Tablet zu projizieren (Abb. 4.5 und 4.6). Die Fläche des Meß-Tablets beträgt 49 cm × 49 cm. Es können stufenlos sämtliche Vergrößerungen zwischen 80:1 und 1100:1 gewählt werden. Zum Schutz des histologischen Schnittes, der auf einem Projektionstisch gelegt wird, sind Wärmefilter in den primären Lichtstrahl eingebaut worden. Die Verschiebung des Tisches wird durch Elektromotoren gesteuert. Mit Hilfe dieses Gerätes ist eine schichtweise zufällige Auswahl von Gesichtsfeldern auf einfache Art und Weise möglich.

Beispiel: An histologischen Schnitten durch das Stratum moleculare des Kleinhirns von Ratten, die mit Kresyl-Violett gefärbt wurden, sollen 10 Gesichtsfelder schichtweise zufällig ausgewählt und darin die numerische Flächendichte der Astrozyten-

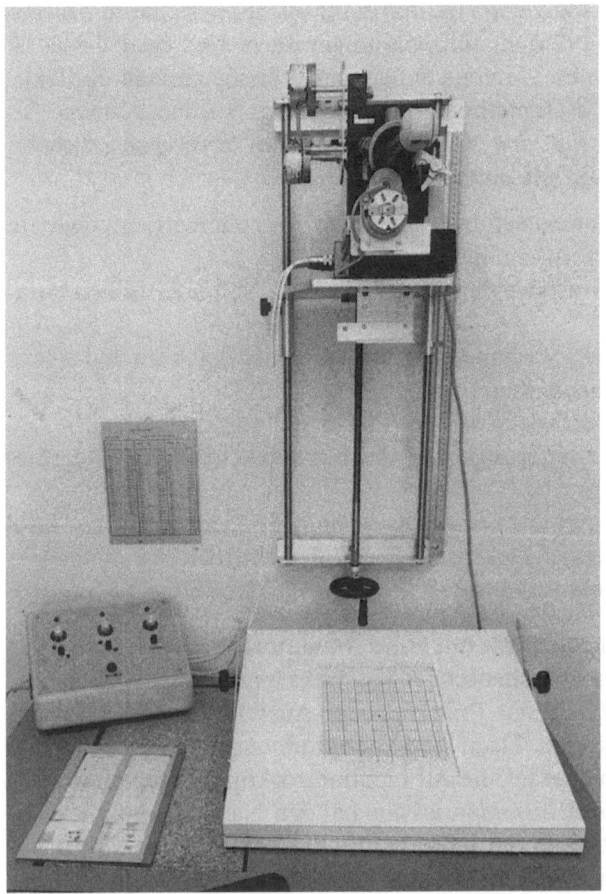

Abb. 4.5. Apparat zur Projektion histologischer Schnitte

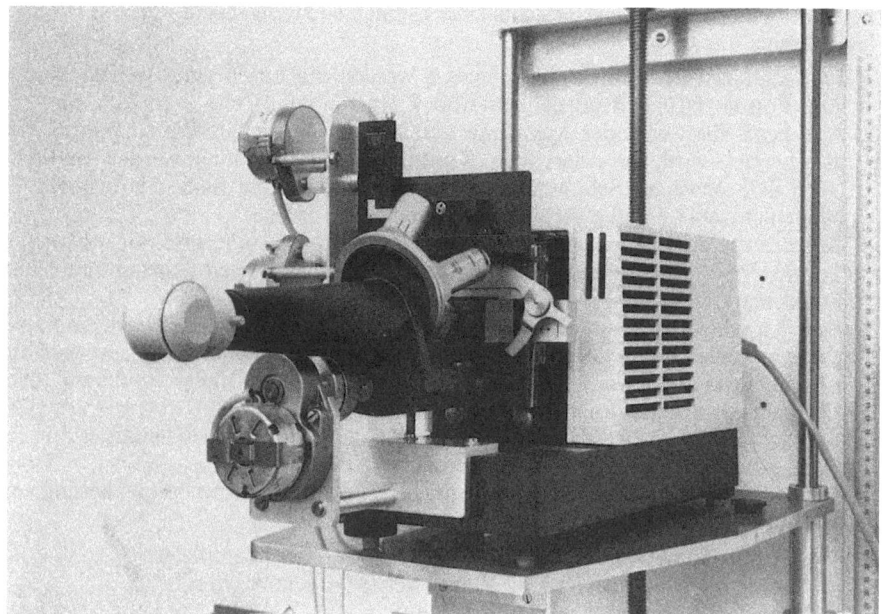

Abb. 4.6. Apparat zur Projektion histologischer Schnitte (Detailansicht)

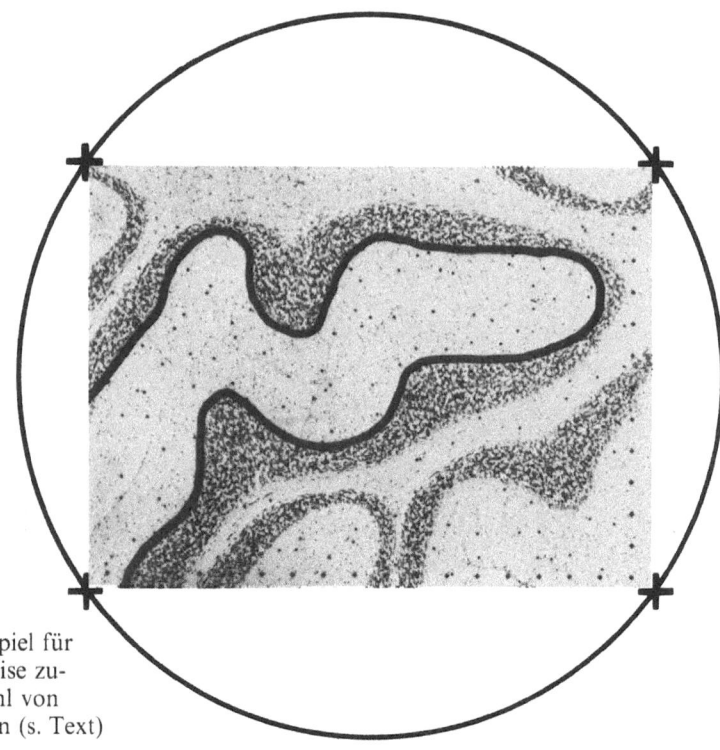

Abb. 4.7. Beispiel für eine schichtweise zufällige Auswahl von Gesichtsfeldern (s. Text)

kerne bestimmt werden. Die Gesichtsfelder können nach folgendem Verfahren festgelegt werden:

1) Im Lichtkegel des Projektionsapparates werden die Ecken eines weißen Blattes vom Format DIN A 4 bezeichnet (Abb. 4.7).
2) Auf dieses Blatt wird der Ausschnitt des Stratum moleculare des Kleinhirns, der ausgewertet wird, projiziert; die Konturen einer Windung werden markiert (Abb. 4.7, schwarze „Schablone"). Zusätzlich wird auf das weiße Blatt ein Raster mit schichtweise zufällig verteilten Punkten gelegt (s. 3.8).
3) Im Zentrum des projizierten Ausschnittes der Kleinhirnrinde wird nun ein zweiter Testraster fixiert (schematisches Quadrat in Abb. 4.8), dessen Zentrum mit einem Punkt markiert ist.
4) Von den schichtweise zufällig verteilten Punkten des ersten Rasters wird ein Punkt auf dem weißen DIN A 4-Blatt (mit der aufgezeichneten „Schablone") ausgewählt. Anschließend wird das weiße Blatt so verschoben, daß dieser Punkt mit dem Zentrum des zweiten Rasters zusammenfällt.
5) Im nächsten Schritt werden die Leitkonturen des histologischen Schnittes mit der „Schablone" in Übereinstimmung gebracht (Abb. 4.9).
6) Das auf diese Art und Weise festgelegte Testfeld wird bei einer Vergrößerung von 1000:1 ausgewertet (Abb. 4.10, nicht Originalraster).

Die Astrozytenkerne wurden anhand folgender Kriterien identifiziert:
– Helligkeit: Sie sind heller als die Kerne der Oligodendrozyten.
– Nukleolen: Sie weisen keine Nukleolen auf.
– Form: Sie sind plumper als die Kerne der Endothelzellen.

Diese Art der Gesichtsfeldauswahl sollte angewandt werden, wenn nicht restlos klar ist, ob die Strukturelemente oder Partikel zufällig verteilt sind oder nicht.

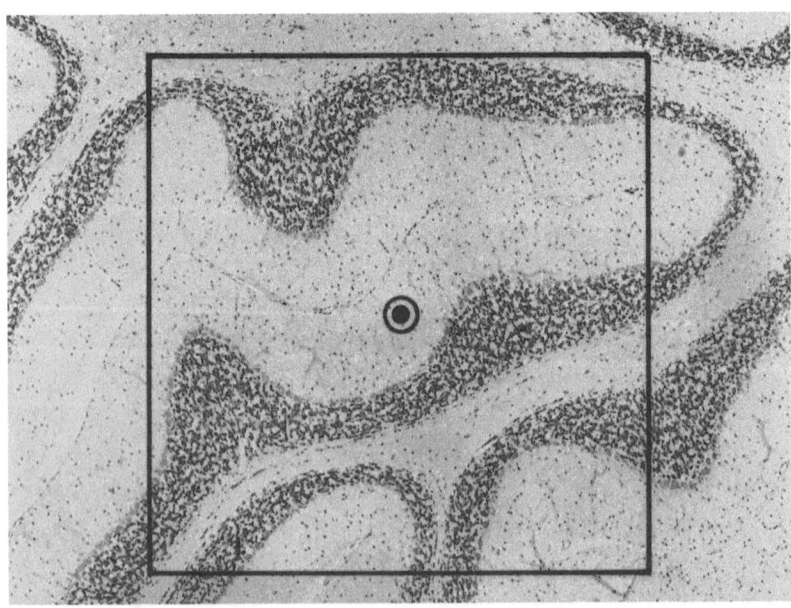

Abb. 4.8. Beispiel für eine schichtweise zufällige Auswahl von Gesichtsfeldern (s. Text)

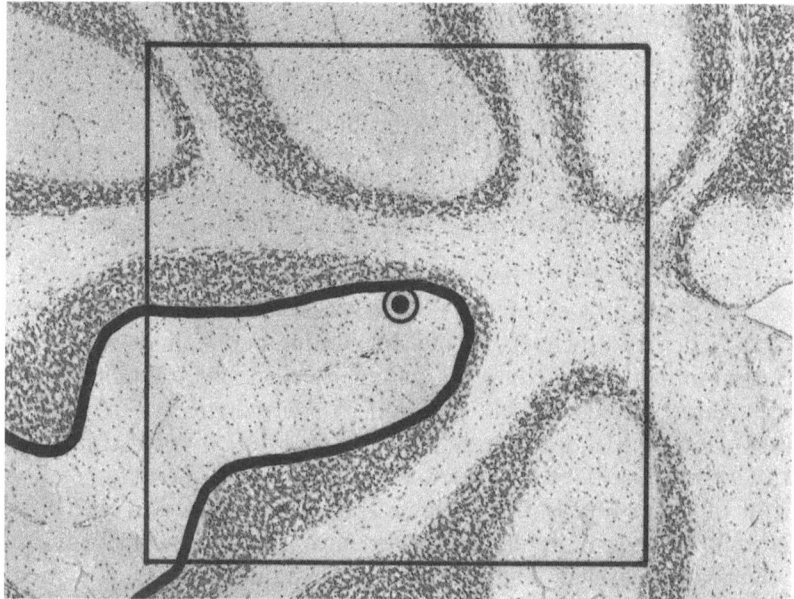

Abb. 4.9. Beispiel für eine schichtweise zufällige Auswahl von Gesichtsfeldern (s. Text)

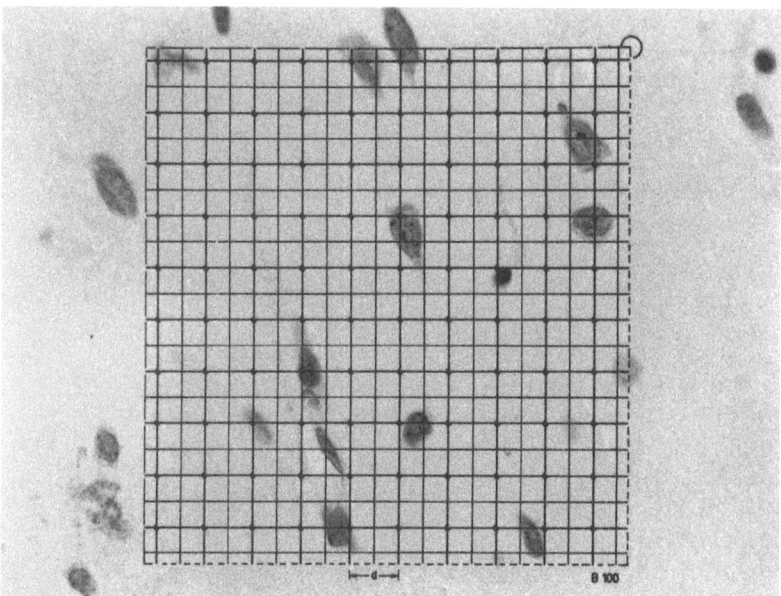

Abb. 4.10. Beispiel für eine schichtweise zufällige Auswahl von Gesichtsfeldern (Kresyl-Violett, Vergr. 650:1)

4.3 Semiquantitative Messungen

Semiquantitative Analysen sind dann angezeigt, wenn:

1) der Aufwand für eine exakte Morphometrie nicht gerechtfertigt ist;
2) der Aufwand zu groß ist;
3) ein Vorversuch zur Beantwortung der Frage durchgeführt wird, ob mit Gruppenunterschieden zu rechnen ist oder nicht.

Diese Analysen beruhen auf dem „Entweder-oder-Prinzip". Muß zwischen mehr als 3 verschiedenen Größenklassen gewählt werden, ist mit erheblichen Fehlern zu rechnen, da die Zuordnung der Befunde zu den einzelnen Klassen immer unsicherer wird. Mit Hilfe eines hierarchischen Verfahrens, das mehrere Stufen umfaßt und auf den einzelnen Stufen nur „Ja-Nein-Antworten" zuläßt, können diese Fehler reduziert werden. Umgekehrt kann es erforderlich sein, exakt berechnete morphometrische Parameter wieder in Größenklassen einzuordnen. Dies ist dann der Fall, wenn eine Indexierung der Befunde angestrebt oder eine Korrelationsanalyse zwischen exakt berechneten stereologischen Parametern und semiquantitativen Daten durchgeführt wird.

5 Stereologische Axiome und Berechnungsmöglichkeiten der einzelnen Parameter

Die *stereologischen Axiome* sind aus den Gesetzen der *geometrischen Wahrscheinlichkeit* und *intergralen Geometrie* hergeleitet und begründet worden. Die mathematische Wahrscheinlichkeit ist generell definiert als „dimensionsloses Verhältnis zwischen 2 Zahlen" (Sachs 1978). Analog kann die geometrische Wahrscheinlichkeit als „dimensionsloses Verhältnis zwischen 2 geometrischen Parametern" (z. B. Längen, Flächen, Volumina) oder als „mittlere Wahrscheinlichkeit, mit der ein Objekt nach Berücksichtigung aller möglichen Schnittrichtungen getroffen wird" (Weibel 1979) bezeichnet werden. Cruz-Orive (1976 a, b, c, 1978, 1980) hat in neuester Zeit ausführliche Untersuchungen über die Zusammenhänge stereologischer Axiome einerseits und geometrischer Wahrscheinlichkeit und integraler Geometrie andererseits angestellt.

In diesem Kapitel wird nach einem kurzen historischen Exkurs ein zusammenfassender Überblick über die stereologischen Axiome, die wichtigsten Kombinationsparameter und die gebräuchlichsten Partikelparameter gegeben. Die stereologischen Hauptparameter sind direkt durch die Axiome definiert. Am Schluß des Kapitels werden einzelne Aspekte der Berechnung stereologischer Parameter bei Stichprobenanalysen mit mehreren Referenzgrößen und/oder Vergrößerungsstufen (Mehrstufen-Sampling) diskutiert.

5.1 Historische Entwicklung der Stereologie

Die Grundlagen zur Stereologie wurden 1777 vom Franzosen Buffon gelegt. Er stellte sich die Frage: „Wie groß ist die Wahrscheinlichkeit, daß eine beliebig hingelegte Nadel von parallelen Testlinien mit dem Abstand d durchstoßen wird?" Liegt die Nadel senkrecht zu den Testlinien, beträgt diese Wahrscheinlichkeit P r:

$$P r = \frac{l}{d} \tag{5.1}$$

l: Länge der Nadel
d: Testlinienabstand.

Ist der Testlinienabstand (d) verglichen mit der Nadellänge (l) groß, ist die Wahrscheinlichkeit klein, daß die Nadel von den Testlinien durchstoßen

Tabelle 5.1. Geschichte der Stereologie und Morphometrie

Kapitel	Autoren	Axiome, Paramter, Objekte, Messungen
5.1	1777 Buffon	„Nadelproblem"
5.2.1	1847 Delesse	$V_{V(x/B)} = A_{A(x/B)}$
	1898 Rosiwal	$V_{V(x/B)} = L_{L(x/B)}$
5.4.2	1925 Wicksell	Messung der Partikelgröße aus der Verteilung der Anschnittsflächen
5.2.1	1930 Thomson	$V_{V(x/B)} = P_{P(x/B)}$
	1933 Glagoleff	$V_{V(x/B)} = P_{P(x/B)}$
	1943 Chalkley	$V_{V(x/B)} = P_{P(x/B)}$ Einführung stereologischer Methoden in die Biologie
5.2.6	1944 Floderus	$N_{V(x/B)} = f(N_{A(x/B)})$
5.2.3	1945 Saltykov	$S_{V(x/B)} = 2 I_{L(x/B)}$
5.2.3	Tomkeieff	$S_{V(x/B)} = 2 I_{L(x/B)}$
5.2.6	1946 Abercrombie	$N_{V(x/B)} = f(N_{A(x/B)})$
5.3.1	1949 Chalkley et al.	Volumen/Oberflächenverhältnis
5.4.2	1951 Lord u. Willis	Messung der Partikelgröße aus der Verteilung der Anschnittsflächen
	1953 Smith u. Guttman	„Wiederentdeckung" der Stereologie
5.3.3	Fullman	Mittlere freie Distanz
5.2.6	1962 Weibel u. Gomez	$N_{V(x/B)} = f(N_{A(x/B)}, V_{V(x/B)})$
5.2.4	1963 Hennig	$L_{V(x/B)} = 2 N_{A(x/B)}$
	1963 Weibel (a)	Einführung stereologischer Methoden in die Elektronenmikroskopie
5.3.2	1964 Weibel u. Knight	$\tau = \dfrac{\sum P_{(x)} \cdot d}{\sum I_{(x)}}$ (Membrandickenbestimmung)
5.4.1	1967 Bach	Messung der Partikelgröße aus der Verteilung der Anschnittsflächen
6.2.3	1967 Mandelbrot	„Coast-of-England-Effect": Zusammenhänge zwischen Vergrößerung und $S_{V(x/B)}$
5.4.2	1970 Giger u. Riedwyl	Messung der Partikelgröße aus der Verteilung der Anschnittsflächen
6.3.1	1972 Konwinski u. Kozlowski	„nucleus-biased-sampling"
6.4	1974 Mayhew u. Cruz-Orive	„caveat Delesse's principle"
6.3.1	1976b Cruz-Orive	Korrekturfaktoren für $V_{V(N/B)}$ bei „nucleus-biased-sampling"
5.2.6	1978 Loud et al.	Bestimmung von Einzelzellvolumina ohne Formkonstante

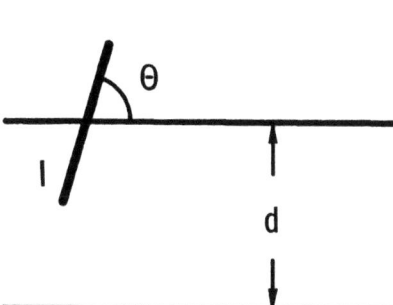

Abb. 5.1. Das Nadelproblem von Buffon
(1777)

wird. Für eine beliebige Lage der Nadel in bezug auf die Testlinien beträgt die Wahrscheinlichkeit, daß Nadel und Testlinien sich schneiden:

$$P r = \frac{2}{\pi} \cdot \int_0^{\pi/2} \frac{1}{d} \sin \theta \, d \, (\theta) \qquad (5.2)$$

θ: Winkel zwischen Nadelrichtung und Testlinien (Abb. 5.1).

In dieser Gleichung sind die Hauptelemente der Stereologie verdichtet: Die Wahrscheinlichkeit eines geometrischen Ereignisses (das Durchstoßen von Testlinien durch eine Nadel) wird mit Hilfe der Integralrechnung ermittelt. Von Gl. (5.2) leitete Hennig (1963) die Beziehung zwischen der Längendichte einer Struktur x und deren Anzahl Anschnitte in einer Referenzfläche her:

$$L_{V(x/B)} = 2 \, N_{A(x/B)} \qquad (5.3)$$

In Tabelle 5.1 ist ein knapper Überblick über die Entwicklung der Stereologie gegeben. Die Stereologie diente ursprünglich ausschließlich der morphologischen Analyse von Gesteinen und Metallen; sie wurde 1943 erstmals von Chalkley zur Quantifizierung morphologischer Befunde in der Biologie verwendet.

5.2 Stereologische Axiome und Hauptparameter

Die stereologischen Hauptparameter können grundsätzlich als Quotienten zwischen Trefferpunkten über Anschnitten von Strukturelementen, Durchstoßpunkten durch die äußere Begrenzung der Strukturelemente oder Anzahl Partikelanschnitte einerseits und Trefferpunkten über Bezugsflächen andererseits dargestellt werden [Ȓ in Gl. (5.5)]. Die endgültigen Resultate der Parameter werden durch Multiplikation dieser Quotienten mit dem Faktor K

[Gl. (5.4) und (5.5)] berechnet. Im Faktor K sind enthalten: Konstanten des Testrasters (d: Testpunktabstand; m: Vergrößerung: K_1: lineare Rasterkonstante (s. Tabelle 3.11); K_2: flächenbezogene Rasterkonstante (s. Tabelle 3.11):

$$Y_{Z(x/B)} = \frac{\sum\limits_{i=1}^{n} U_{(x)i}}{\sum\limits_{i=1}^{n} P_{(B)i}} \cdot K \tag{5.4}$$

$$Y_{Z(x/B)} = \hat{R} \cdot K \tag{5.5}$$

$Y_{Z(x/B)}$: Volumen- $(Y = V, Z = V)$, Umfang- $(Y = B, Z = A)$, Oberflächen- $(Y = S, Z = V)$, Längen- $(Y = L, Z = V)$ und numerische $(Y = N, Z = A \text{ oder } V)$ Dichte

$U_{(x)i}$: Treffer- oder Durchstoßpunkte oder Anzahl Partikelanschnitte im Gesichtsfeld i

$P_{(B)i}$: Trefferpunkte über der Bezugsfläche des Gesichtsfeldes i

K: Faktor K (s. Tabelle 5.3)

n: Anzahl Gesichtsfelder.

$\sum P_{(B)}$ kann aus $\sum P_{(EXT)}$ berechnet werden:

$$\sum_{i=1}^{n} P_{(B)i} = n \cdot P_T - \sum_{i=1}^{n} P_{(EXT)i} \tag{5.6}$$

$P_{(T)}$: Anzahl Testpunkte des Rasters

$P_{(EXT)}$: Anzahl Trefferpunkte über „Nicht-Bezugsfläche".

5.2.1 Volumendichte $V_{V(x/B)}$

Die Berechnung der Volumendichten fußt auf 3 stereologischen Axiomen:

1) Das *Axiom von Delesse (1847)* besagt, daß die Volumendichte gleich groß ist wie der Anteil der Anschnittsflächen des Strukturelementes x an der Referenzfläche $A_{(B)}$:

$$V_{V(x/B)} = \frac{V_{(x)}}{V_{(B)}} = A_{A(x/B)} = \frac{A_{(x)}}{A_{(B)}} \tag{5.7}$$

Die Referenzfläche $A_{(B)}$ entspricht der Seitenfläche eines Kubus, das Referenzvolumen $V_{(B)}$ dem Volumen dieses Kubus (s. Abb. 1.1). Der Beweis für die Richtigkeit dieses und der folgenden Axiome kann Weibel (1980) entnommen werden.

2) Rosiwal (1898) verwendete zur Bestimmung der Volumendichte einen Testraster mit parallelen, äquidistanten Linien. Diesen Raster legte er über die Fläche von orthogonalen Anschnitten des Kubus (licht- oder

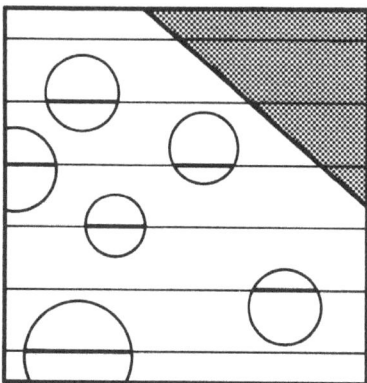

Abb. 5.2. Das Axiom von Rosiwal (1898)

elektronenmikroskopische Schnitte). Er konnte nachweisen, daß die Volumendichte gleich groß ist wie die Gesamtlänge der Testlinien über den Anschnittsflächen der Strukturelemente x, bezogen auf die Gesamtlänge der Testlinien über der Bezugsfläche (Abb. 5.2: Orthogonale Anschnittsfläche des Kubus; punktiert: Anschnitt des Kompartimentes „Nicht-Bezugsfläche"):

$$V_{V(x/B)} = \frac{\sum L_{(x)}}{\sum L_{(B)}} \tag{5.8}$$

$L_{(x)}$: Länge der Testlinien über Anschnitten des Strukturelementes x (fette Sehnen in Abb. 5.2)

$L_{(B)}$: Länge der Testlinien über der Bezugsfläche (weiße Fläche in Abb. 5.2).

Das Axiom von Rosiwal nimmt eine Schlüsselstellung im methodischen Vergleich zwischen Reid-Index[G] (Reid 1960) und dem Volumenanteil der Bronchialdrüsen an der Bronchuswand ohne Knorpel ein (Oberholzer et al. 1978) (s. Kap. 9).

3) Thomson (1930) und Glagoleff (1933) legten einen quadratischen Testpunktraster über die erwähnten Anschnitte des Kubus. Da jedem Testpunkt ein Flächenwert d^2 (s. Abb. 3.13) entspricht, kommt das Zählen der Punkte des Testrasters über Anschnittsflächen des Strukturelementes x (Trefferpunkte) einer groben Planimetrie des Strukturanschnittsflächen (Abb. 5.3) gleich. Das Verhältnis: „Trefferpunkte über Anschnittsflächen des Strukturelementes x/Trefferpunkte über der Bezugsfläche" kann bei einer genügend großen Anzahl Messungen dem Verhältnis: „Anschnittsfläche des Strukturelementes x/Bezugsfläche" gleichgesetzt werden:

$$\frac{\sum P_{(x)}}{\sum P_{(B)}} = \frac{A_{(x)}}{A_{(B)}} = A_{A(x/B)} \tag{5.9}$$

Aus dem Axiom von Delesse folgt:

$$V_{V(x/B)} = \frac{\sum P_{(x)}}{\sum P_{(B)}} \qquad (5.10)$$

Nach Gl. (5.10) kann die Bestimmung der Volumendichten auf das Zählen von Trefferpunkten zurückgeführt werden. Dieses Verfahren wird deshalb auch oft als „Punktzählverfahren" bezeichnet (Dunnill 1962). Werden aus arbeitsökonomischen Gründen Doppelquadratraster verwendet, die erlauben, im gleichen Testfeld große und kleine Strukturelemente auszuwerten, so muß diese spezielle Bedingung bei der Berechnung der Volumendichten mitberücksichtigt werden.

Beispiel: Für eine stereologische Analyse an Bronchusquerschnitten wird ein Doppelquadratraster verwendet (Abb. 5.4). Der grobe Raster besteht aus 64, der feine aus 1024 Testpunkten. Das Verhältnis: „Anzahl Testpunkte des groben Rasters/Anzahl Testpunkte des feinen Rasters" wird mit q bezeichnet und beträgt im konkreten Beispiel 1/16. Mit dem feinen Testraster werden Trefferpunkte über Anschnitten der Drüsenausführungsgänge ($P_{(GD)}$), mit dem groben Raster solche über der Bronchuswand ($P_{(BWT)}$) gezählt. $\sum P_{(GD)}$ betrage 480, $\sum P_{(BWT)}$ 1000. Der Flächenanteil der Bronchusdrüsenausführungsgänge an der Bronchuswand-Anschnittsfläche wird nach Gl. (5.11), analog zu Gl. (5.9) berechnet:

$$A_{A(GD/BWT)} = \frac{\sum P_{(GD)}}{16} \cdot \frac{1}{\sum P_{(BWT)}} \qquad (5.11)$$

Mit dem feinen Raster werden 16mal mehr Treffer über dem Kompartiment „Bronchusdrüsenausführungsgänge" gezählt als mit dem groben. Gl. (5.11) lautet

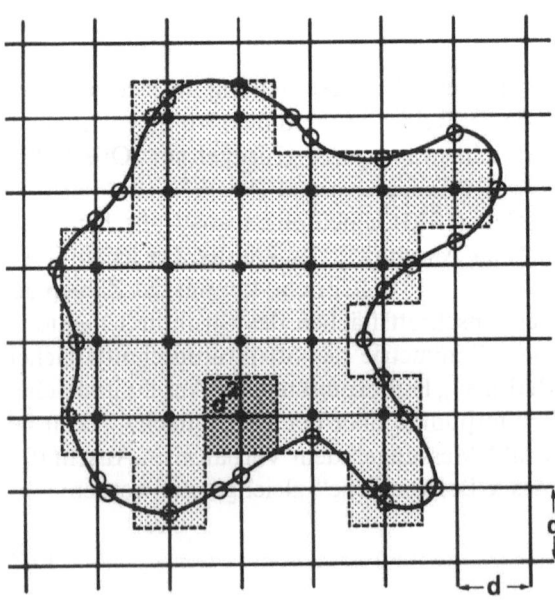

Abb. 5.3. Das Prinzip der Planimetrie mit Hilfe des Punktzählverfahrens (nach Dunnill 1962)

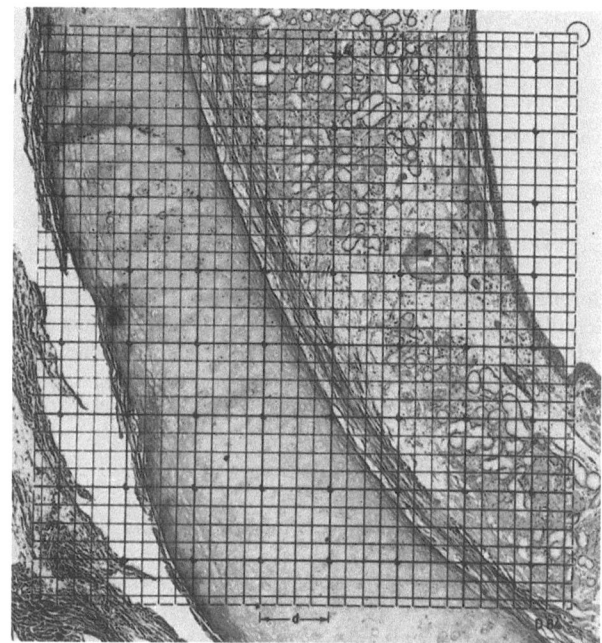

Abb. 5.4. Morphometrie zentraler Bronchien: Gesichtsfeld (Goldner, Vergr. 27:1)

allgemein formuliert:

$$A_{A(GD/BWT)} = \frac{\sum P_{(GD)}}{\sum P_{(BWT)}} \cdot q \tag{5.12}$$

Für $A_{A(GD/BWT)}$ resultiert ein Wert von 0,030.

Die Berechnung von Flächen- oder Volumendichten ist unabhängig von der räumlichen Orientierung der Strukturelemente.

5.2.2 Umfangdichte $B_{A(x/B)}$

Die Umfangdichte ist wie die Oberflächen- und Längendichte im Gegensatz zur Volumendichte ein Parameter, der von der Tropie (räumliche Anordnung) der Strukturelemente abhängt. Die Berechnung erfolgt nach Gl. (5.13) (Weibel 1980):

$$B_{A(x/B)} = \gamma_0 \frac{\sum I_{(x)}}{\sum P_{(B)}} \cdot \frac{m}{d \cdot K_1} \tag{5.13}$$

$$\gamma_0 = \frac{\pi}{2 + 2/3 \cdot K^* \cdot \cos 2\alpha} \tag{5.14}$$

$I_{(x)}$: Durchstoßpunkte zwischen Testlinien und äußerer Begrenzung der Anschnitte der Strukturelemente x

$P_{(B)}$:   Trefferpunkte über der Bezugsfläche
m: Vergrößerung
d: Testlinienabstand des Rasters (in mm oder cm)
K_1:   Lineare Rasterkonstante (s. Tabelle 3.11)
K^*:   Anisotropiemaß für die Anschnittsflächen der Strukturelemente x
           in der Schnittebene [s. Gl. (3.19)]
α: Winkel zwischen der Hauptachse (Hauptrichtung) der Strukturele-
           mente und der zur Schnittebene senkrecht stehenden Ebene.

Beispiel: Werden Hauptbronchien orthogonal geschnitten, liegt die senkrecht zur
Schnittebene stehende Ebene parallel zur Hauptrichtung des Bronchus. Demzufolge
beträgt α = 0°. In den histologischen Präparaten sind die Bronchusanschnitte angenähert kreisförmig, K^* ist aus diesem Grund = 0 (s. Tabelle 3.8; Abb. 3.10). Unter
diesen Voraussetzungen resultiert für $γ_0$ [Gl. (5.14)] $π/2$. Gl. (5.13) lautet demzufolge:

$$B_{A(x/B)} = \frac{π}{2} \cdot \frac{\sum I_{(x)}}{\sum P_{(B)}} \cdot \frac{m}{d \cdot K_1} \tag{5.15}$$

und gilt für nichtorientierte, homogen verteilte Strukturelemente.

Für α-Werte bis maximal ± 15° ist keine Orientierungskorrektur notwendig (Weibel 1979). Sind die Strukturen gerichtet, wird $B_{A(x/B)}$ nach Gl. (5.16)
berechnet (Cruz-Orive, nicht publiziert, zitiert nach Weibel 1979):

$$B_{A(x/B)} = \frac{π}{4} \cdot \frac{m}{d \cdot K_1} \left[\frac{\sum I_{(x)1} + \sum I_{(x)2}}{\sum P_{(B)}} \right] \tag{5.16}$$

$I_{(x)1}$: Durchstoßpunkte der senkrecht zur Hauptachse verlaufenden Test-
           linien
$I_{(x)2}$: Durchstoßpunkte der parallel zur Hauptachse verlaufenden Test-
           linien
K_1:   Quadratische Raster: = 1; Vielzweckraster: = 0,5; Wellenraster:
           = π/2 (s. Tabelle 3.11).

5.2.3 Oberflächendichte $S_{V(x/B)}$ (Tomkeiff 1945; Saltykov 1945)

Für die Berechnung der Oberflächendichte stehen 2 Methoden zur Verfügung:

Methode I: Berechnung aus der „Durchstoßpunktdichte": „$\sum I_{(x)}/\sum P_{(B)}$":

$$S_{V(x/B)} = γ_1 \frac{\sum I_{(x)}}{\sum P_{(B)}} \cdot \frac{m}{d \cdot K_1} \tag{5.17}$$

$$γ_1 = 2 \left[\frac{1 - \dfrac{K^*}{3}}{1 - \dfrac{K^*}{2} \cdot \sin^2 α} \right] \tag{5.18}$$

Tabelle 5.2. Werte der Konstanten k zur Berechnung von $S_{V(x/B)}$ aus $B_{A(x/B)}$. ψ Winkel zwischen der zur Hauptrichtung der lamellären Strukturen senkrecht stehenden Ebene und der Schnittebene; α Winkel zwischen der Hauptachse (Hauptrichtung) der Strukturelemente und der zur Schnittebene senkrecht stehenden Ebene

Strukturform	k [Gl. (5.20)]	Autoren
Zylindrisch, isotrop	$\dfrac{4}{\pi}$	Sitte (1967)
Faszikulär	$\dfrac{2}{1 + \cos^2 \alpha}$	Weibel (1972), Eisenberg (1974)
$\alpha = 0°$	1	
$\alpha = 90°$	2	
Lamellär	$\dfrac{1}{\sin \psi}$	Weibel (1980)

Sind die Strukturelemente nicht gerichtet, beträgt $\gamma_1 = 2$; unter dieser Voraussetzung wird Gl. (5.17) zu:

$$S_{V(x/B)} = 2 \cdot \frac{\sum I_{(x)}}{\sum P_{(B)}} \cdot \frac{m}{d \cdot K_1} \tag{5.19}$$

Methode II: Berechnung aus der Umfangdichte (Haug u. Rast 1972):

$$S_{V(x/B)} = k \cdot B_{A(x/B)} \tag{5.20}$$

Der Faktor k hängt von der Stukturform und der Lage der Schnittebene in bezug auf die Hauptachse der Strukturelemente ab. Eine Übersicht über die Werte von k für 3 geometrische Modelle ist in Tabelle 5.2 gegeben.

5.2.4 Längendichte $L_{V(x/B)}$ (Hennig 1963)

Basierend auf den Erkenntnissen von Buffon (1777) entwickelte Hennig (1963) die Beziehung zwischen der Längen- und numerischen Flächendichte eines Strukturelementes x:

$$L_{V(x/B)} = \gamma_1 \frac{\sum N_{(x)}}{\sum P_{(B)}} \cdot \frac{m^2}{d^2 \cdot K_2} \tag{5.21}$$

K_2: Flächenbezogene-Rasterkonstante (s. Tabelle 3.11)
$N_{(x)}$: Anzahl Anschnitte des Strukturelementes x
γ_1: s. Gl. (5.18).

Für nichtgerichtete, homogen verteilte Strukturelemente lautet Gl. (5.21):

$$L_{V(x/B)} = 2 \frac{\sum N_{(x)}}{\sum P_{(B)}} \cdot \frac{m^2}{d^2 \cdot K_2} \tag{5.22}$$

Wird bei der Berechnung der Parameter: Umfang-, Oberflächen- und Längendichte eine mögliche Orientierung der Strukturelemente nicht berücksichtigt, können die Parameter um maximal 25 % unterschätzt werden. Die gleiche Abhängigkeit, wie in Gl. (5.21) dargestellt, entwickelten Smith u. Guttman bereits 1953.

5.2.5 Numerische Flächendichte $N_{A(x/B)}$

Die numerische Flächendichte wird nach Gl. (5.23) berechnet:

$$N_{A(x/B)} = \frac{\sum N_{(x)}}{\sum P_{(B)}} \cdot \frac{m^2}{d^2 \cdot K_2} \tag{5.23}$$

$N_{(x)}$: Anzahl Anschnitte der Partikel x.

Dieser Parameter wird benötigt für die Bestimmung der numerischen Volumendichte nach Weibel u. Gomez (1962) und Loud et al. (1978).

Kraehenbühl et al. (1978) verwenden diesen Parameter für die Quantifizierung immunzytochemischer Reaktionen im elektronenmikroskopischen

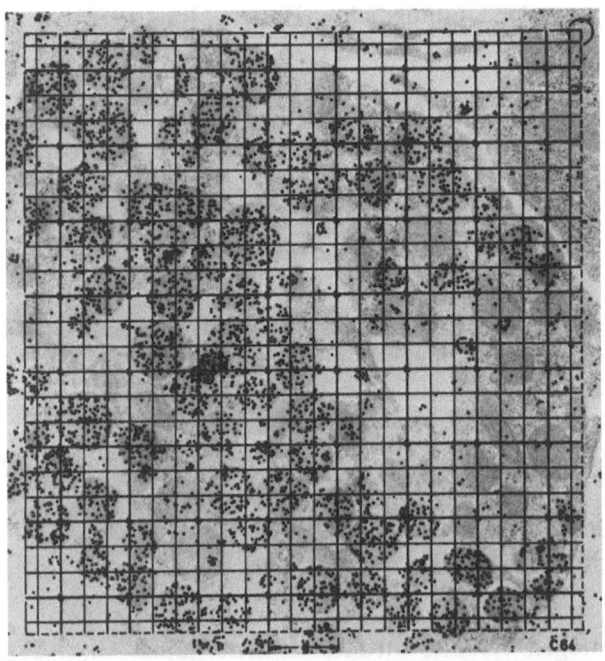

Abb. 5.5. Quantifizierung immunozytochemischer Befunde am Beispiel der Bestimmung der Markierungsdichte von Antigenen (Vergr. 19 300:1, Darstellung mit der Protein-A-Gold-Methode nach Roth et al. 1978)

Bereich. Die Reaktionsgruppen (Antigene) werden mit Hilfe der Protein-A-Gold-Methode (Horisberger et al. 1975; Roth u. Binder 1978; Roth et al. 1978) dargestellt. Diese Methode basiert auf der spezifischen Eigenschaft des Wandproteins A von Staphylococcus aureus, mit dem Fc-Fragment[G] des Immunglobulins G eine Bindung einzugehen. An das Protein A werden Goldpartikel nichtkovalent gebunden. Diese Goldpartikel sind elektronenoptisch erkennbar (Abb. 5.5).

Beispiel: Die Frage lautet: „Wieviele markierte antikörperbindende Antigenstellen sind pro Flächeneinheit Sekretgranula vorhanden?" Zur Beantwortung wird ein Doppelquadratraster über das elektronenmikroskopische Bild gelegt. Mit dem groben Raster werden die Trefferpunkte über Anschnitten der Sekretgranula gezählt. Eine Quadratfläche des feinen Testrasters wird als Stichprobe definiert. Diese Fläche entspricht dem rechten oberen Quadranten der 4 Quadrate des feinen Testrasters, die an die einzelnen groben Testpunkte angrenzen. Im nächsten Schritt wird die Anzahl markierter Antigene in diesem Quadrat gezählt. Die Anzahl dargestellter Reaktionsgruppen mit antigenen Eigenschaften pro Flächeneinheit Sekretgranula („Markierungsdichte") wird nach Gl. (5.24) berechnet:

$$N_{A(x/GR)} = \frac{\sum N_{(x)} \cdot m^2 \cdot P_{(T)f}}{\sum P_{(GR)} \cdot d^2 \cdot K_2 \cdot P_{(T)g} \cdot n} \qquad (5.24)$$

$N_{(x)}$: Anzahl markierte Antikörper
$P_{(T)f}$: Anzahl Testpunkte des feinen Rasters
$P_{(T)g}$: Anzahl Testpunkte des groben Rasters
$P_{(GR)}$: Trefferpunkte (grober Raster) über Anschnitten der Sekretgranula
n: Anzahl ausgewertete kleine Testquadrate.

5.2.6 Numerische Volumendichte $N_{V(x/B)}$

Die Berechnung der numerischen Volumendichte bietet einige Probleme, wie die Vielfalt der vorgeschlagenen Möglichkeiten vermuten läßt. Die Schwierigkeiten sind teils hervorgerufen durch die Notwendigkeit, mit determinierten, geometrischen Modellen zu arbeiten, teils durch den relativ großen Arbeitsaufwand, den einzelne Methoden erfordern (Loud et al. 1978).

Floderus (1944) leitete zwischen numerischer Volumendichte von Kugeln ($N_{V(x/B)}$), Anzahl Partikelanschnitten in der Bezugsfläche ($N_{A(x/B)}$) und Schnittdicke (t) folgende Beziehung her:

$$N_{V(x/B)} = \frac{N_{A(x/B)}}{t + 2r - 2h} \qquad (5.25)$$

t: Schnittdicke
r: Kugelradius
h: Höhe der kleinsten noch erkennbaren Kugelkalotte.

Abercrombie (1946) fand die in Gl. (5.26) dargestellte Abhängigkeit:

$$N_{V(x/B)} = \frac{N_{A(x/B)}}{t + D} \qquad (5.26)$$

D: Mittlerer Durchmesser der Kugelanschnitte.

Diese Gleichung besagt, daß zwischen der numerischen Flächendichte und der Schnittdicke eine lineare Funktion bestehen muß, sofern die numerische Volumendichte konstant bleibt: Sind sie histologischen Schnitte dick, finden sich mehr Partikelanschnitte; sind sie dünn, weniger. Dieser Zusammenhang bildet die Grundlage der Methode von Ebbeson u. Tang (1965) und Loud et al. (1978).

Weibel u. Gomez (1962) schlagen für die Berechnung der numerischen Volumendichte Gl. (5.27) vor:

$$N_{V(x/B)} = \frac{K}{\beta} \cdot \sqrt{\frac{N_{A(x/B)}^3}{V_{V(x/B)}}} \qquad (5.27)$$

β: Formkonstante
K: Verteilungskonstante der Durchmesser.

Die Formkonstante kann aus dem mittleren Volumen ($\bar{V}_{(x)}$) und der mittleren Anschnittsfläche ($\bar{a}_{(x)}$) des Partikels x berechnet werden:

$$\beta = \frac{\bar{V}_{(x)}}{\sqrt{\bar{a}_{(x)}^3}} \qquad (5.28)$$

Die Autoren veröffentlichten ein Normogramm, mit dem für Zylinder und Rotationsellipsoide aus dem mittleren Achsenverhältnis der Partikelanschnitte (a/b; a: größte Achse; b: senkrecht zu a stehende größte Achse) geschätzt werden kann. Für Kugeln beträgt $\beta = 1,382$. Die Verteilungskonstante K wird mit Hilfe des Variationskoeffizienten des mittleren Patikelanschnittdurchmessers bestimmt (Abb. 5.6) (Weibel 1969, 1979).

Ebbeson u. Tang haben 1965 ein Verfahren eingeführt, bei dem für die Bestimmung von $N_{V(x/B)}$ 2 verschieden dicke Schnitte benötigt werden:

$$N_{V(x/B)} = \frac{N_{A(x/B)1} - N_{A(x/B)2}}{t_1 - t_2} \qquad (5.29)$$

t_1: Dicke des Schnittes 1
t_2: Dicke des Schnittes 2.

t_1 ist größer als t_2. Die Methode basiert auf den gleichen Zusammenhängen wie jene von Loud et al. (1978) (s. unten).

Das Verfahren von Aherne (1967) ist nach Freedman (1974) besonders geeignet zur Berechnung numerischer Volumendichten von Partikeln, deren Durchmesser im Vergleich zur Schnittdicke klein ist. Die Form der Partikel

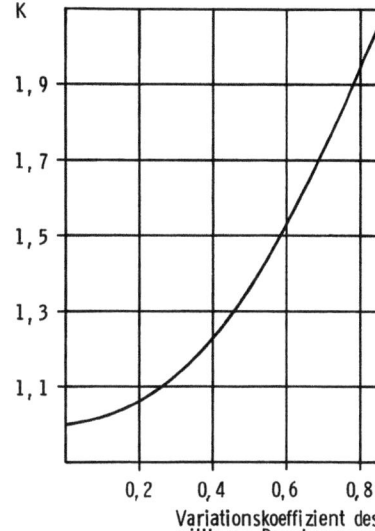

Abb. 5.6. Zusammenhang zwischen der Verteilungskonstanten der Durchmesser und dem Variationskoeffizienten des mittleren Durchmessers (modifiziert nach Weibel 1979)

hat keine Bedeutung. Die Gleichung lautet ursprünglich:

$$N_{(x)} = \frac{2\,n_{(x)} \cdot V_{(B)}}{A_{(B)} \dfrac{\sum I_{(x)}}{n_{(x)}} d + 2\,t} \tag{5.30}$$

$N_{(x)}$: Anzahl Partikel x
$n_{(x)}$: Anzahl Anschnitte der Partikel x
$V_{(B)}$: Bezugsvolumen
$A_{(B)}$: Bezugsfläche
$I_{(x)}$: Anzahl Durchstoßpunkte von Testlinien durch die äußere Begrenzung der Anschnittsfläche der Partikel
d: Abstand der Testlinien
t: Schnittdicke

und transformiert:

$$N_{V(x/B)} = 2\,\frac{N_{A(x/B)}}{\dfrac{\sum I_{(x)}}{n_{(x)}} d + 2\,t} \tag{5.31}$$

De Hoff u. Rhines (1961) stellten Gl. (5.32) auf:

$$N_{V(x/B)} = \frac{N_{A(x/B)}}{\bar{d}} \tag{5.32}$$

$\bar{d}$: Mittlerer tangentialer oder Kaliber-Durchmesser[G].

Sie gilt für angenähert kugelförmige Parameter.

Loud et al. haben 1978 eine Methode entwickelt, die es gestattet, numerische Volumendichten von Partikeln ohne Kenntnisse der Form und Verteilung zu berechnen. Von den Gewebeproben werden – ähnlich wie beim Verfahren von Ebbeson u. Tang (1965) – verschieden dicke Schnitte hergestellt. Pro Schnittdicke wird die Anzahl Anschnittsflächen des Partikels x in der Bezugsfläche bestimmt. Die Resultate werden in einem kartesischen Koordinatensystem in Abhängigkeit der Schnittdicke aufgetragen: Auf der x-Achse die Schnittdicke, auf der y-Achse $N_{A(x/B)}$. Die Steigung der resultierenden Geraden entspricht der gesuchten numerischen Dichte des Partikels x. Aus den Parametern: $V_{V(x/B)}$ und $N_{V(x/B)}$ kann das mittlere Volumen $\bar{V}_{(x)}$ berechnet werden:

$$\frac{V_{V(x/B)}}{N_{V(x/B)}} = \frac{V_{(x)} \cdot V_{(B)}}{V_{(B)} \cdot N_{(x)}} = \frac{V_{(x)}}{N_{(x)}} = \bar{V}_{(x)} \tag{5.33}$$

Theoretisch beruhen die Verfahren von Loud et al. (1978) und Ebbeson u. Tang (1965) auf einer Transformation der Gl. (5.26):

$$N_{A(x/B)} = N_{V(x/B)} [t + D] \tag{5.34}$$
$$= N_{V(x/B)} \cdot t + N_{V(x/B)} \cdot D \tag{5.35}$$

Gl. (5.35) stellt eine lineare Funktion zwischen $N_{A(x/B)}$ und t dar. Werden $N_{A(x/B)} = y$ und $t = x$ gesetzt, so folgt:

$$y = b \cdot x + a \tag{5.36}$$

wobei gilt:

$b = N_{V(x/B)}$:   Steigung der Geraden
$a = N_{V(x/B)} \cdot D$: Konstante, die vernachlässigt werden kann.

Wir verglichen die 3 Methoden von Weibel u. Gomez (1962), Ebbeson u. Tang (1965) und Loud et al. (1978) am Beispiel der Volumenbestimmung der glatten Muskelzellen der Prostata miteinander. Die Genauigkeit der beiden letztgenannten Verfahren hängt wesentlich von der Genauigkeit der Schnittdickenbestimmung (s. 6.2.3) ab.

Die für diese Verfahren benötigten 3–6 verschieden dicken Schnitte können grundsätzlich mit oder ohne Abstand voneinander hergestellt werden (Abb. 5.7). An Geweben, in denen die Strukturen ungefähr gleich groß und annähernd homogen verteilt sind, ist das Verfahren mit Abstand (Variante A) aus statistischen Gründen geeigneter als das Verfahren ohne Abstand (Variante B). Die Werte des mittleren Volumens der glatten Muskelzelle der Prostata [$\bar{V}_{(SMC)}$] fallen – nach der Methode von Weibel u. Gomez (1962) berechnet – bei Variante B bedeutend kleiner aus als bei Variante A. Mit den beiden anderen Methoden nach Ebbeson u. Tang (1965) und Loud et al. (1978) resultieren für $\bar{V}_{(SMC)}$ zwischen den Varianten A und B praktisch keine Unterschiede.

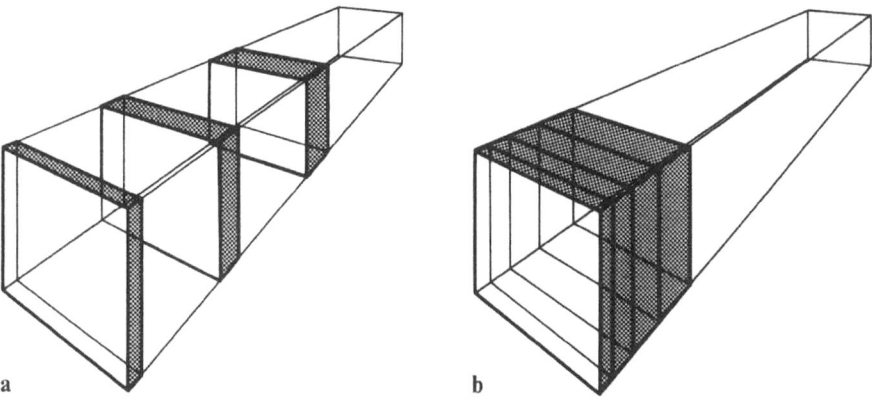

Abb. 5.7 a, b. Auswahl von verschieden dicken Schnitten zur Ermittlung von $\bar{V}_{(x)}$ nach Loud et al. (1978). **a** mit Abstand, **b** ohne Abstand

Diese Feststellungen sind als Ausdruck einer inhomogenen Verteilung des Volumens der glatten Muskelzellen der Prostata zu interpretieren. Dafür sprechen vor allem auch die durchschnittlich deutlich größeren Werte der Variationskoeffizienten bei Variante A gegenüber Variante B. Ob dieses Faktum die festgestellte Diskrepanz restlos zu erklären vermag, kann nicht endgültig beantwortet werden. Dazu sind weitere methodische Untersuchungen notwendig. – Die beobachteten Befunde und die bereits qualitativ erkennbare inhomogene Verteilung der Größe der glatten Muskelzellen bewogen uns, die Schnitte für weitere Untersuchungen in Zukunft nach Variante B auszuwählen.

Die Resultate dieser Analysen an den glatten Muskelzellen der Prostata manifestieren übrigens einmal mehr die Problematik lichtmikroskopischer Untersuchungen an Biopsien (Rohr et al. 1973). Die einzelne Prostatabiopsie stellt eine sehr kleine Stichprobe der ganzen Drüse dar. Da mit zonalen Unterschieden im Aufbau der Prostata und mit verschiedenen Hyperplasietypen (Franks 1954) zu rechnen ist, ist es durchaus möglich, daß eine Biopsie nicht mehr als repräsentative Stichprobe des Organs betrachtet werden kann. Deshalb sind an Prostatabiopsien erhobene lichtmikroskopische Befunde mit der nötigen Sorgfalt zu interpretieren.

Die stereologischen Hauptparameter entsprechen grundsätzlich einem Quotienten, der aus dem entsprechenden Primärparameter $U_{(x)}$ und der Anzahl Trefferpunkte über den Anschnitten des Bezugskompartimentes $P_{(B)}$ gebildet wird. Dieser Quotient ist dann zu multiplizieren mit einer Konstanten K, in die Vergrößerung, Raster-, Verteilungs- und Formkonstanten einfließen (s. Gl. (5.4)). Tabelle 5.3 gibt einen Überblick über die wichtigsten sterologischen Parameter und deren Berechnungsmöglichkeiten aus den Primärparametern $U_{(x)}$ und den erwähnten Konstanten.

Tabelle 5.3. Berechnungsformeln der wichtigsten stereologischen Parameter (Sekundärparameter) (m Vergrößerung; d Testpunktabstand; K_1 lineare Rasterkonstante; K_2 flächenbezogene Rasterkonstante; g grober Raster, f feiner Raster – beide bei Doppelquadratrastern). Sind die Strukturelemente x homogen verteilt und nicht gerichtet, beträgt $\gamma_0 = \pi/2$ und $\gamma_1 = 2$

Parameter	K	$U_{(x)}$
$V_{V(x/B)}$	$\dfrac{\sum P_{(T)g}}{\sum P_{(T)f}} = q$	$P_{(x)}$
$B_{A(x/B)}$	$\gamma_0 \cdot \dfrac{m}{K_1 \cdot d}$	$I_{(x)}$
$S_{V(x/B)}$	$\gamma_1 \cdot \dfrac{m}{K_1 \cdot d}$	$I_{(x)}$
$L_{V(x/B)}$	$\gamma_1 \cdot \dfrac{m^2}{K_2 \cdot d^2}$	$N_{(x)}$
$N_{A(x/B)}$	$\dfrac{m^2}{K_2 \cdot d^2}$	$N_{(x)}$

5.2.7 Kurvaturdichte $K_{V(x/B)}$ (De Hoff 1967; Cahn 1967)

Die mittlere Kurvaturdichte eines Strukturelementes x im Bezugsvolumen $V_{(B)}$ wird aus der Anzahl tangentialer Berührungspunkte einer Testlinie mit der äußeren Begrenzung der Strukturanschnitte berechnet. Dabei wird mit einer Testlinie in einer konstanten Richtung über die Testfläche gefahren (Abb. 5.8). Als „positiv" werden Berührungspunkte mit konvexen, als „negativ" solche mit konkaven Kurven der äußeren Begrenzung der Anschnitte in bezug auf die Lage der Tangente bezeichnet. Die Formel für $K_{V(x/B)}$ lautet:

$$K_{V(x/B)} = \pi \frac{T_{(x)+} - T_{(x)-}}{A_{(B)}} \tag{5.37}$$

$T_{(x)+}$: Berührungspunkte mit konvexen Kurven
$T_{(x)-}$: Berührungspunkte mit konkaven Kurven
$A_{(B)}$: Bezugsfläche.

Für das in Abb. 5.8 dargestellte Beispiel beträgt $K_{V(x/B)}$:

$$K_{V(x/B)} \approx 3{,}14 \cdot \frac{11 - 0}{59 \text{ cm}^2} = 0{,}585 \text{ cm}^{-2} \tag{5.38}$$

Takahashi u. Matsumoto (1980) verwendeten dieses Axiom, um die Morphologie der Pseudolobuli bei Leberzirrhosen zu quantifizieren. Dazu definierten sie den Quotienten ϱ:

$$\varrho = \frac{\pi \dfrac{T_{(x)+} - T_{(x)-}}{A_{(B)}}}{\pi \dfrac{T_{(x)+} + T_{(x)-}}{A_{(B)}}} = \frac{K_{V(x/B)}}{\pi \dfrac{T_{(x)+} - T_{(x)-}}{A_{(B)}}} \tag{5.39}$$

$$\varrho = \frac{T_{(x)+} - T_{(x)-}}{T_{(x)+} + T_{(x)-}} \tag{5.40}$$

ϱ beträgt für das Beispiel in Abb. 5.8 = 1,0.

Die Autoren fanden bei Patienten mit Leberzirrhose und hepatozellulärem Karzinom für ϱ einen Wert von 0,069 (n = 18), bei Patienten mit Leberzirrhose ohne Karzinom einen Wert von 0,265 (n = 31) und bei Patienten mit biliärer Zirrhose einen Wert von − 0,095 (n = 10).

Hohe Werte für ϱ weisen auf einen ausgeprägten, vollständigen zirrhotischen Umbau hin. Die Autoren vermuten, daß Patienten mit hohen Werten für ϱ häufiger eine portale Hypertension mit Ösophagusvarizen aufweisen als Patienten mit niedrigen Werten; allerdings konnten sie die Richtigkeit dieser Hypothese bislang noch nicht beweisen. Grundsätzlich ist zu fragen, ob solche Analysen wirklich von diagnostischer Bedeutung und deren Resultate zuverlässig genug sind, um beim einzelnen Patienten daraus auf begleitende Komplikationen der Leberzirrhose zu schließen und prognostische Aussagen machen zu können.

Der Parameter ϱ kann auch als Formfaktor verwendet werden. In Abb. 5.9 ist dies veranschaulicht. Für das Feld C beträgt $\varrho = 1,00$, für das Feld B = 0,47, für das Feld A = 0,40.

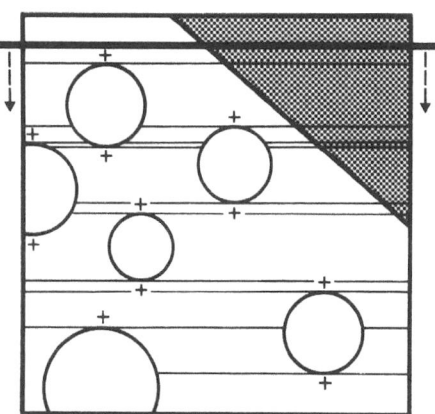

Abb. 5.8. Bestimmung der Kurvaturdichte (s. Text)

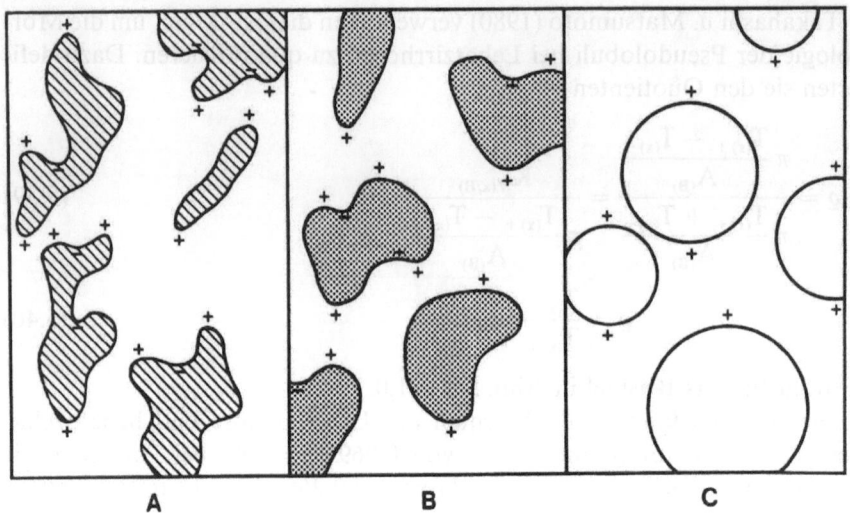

Abb. 5.9. Beispiel für die Berechnung des „Formfaktors" ϱ nach Takahashi u. Matsumoto (1980)

5.3 Kombinierte Parameter

Die bedeutendsten kombinierten stereologischen Parameter sind:

- Volumen/Oberflächen-Quotient (Chalkley et al. 1949)
- Mittlere Dicke von Strukturelementen (z. B. Membranen)
  (Weibel u. Knight 1964; Kalisnik et al. 1977; Gundersen et al. 1978; Sala et al. 1980)
- Mittlere freie Distanz (Fullman 1953)
- Formindex für „tight junctions"

5.3.1 Volumen/Oberflächen-Quotient

Chalkley et al. führten diesen Parameter 1949 ein:

$$V/S_{(x)} = \frac{V_{(x)}}{S_{(x)}} = \frac{V_{(x)}}{V_{(B)}} \cdot \frac{V_{(B)}}{S_{(x)}} = \frac{V_{V(x/B)}}{S_{V(x/B)}} \tag{5.41}$$

$$\frac{V_{V(x/B)}}{S_{V(x/B)}} = \frac{\sum P_{(x)}}{\sum P_{(B)}} \cdot \frac{\sum P_{(B)}}{\sum I_{(x)}} \cdot \frac{d \cdot K_1}{2 \cdot m} \tag{5.42}$$

$$V/S_{(x)} = \frac{\sum P_{(x)}}{\sum I_{(x)}} \cdot \frac{d \cdot K_1}{2 \cdot m} \tag{5.43}$$

d: Testpunktabstand
m: Vergrößerung
K_1:   Lineare Rasterkonstante (s. Tabelle 3.11).

Gl. (5.43) gilt für homogen verteilte, nichtgerichtete Strukturen; sind diese Bedingungen nicht erfüllt, muß mit Gl. (5.44) gearbeitet werden:

$$V/S_{(x)} = \frac{\sum P_{(x)}}{\sum I_{(x)}} \cdot \frac{d \cdot K_1}{\gamma_1 \cdot m} \tag{5.44}$$

Der mittlere Kaliberdurchmesser ($\bar{d}_c$) eines Strukturelementes x kann als Funktion des Parameters „Volumen/Oberflächenquotient" formuliert werden (Chalkley et al. 1949):

$$\bar{d}_c = \bar{H} \cdot V/S_{(x)} = \frac{\bar{b}}{\pi} \tag{5.45}$$

$\bar{H}$: Konstante für definierte geometrische Strukturen (De Hoff u. Rhines 1961; Hillard 1967), die Tabellen (Weibel 1980) zu entnehmen ist.

$\bar{b}$: Mittlerer Umfang der Strukturanschnitte.

Zwischen der mittleren Länge der Sehnen ($\bar{l}_{(x)}$), die durch äquidistante Testlinien in den Strukturanschnitten gebildet werden, und $V/S_{(x)}$ besteht folgende Beziehung:

$$\bar{l}_{(x)} = 4 \cdot V/S_{(x)} \tag{5.46}$$

Nach Crofton (1885) ist $\bar{l}_{(x)}$ auch eine Funktion der mittleren Anschnittsfläche ($\bar{a}_{(x)}$) der Strukturelemente:

$$\bar{l}_{(x)} = \frac{\bar{a}_{(x)}}{\bar{d}_c} \tag{5.47}$$

Aus Gl. (5.46), (5.47) und (5.45) folgt:

$$4 \cdot V/S_{(x)} = \frac{\bar{a}_{(x)}}{\bar{H} \cdot V/S_{(x)}} \tag{5.48}$$

Die für eine zuverlässige Bestimmung des Parameters „Oberflächendichte" benötigte Anzahl Durchstoßpunkte ($\sum I_{(x)}$ oder $I_{(x)}^*$) kann aus Gl. (5.44) und (5.48) geschätzt werden:

$$\sum I_{(x)} = 2 \cdot \sqrt{\frac{\bar{H}}{\bar{a}_{(x)}}} \cdot \sum P_{(x)} \cdot \frac{d \cdot K_1}{\gamma_1 \cdot m} \tag{5.49}$$

Da $\sum P_{(x)} = V_{V(x/B)} \cdot \sum P_{(B)}$, lautet Gl. (5.49) in Abhängigkeit von $\sum P_{(B)}$ oder $P_{(B)}^*$:

$$\sum I_{(x)} = 2 \cdot \sqrt{\frac{\bar{H}}{\bar{a}_{(x)}}} \cdot V_{V(x/B)} \cdot \sum P_{(B)} \cdot \frac{d \cdot K_1}{\gamma_1 \cdot m} \tag{5.50}$$

Wie in 7.2.1 hergeleitet, ist $\sum P_{(B)}$ (erforderliche Anzahl Trefferpunkte über der Bezugsfläche, auch $P_{(B)}^*$ geschrieben), von der statistischen Sicherheit und dem Variationskoeffizienten des Parameters $V_{V(x/B)}$ abhängig. Je größer die benötigte Anzahl Trefferpunkte über der Bezugsfläche ist, desto größer ist auch die Anzahl der Durchstoßpunkte, die ausgezählt werden muß; je größer die mittlere Anschnittfläche ($\bar{a}_{(x)}$), desto kleiner $\sum I_{(x)}$. Die minimale Anzahl Trefferpunkte wiederum ist eine Funktion der Volumendichte: kleine Volumendichten erfordern mehr Trefferpunkte über der Bezugsfläche als große. Weitere Wege, die minimal notwendige Anzahl Durchstoßpunkte resp. Testlinienlänge über Anschnitten der Bezugsfläche zu berechnen, sind in 7.2.1 aufgezeigt.

5.3.2 Mittlere Dicke von Strukturelementen $\tau_{(x)}$

Gegeben sei ein Strukturelement der Breite $\tau_{(x)}$ (z. B. Glomerulum-Basalmembran). Das Strukturelement werde halbiert. Das Volumen eines Teilstückes sei $V_{(x)}$, die Deckfläche $S_{(x)}$ (Abb. 5.10). Die mittlere Breite oder Dicke $\tau_{(x)}$ kann wie folgt berechnet werden (Weibel u. Knight 1964):

$$V_{(x)} = \frac{\tau_{(x)}}{2} \cdot S_{(x)} \tag{5.51}$$

$$\tau_{(x)} = \frac{V_{(x)}}{S_{(x)}} \cdot 2 = V/S_{(x)} \cdot 2 \tag{5.52}$$

Wird Gl. (5.44) in Gl. (5.52) eingesetzt, resultiert:

$$\tau_{(x)} = \frac{\sum P_{(x)}}{\sum I_{(x)}} \cdot \frac{d \cdot K_1}{\gamma_1 \cdot m} \cdot 2 \tag{5.53}$$

Jezequel et al. (1974) berechneten mit Hilfe von Gl. (5.53) die mittlere „Weite" des endoplasmatischen Retikulums und des Golgi-Apparates

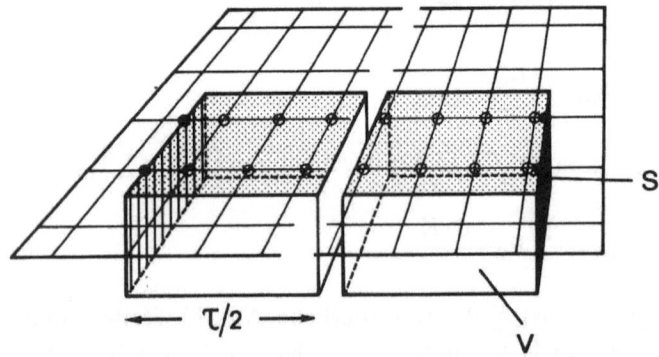

Abb. 5.10. Berechnung der mittleren Dicke von Strukturelementen nach Weibel u. Knight (1964)

menschlicher Hepatozyten. Für die „Weite" des endoplasmatischen Retikulums betrug $\gamma_1 = 0,5$, für die „Weite" des Golgi-Apparates 1,0.

Sind die Strukturelemente nicht gerichtet und homogen verteilt, beträgt $\gamma_1 = 2$; Gl. (5.53) lautet dann:

$$\tau_{(x)} = \frac{\sum P_{(x)}}{\sum I_{(x)}} \cdot \frac{d \cdot K_1}{m} \tag{5.54}$$

Weibel u. Knight (1964) haben ein zweites Verfahren entwickelt. Dabei wird $\tau_{(x)}$ mit Hilfe der mittleren Sehnenlänge von Testlinien ($\bar{I}_{(x)}$) über den Anschnitten des Strukturelementes (z. B. Glomerulum-Basalmembranen) berechnet:

$$\tau_{(x)} = \bar{I}_{(x)} \cdot \cos \theta \tag{5.55}$$

θ: Mittlerer Winkel zwischen der Längsachse des Strukturelementes und den Testlinien.

Gundersen et al. (1978) schlugen ein ähnliches Vorgehen vor, bei dem $\bar{I}_{(x)}$ graphisch bestimmt wird. Zwischen der an Membranen unabhängig von der Lage der Schnittebene direkt gemessenen mittleren Dicke $w_{(x)}$ und $\tau_{(x)}$ besteht die in Gl. (5.56) wiedergegebene Abhängigkeit (Weibel 1980):

$$w_{(x)} = \frac{4}{\pi} \tau_{(x)} \tag{5.56}$$

Sala et al. (1980) veröffentlichten eine Methode zur Berechnung des mittleren Durchmessers zylinderähnlicher Strukturen aus der Anzahl Trefferpunkte über den Zylinderanschnitten ($\sum P_{(x)}$) und Durchstoßpunkte durch die Zylinderoberfläche ($\sum I_{(x)}$). Das Verhältnis: „Volumen/Oberfläche des Zylinders" beträgt $= r/2$ oder $D/4$ (r: Radius; D: Durchmesser). Wird die Zylinderoberfläche mit S bezeichnet, können diese Zusammenhänge wie folgt formuliert werden:

$$\frac{V_{(x)}}{S_{(x)}} = \frac{D_{(x)}}{4} \tag{5.57}$$

Aus Gl. (5.43) und Gl. (5.57) ergibt sich:

$$D_{(x)} = \frac{\sum P_{(x)}}{\sum I_{(x)}} \cdot \frac{d \cdot K_1}{m} \cdot 2 \tag{5.58}$$

Die Autoren berechneten mit dieser Methode den mittleren Durchmesser von Plazentarzotten. Sie fanden bei reifen Plazenten für den Parameter D einen Wert von 49,5 µm (43,0–56,0 µm).

Analog zu Gl. (5.57) und Gl. (5.58) haben die gleichen Autoren Formeln zur Berechnung der Durchmesser (D_{hz}) und Dicken von Hohlzylindern (τ_{hz}) sowie der Dicken von Kugelmänteln (τ_{sp}) entwickelt.

Durchmesser von Hohlzylindern:

$$D_{hz} = \frac{\sum P_{(x)}}{\sum I_{(x)}} \cdot \sqrt{\frac{\sum P_{(i)}}{\sum P_{(x)}}} \cdot \frac{d \cdot K_1}{m} \cdot 2 \qquad (5.59)$$

$P_{(i)}$: Trefferpunkte über Anschnitten der Hohlzylinder
$P_{(x)}$: Trefferpunkte über Anschnitten der Gesamtzylinder
$I_{(x)}$: Durchstoßpunkte durch die Außenbegrenzung der Gesamtzylinder.

Dicke von Hohlzylindern:

$$\tau_{hz} = \frac{\sum P_{(x)}}{\sum I_{(x)}} \left[1 - \sqrt{\frac{\sum P_{(i)}}{\sum P_{(x)}}} \right] \cdot \frac{d \cdot K_1}{m} \cdot 2 \qquad (5.60)$$

Dicke von Kugelmänteln:

$$\tau_{(sp)} = \frac{\sum P_{(x)}}{\sum I_{(x)}} \left\{ 1 - \left[\frac{\sum P_{(i)}}{\sum P_{(x)}} \right]^{1/3} \right\} \cdot \frac{d \cdot K_1}{m} \cdot 1,5 \qquad (5.61)$$

Die Berechnung der bisher in diesem Teilkapitel vorgestellten kombinierten Parameter beruht auf dem Zählen von Treffer- und Durchstoßpunkten. Dazu ist ein Raster notwendig. Es stellt sich aus praktischer Sicht nun unmittelbar die Frage: „Wie groß soll der Testpunktabstand d des verwendeten Rasters für die stereologische Bestimmung von Membran- oder Strukturelementdicken sein"?

Klare und direkt verwertbare Antworten sind in der Literatur nicht zu finden. Weibel u. Knight (1964) weisen nur darauf hin, daß d bedeutend kleiner als die 3. Wurzel aus dem mittleren Volumen des Strukturelementes x sein soll. Was beinhaltet in der Praxis der Begriff „bedeutend kleiner"? Wir sind dieser Frage in einer Pilotstudie nachgegangen. Der Weg, den wir zur Beantwortung eingeschlagen haben, ist im folgenden nachgezeichnet; wir verwendeten für diesen Pilotversuch die Nierenbiopsie einer gesunden Probandin (16 J. alt).

Wir fotografierten 2 periphere Schlingen eines Glomerulums bei verschiedenen Vergrößerungen und werteten die Fotoabzüge mit verschiedenen Rastern aus (Abb. 5.11 und 5.12). Die Endvergrößerungen (m) betrugen: 9 100:1, 11 400:1, 13 800:1, 16 600:1, 20 300:1; die Testrater wiesen 576 (C 64), 400 (B 100), 256 (D 16), 144 (C 16) und 100 (A 100) Testpunkte auf [Raterbezeichnung nach Weibel (1979)]. Bei Doppelquadratrastern (Abb. 5.12) arbeiteten wir nur mit den feinen Testpunkten. Die Durchstoßpunkte bestimmten wir sowohl mit den horizontalen als auch mit den vertikalen Testlinien. Die mittlere Basalmembrandicke der peripheren Glomerulumschlingen berechneten wir aus den Primärparametern, die wir an 12 Gesichtsfeldern dreier Glomerula (Vergrößerung: 20 300:1; Testraster A 100) der gleichen Probandin bestimmten. Sie betrug 0,386 µm. Urizar et al. (1974) veröffentlichten einen Wert von 0,291 µm für gesunde Kinder, Werte von 0,316−0,461 µm für Jugendliche mit asym-

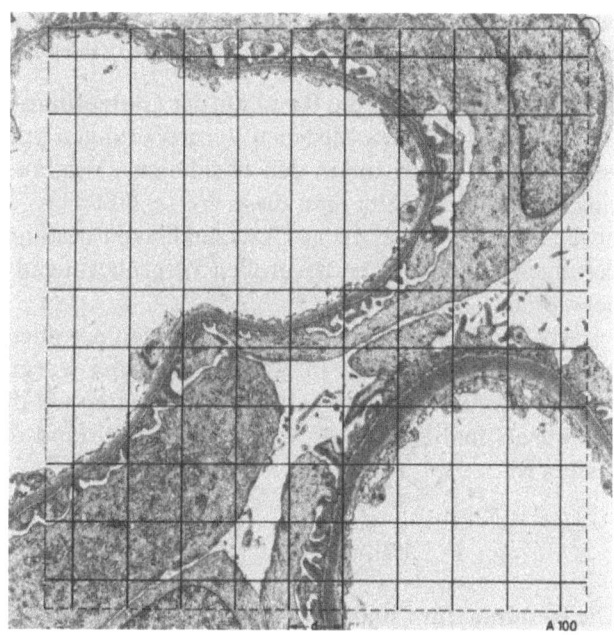

Abb. 5.11. Wahl des geeigneten Testrasters zur Bestimmung der mittleren Dicke von Glomerulum-Basalmembranen (Vergr. 5700:1, Rastertyp: A 100)

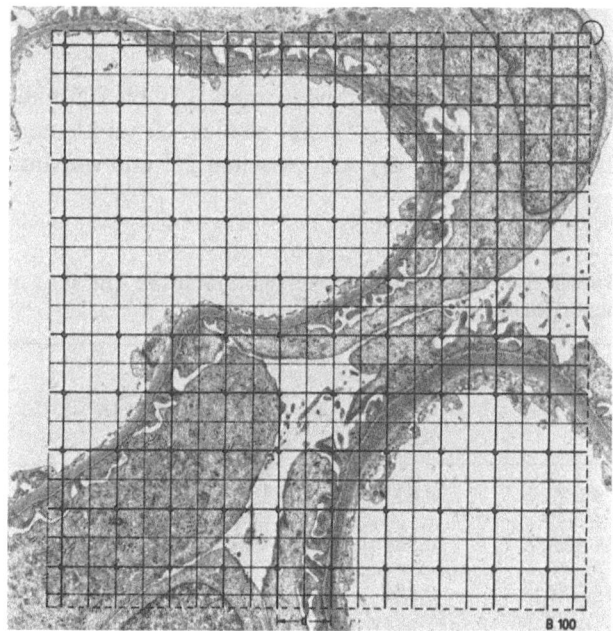

Abb. 5.12. Wahl des geeigneten Testrasters zur Bestimmung der mittleren Dicke von Glomerulum-Basalmembranen (Vergr. 5700:1, Rastertyp B 100)

ptomatischer Proteinurie. Das Resultat von 0,386 µm verwendeten wir als Referenz-
wert für τ; als Vertrauensschranken legten wir 0,386 µm ± 0,077 µm (= 20 %) fest.

In Tabelle 5.4 sind die Resultate der Glomerulum-Basalmembrandicke in
Abhängigkeit der verschiedenen Vergrößerungen und Testraster zusammengestellt; jene Werte, die in den erwähnten „Vertrauensbereich" fallen, sind
eingerahmt. Betrachtet man diese Werte, läßt sich – trotz der kleinen Stichprobe – bereits eine einfache Gesetzmäßigkeit bestätigen. Bei kleinen Vergrößerungen sollten feinere, bei großen Vergrößerungen gröbere Raster verwendet werden.

Aus den Volumina der Basalmembranen peripherer Schlingen, die für die
einzelnen Gesichtsfelder in Abhängigkeit der Vergrößerung ermittelt wurden, und dem Testpunktabstand d bestimmten wir die Zahl f. Diese gibt an,
um wieviel mal kleiner als $\bar{V}_{(x)}^{1/3}$ der Punktabstand d des verwendeten Testrasters ist:

$$f = \frac{\bar{V}_{(x)}^{1/3}}{d} \tag{5.62}$$

Die Resultate für f sind aus Tabelle 5.5 ersichtlich. In Tabelle 5.6 sind analog
die Resultate des Quotienten d/τ zusammengestellt.

Die oben gestellte Frage nach dem geeigneten Testpunktabstand des
Rasters zur Bestimmung der Basalmembrandicke nach Weibel u. Knight
(1964) kann anhand dieser Befunde vorläufig folgendermaßen beantwortet
werden:

1) „Der Testpunktabstand d muß 3,7- bis 7,5mal kleiner als $\bar{V}_{(x)}^{1/3}$ sein. –
„Bedeutend kleiner" heißt also ca. „5mal kleiner".
2) „Der Quotient d/τ soll zwischen 2,2 und maximal 4,5 betragen".

Tabelle 5.4. Glomerulum-Basalmembrandicke (in µm) in Abhängigkeit verschiedener Rastertypen. (*m* Vergrößerung)

m	Rastertyp				
	C 64 $P_{(T)} = 576$	B 100 $P_{(T)} = 400$	D 16 $P_{(T)} = 256$	C 16 $P_{(T)} = 144$	A 100 $P_{(T)} = 100$
9 100 : 1	0,623	0,339	0,528	0,468	0,486
11 400 : 1	0,868	0,431	0,667	0,256	0,424
13 800 : 1	0,886	0,655	0,531	0,588	0,276
16 600 : 1	1,000	0,980	0,757	0,421	0,444
20 300 : 1	0,978	0,976	0,942	0,720	0,636

Tabelle 5.5. Werte für $\bar{V}_{(BM)}^{1/3}$ ($\bar{V}_{(BM)}$: Volumen der Glomerulum-Basalmembran), d (Testpunktabstand), f [Gl. (5.62)] in Abhängigkeit von verschiedenen Rastertypen und m Vergrößerung. Eingerahmt sind die Tabelle 5.4 entsprechenden Felder

m	C 64	B 100	D 16	C 16	A 100	
9 100 : 1	8,104	7,913	8,176	7,924	8,162	$\bar{V}_{(BM)}^{1/3}$ (µm)
	0,878	1,056	1,334	1,767	2,111	d (µm)
	9,2	7,5	6,1	4,5	3,9	f
11 400 : 1	6,352	6,202	6,408	6,211	6,397	$\bar{V}_{(BM)}^{1/3}$
	0,718	0,864	1,091	1,445	1,727	d
	8,8	7,2	5,9	4,3	3,7	f
13 800 : 1	5,215	5,090	5,260	5,098	5,251	$\bar{V}_{(BM)}^{1/3}$
	0,564	0,678	0,857	1,136	1,357	d
	9,2	7,5	6,1	4,5	3,9	f
16 600 : 1	4,470	4,364	4,509	4,369	4,501	$\bar{V}_{(BM)}^{1/3}$
	0,465	0,559	0,706	0,935	1,118	d
	9,6	7,8	6,4	4,7	4,0	f
20 300 : 1	3,654	3,567	3,686	3,573	3,682	$\bar{V}_{(BM)}^{1/3}$
	0,395	0,475	0,600	0,795	0,950	d
	9,3	7,5	6,1	4,5	3,9	f

Tabelle 5.6. Werte des Quotienten d/τ (d Testpunktabstand; τ Basalmembrandicke) in Abhängigkeit von verschiedenen Rastertypen. (m Vergrößerung). Eingerahmt sind die Tabelle 5.4 entsprechenden Felder

m	C 64	B 100	D 16	C 16	A 100
9 100 : 1	2,3	2,7	3,5	4,6	5,5
11 400 : 1	1,9	2,2	2,8	3,7	4,5
13 800 : 1	1,5	1,8	2,2	2,9	3,5
16 600 : 1	1,2	1,4	1,8	2,4	2,9
20 300 : 1	1,0	1,2	1,6	2,1	2,5

Da es sich bei der vorliegenden Untersuchung um eine Pilotstudie handelt, sollten die Resultate an einem größeren Kollektiv überprüft werden. – Grundsätzlich ist übrigens auch bei diesen Analysen zu beachten, daß möglichst kleine Vergrößerungen gewählt werden, weil so – bei konstanter Rasterfläche – die größte Information zur Verfügung steht.

Als Stichprobengröße für stereologische Basalmembranmessungen schlagen Steffes et al. (1979) 2–5 Glomerula pro Nierenbiopsie und 10–20 Gesichtsfelder pro Glomerulum vor, als geeignete Endvergrößerung 20 000:1 bis 25 000:1. Gundersen u. Østerby (1981) werteten 3 Glomerula und 9 Bilder pro Glomerulum bei einer Endvergrößerung von 29 000:1 aus.

Eine weitere Möglichkeit, Dicken zu bestimmen, veröffentlichten Kalisnik et al. (1977). Sie maßen direkt die Dicke der Anschnitte des Schilddrüsenfollikelepithels an mehreren Stellen mehrerer Schnitte. Die mittlere Dicke des Schilddrüsenfollikelepithels wird bei dieser Methode nach Gl. (5.63) berechnet:

$$\bar{d} = \frac{\sum d_i}{n} \cdot \frac{1}{Q_1} \tag{5.63}$$

d_i: Follikelepitheldicke der i-ten Messung
n: Anzahl Messungen
Q_1: Korrekturfaktor für beliebige Lagen der Schnittebenen.

Die Größe Q_1 steht in einer komplizierten Beziehung zum „Radius" des ganzen Follikels (R), des „Kolloidraumes" (r) und zur Distanz zwischen Follikelzentrum und Schnittebene (p):

$$Q_1 = \frac{1}{r(R-r)} \int_0^r [\sqrt{R^2 - p^2} - \sqrt{r^2 - p^2}]\, dp \tag{5.64}$$

Gl. (5.64) basiert auf dem geometrischen Modell einer Kugel. Die Form der Schilddrüsenfollikel wird durch eine Kugel jedoch nur ungenügend beschrieben. Durch diese Annäherung wird ein Systemfehler eingeführt, der besonders dann ins Gewicht fällt, wenn die Methode an pathologisch verändertem Schilddrüsengewebe angewandt wird (s. 6.1).

Die gleichen Autoren schlugen ein zweites Verfahren zur Berechnung der Schilddrüsenfollikel-Epitheldicke vor. Die Grundformel dafür lautete ursprünglich:

$$\bar{d} = 2 \cdot \frac{V_{V(EPI/F)}}{S_{V(EPI/F)} + S_{V(COL/F)}} \cdot Q_2 \tag{5.65}$$

$V_{V(EPI/F)}$: Volumenanteil des Epithels an den Follikeln
$S_{V(EPI/F)}$: Anteil der Epithelaußenoberfläche an den Follikeln
$S_{V(COL/F)}$: Anteil der Epithelinnenoberfläche (Grenzfläche zwischen Epithel und Kolloid) an den Follikeln

und kann folgendermaßen umformuliert werden:

$$\bar{d} = \frac{\sum P_{(EPI)}}{\sum I_{(EPI)} + \sum I_{(COL)}} \cdot Q_2 \cdot \frac{d \cdot K_1}{m} \tag{5.66}$$

$P_{(EPI)}$: Trefferpunkte über Follikelepithel-Anschnitten
$I_{(EPI)}$: Durchstoßpunkte durch die äußere Begrenzung der Follikel
$I_{(COL)}$: Durchstoßpunkte durch die innere, kolloidnahe Begrenzung des Follikelepithels
d: Testpunktabstand
K_1: Lineare Rasterkonstante (s. Tabelle 3.11)
m: Vergrößerung.

Q_2 ist abhängig vom „Radius" des ganzen Follikels (R) und des „Kolloidraumes" (r):

$$Q_2 = 1{,}5 \frac{1 + (r/R)^2}{1 + r/R + (r/R)^2} \tag{5.67}$$

Der Quotient r/R kann mit Hilfe des „Schilddrüsen-Aktivitätsindexes" (SAI) bestimmt werden. Die Definition dieses Indexes basiert wiederum auf dem – wie bereits erwähnt – ungenügenden Modell einer Hohlkugel:

$$SAI = \left[\frac{R}{r}\right]^2 - 1 \tag{5.68}$$

R: Radius der Hohlkugel (Follikel)
r: Radius des Hohlraumes (Kolloidraum)

oder

$$SAI = \frac{A_{(EPI)}}{A_{(COL)}} = \frac{\sum P_{(EPI)}}{\sum P_{(COL)}} \tag{5.69}$$

$A_{(EPI)}$: Anschnittsfläche des Follikelepithels
$A_{(COL)}$: Anschnittsfläche des Follikelkolloids
$P_{(EPI)}$: Trefferpunkte über der Anschnittsfläche des Follikelepithels
$P_{(COL)}$: Trefferpunkte über der Anschnittsfläche des Follikelkolloids.

r/R kann aus Gl. (5.69) in Abhängigkeit von SAI formuliert werden:

$$\frac{r}{R} = \sqrt{\frac{1}{SAI + 1}} \tag{5.70}$$

Wird Gl. (5.68) in Gl. (5.69) eingesetzt, folgt:

$$\frac{r}{R} = \sqrt{\frac{\sum P_{(COL)}}{\sum P_{(EPI)} + \sum P_{(COL)}}} \tag{5.71}$$

5.3.3 Mittlere freie Distanz $\lambda_{(x)}$ (Fullman 1953)

Die mittlere freie Distanz zwischen einzelnen Strukturelementen kann nach Gl. (5.72) berechnet werden:

$$\lambda_{(x)} = 4 \cdot \frac{1 - V_{V(x/B)}}{S_{V(x/B)}} \tag{5.72}$$

oder anders formuliert:

$$\lambda_{(x)} = 4 \cdot \frac{\sum P_{(B)} - \sum P_{(x)}}{\sum I_{(x)}} \cdot \frac{d \cdot K_1}{\gamma_1 \cdot m} \tag{5.73}$$

$P_{(B)}$: Trefferpunkte über der Bezugsfläche
$P_{(x)}$: Trefferpunkte über den Anschnitten des Strukturelementes x
$I_{(x)}$: Anzahl Durchstoßpunkte durch die äußere Begrenzung der Anschnitte des Strukturelementes x
d: Testpunktabstand
K_1: Lineare Rasterkonstante (s. Tabelle 3.11)
m: Vergrößerung.

5.3.4 Formindex für „tight junctions" der Gallekapillaren

Die „tight junctions" der Gallekapillaren sind im physiologischen Zustand undurchlässig (Goodenough u. Revel 1970), verlieren aber diese Eigenschaft nach Gallegangsligatur (Metz et al. 1977).

In den Abb. 5.13 und 5.14[1] sind „tight junctions" dargestellt. Die Frage lautet, ob und in welchem Ausmaß zwischen beiden Bildern ein Formunterschied der „tight junctions" besteht. Zur Beantwortung müssen die „junctions" quantifiziert werden. Humbert et al. (1976) bestimmten als quantitativen Parameter die Umfangdichte $B_{A(x/B)}$, Koga u. Todo (1978) und Lagarde et al. (1981) maßen die Breite der „tight junctions" und Ernst et al. (1981) die Längendichte ($L_{V(x/B)}$) der geschlossenen und die Oberflächendichte $S_{V(x/B)}$ aller „junctions".

Morphologische Zeichen pathologischer Veränderungen der „tight junctions" sind:

1) Aufsplitterung und Verlust und
2) Störung der Orientierung in der Fläche.

In unserem Modell zur Quantifizierung der „tight junctions" unterscheiden wir demzufolge zwischen einem Öffnungsmaß und einem Anisotropiemaß.

---

[1] Ich danke Herrn Dr. Landmann, Institut für Anatomie der Universität Basel, für die Abbildungen

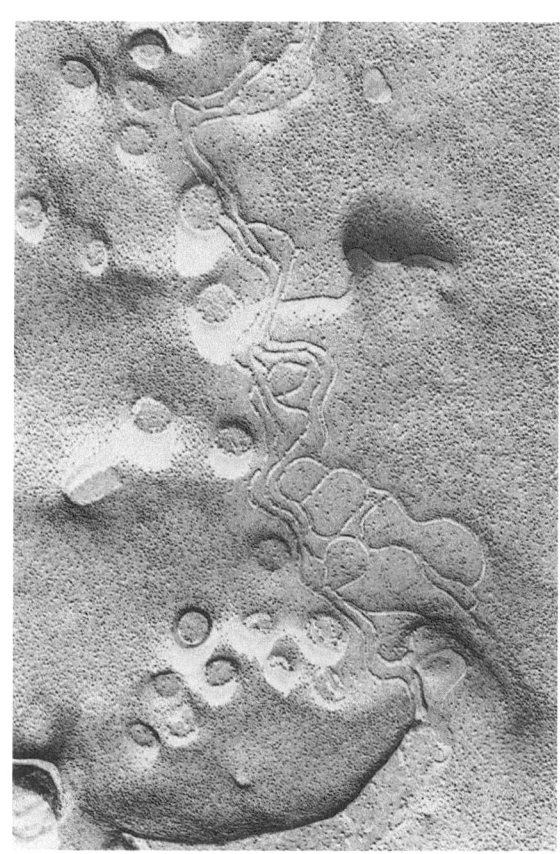

Abb. 5.13. „Tight junctions" von Hepatozyten (Vergr. 42120:1)

Als Öffnungsmaß definierten wir den Parameter O:

$$O = 4\frac{\sum N_{(c)}}{\sum P_{(B)}} + \frac{\sum N_{(0)}}{\sum P_{(B)}} \qquad (5.74)$$

$N_{(c)}$: Anzahl geschlossener „tight junctions" (Abb. 5.15a)

$N_{(o)}$: Anzahl offener „tight junctions" (Abb. 5.15b–d)

$P_{(B)}$: Anzahl Testpunkte eines quadratischen Testrasters über der Bezugsfläche. Die Bezugsfläche wird durch die beiden Parallelen, die die „tight junctions" tangential begrenzen, und den Gesichtsfeldrand gebildet.

Als Anisotropiemaß (s. auch 3.4) bezeichneten wir den Parameter T:

$$T = \frac{2\dfrac{\sum I_{(45°)}}{\sum P_{(B)}} + 3\dfrac{\sum I_{(90°)}}{\sum P_{(B)}}}{\dfrac{\sum I_{(0°)}}{\sum P_{(B)}}} \qquad (5.75)$$

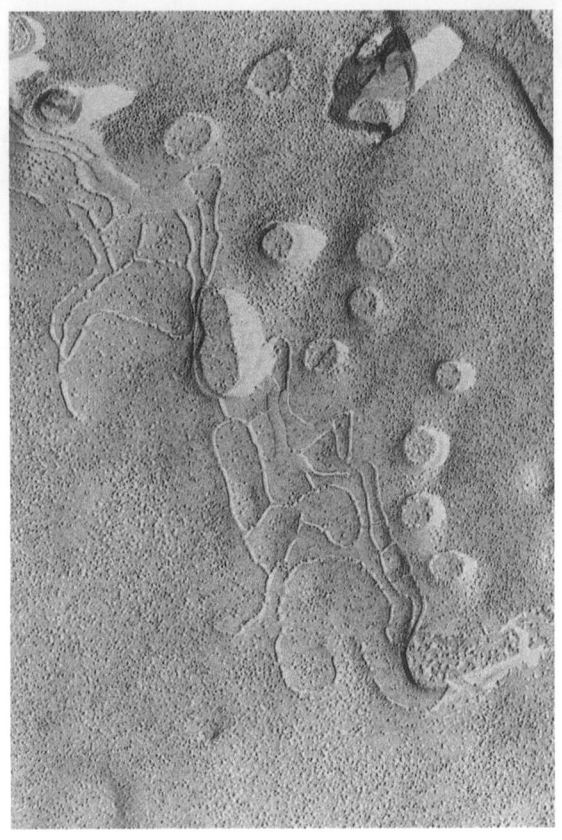

Abb. 5.14. „Tight junctions" von Hepatozyten (Vergr. 42120:1)

oder

$$T = \frac{2\sum I_{(45°)} + 3\sum I_{(90°)}}{\sum I_{(0°)}} \tag{5.76}$$

$I_{(0°)}$: Anzahl Durchstoßpunkte zwischen „tight junctions" und den Testlinien, die parallel zur Hauptrichtung der „junctions" verlaufen.

$I_{(90°)}$: Anzahl Durchstoßpunkte zwischen „tight junctions" und den Testlinien, die senkrecht zur Hauptrichtung der „junctions" verlaufen.

$I_{(45°)}$: Anzahl Durchstoßpunkte zwischen „tight junctions" und den Testlinien, die 45° geneigt zur Hauptrichtung der „junctions" verlaufen.

Als zusätzlichen Parameter der Anisotropie verwenden wir K* [s. Gl. (3.19) und Abb. 3.10].

Beispiel: In Abb. 5.15a–d sind 4 Felder mit „tight junctions" schematisch dargestellt. Abb. 5.15a gibt normale Verhältnisse wieder; in den Abb. 5.15b–d liegen pathologische Veränderungen vor: praktisch sämtliche „tight junctions" sind geöffnet. Die Resultate unserer Analysen sind in Tabelle 5.7 zusammengefaßt. (Wir verwendeten einen quadratischen Testrater mit 100 Punkten, dessen Fläche identisch war mit den dargestellten Gesichtsfeldern.)

Unsere Befunde lassen folgende *Schlüsse* zu:

1) Die beiden Parameter O und T ermöglichen eine Quantifizierung der Lockerung und Orientierungsreduktion der „tight junctions".
2) Eine Kombination beider Parameter durch Multiplikation gestattet Aussagen über den Schweregrad der Gesamtveränderung und eine Rangierung.
3) Eine Rangierung der beiden Parameter $O \cdot T$ und $O \cdot K^*$ gibt eine identische Reihenfolge der Testbilder, wie sie in Abb. 5.15 a–d angeordnet ist.
4) Der Schweregrad der Lockerung oder Öffnung der „tight junctions" nimmt in der Reihenfolge der Testbilder zu
5) Die beiden Parameter K^* und T führen am Untersuchungsmodell zu identischen Resultaten.

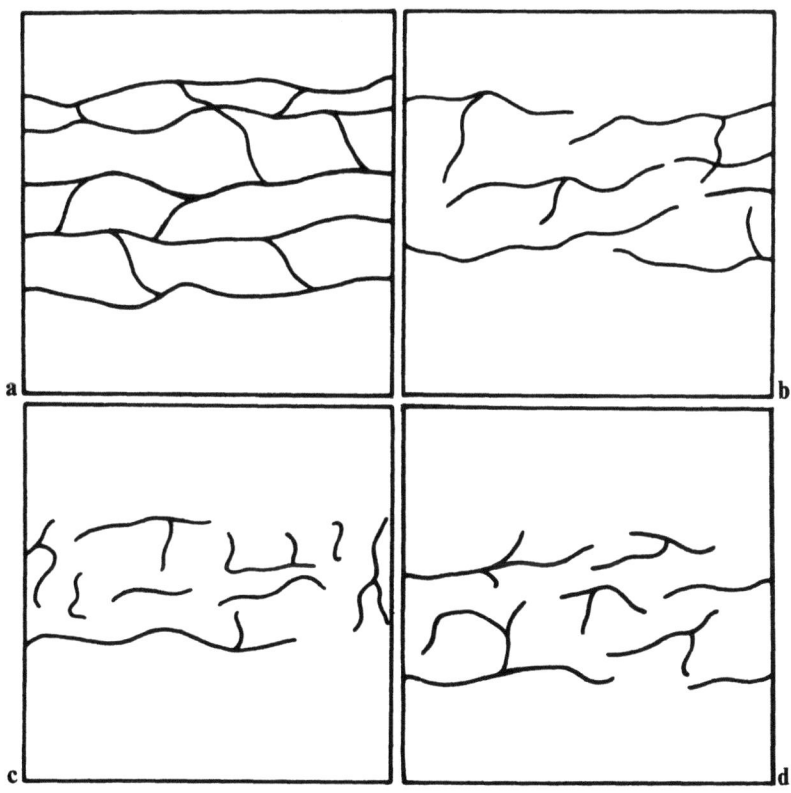

Abb. 5.15. **a** Schema: Geschlossene „tight junctions". **b–d** Schema: Offene „tight junctions"

Tabelle 5.7. Quantifizierung von „tight junctions". O Öffnungsmaß [s. Gl. (5.74)]; T Anisotropiemaß [s. Gl. (5.75)]; K^* Orientierungsfaktor [s. Gl. (3.19)]

Abb. 5.15	O	T	K*	O·T	O·K*	O + K*
a	1,13	13,4	1,5	15,2	1,70	2,63
b	0,43	8,1	0,9	3,5	0,39	1,33
c	0,34	9,6	1,1	3,2	0,37	1,44
d	0,24	8,6	1,0	2,1	0,24	1,24

5.3.5 Numerische Oberflächendichte $N_{S(x/B)}$

Die numerische Oberflächendichte ist definiert als Anzahl Strukturelemente $N_{(x)}$ pro Maßeinheit einer Oberfläche [$S_{(B)}$ (z. B. Anzahl Desmosomen/1 μm^2 Zelloberfläche)].

Pauli et al. (1978 b) verwenden zur Bestimmung von $N_{S(x/B)}$ folgendes Verfahren:

1) Berechnung der Oberflächendichte der Desmosomen:

$$S_{V(Des/B)} = \frac{\sum I_{(Des)}}{\sum P_{(B)}} \cdot \frac{2 \cdot m}{d \cdot K_1} \tag{5.77}$$

$I_{(Des)}$: Anzahl Durchstoßpunkte der Testlinien des Rasters durch die Desmosomenanschnitte

$P_{(B)}$: Trefferpunkte über Anschnitten der Bezugsfläche

m: Vergrößerung

d: Testpunktabstand

K_1: Lineare Rasterkonstante (s. Tabelle 3.11).

2) Berechnung der Oberflächendichte der Zellmembranen:

$$S_{V(Cell/B)} = \frac{\sum I_{(Cell)}}{\sum P_{(B)}} \cdot \frac{2 \cdot m}{d \cdot K_1} \tag{5.78}$$

$I_{(Cell)}$: Anzahl Durchstoßpunkte der Testlinien des Rasters durch die Zellmembranen.

3) Berechnung der numerischen Flächendichte der Desmosomen aus dem Anteil der Desmosomenoberfläche an der Zelloberfläche und der mittleren Oberfläche der Desmosomen. Die mittlere Desmosomenoberfläche kann aus dem im Anschnitt gemessenen Desmosomendurchmesser ($\tilde{D}$) berechnet werden unter der Annahme, daß Desmosomen kreisförmig sind:

$$N_{S(Des/Cell)} = \frac{S_{V(Des/B)}}{S_{V(Cell/B)}} \cdot \frac{1}{(\tilde{D}/2)^2 \cdot \pi} \tag{5.79 a}$$

$$= \frac{S_{(Des)}}{S_{(Cell)}} \cdot \frac{1}{(\tilde{D}/2)^2 \cdot \pi} = \frac{\sum I_{(Des)}}{\sum I_{(Cell)}} \cdot \frac{1}{(\tilde{D}/2)^2 \cdot \pi} \tag{5.79 b}$$

Nach Giger u. Riedwyl (1970) kann $\bar{D}$ für kreisförmige Flächen aus dem mittleren gemessenen Durchmesser ($\bar{d}$) berechnet werden:

$$\bar{D}_{(x)} = \frac{4}{\pi} \cdot \bar{d}_{(x)} \qquad (5.80)$$

Für Gl. (5.79) resultiert allgemein formuliert:

$$N_{S(x/B)} = \frac{\sum I_{(x)}}{\sum I_{(B)}} \cdot \frac{\pi}{4 \cdot [\bar{d}_{(x)}]^2} \qquad (5.81)$$

$\bar{d}_{(x)}$: Mittlerer gemessener Durchmesser des Strukturelementes x.

Mayhew (1979 b) schlägt eine andere Methode vor. Er geht von der stereologischen Definition des Parameters $N_{S(x/B)}$ aus:

$$N_{S(x/B)} = \frac{N_{V(x/C)}}{S_{V(B/C)}} = \frac{N_{(x)}}{S_{(B)}} \qquad (5.82)$$

Für die Bestimmung von $N_{V(x/C)}$ verwendet er Gl. (5.32), so daß Gl. (5.82) – unter Berücksichtigung von Gl. (5.80) – lautet:

$$N_{S(x/B)} = \frac{\sum N_{(x)}}{\sum I_{(B)}} \cdot \frac{K_1 \cdot m^2}{K_2 \cdot d} \cdot \frac{\pi}{4\bar{d}_{(x)}} \cdot \frac{1}{\gamma_1} \qquad (5.83)$$

K_1: Lineare Rasterkonstante (s. Tabelle 3.11)
K_2: Flächenbezogene Rasterkonstante (s. Tabelle 3.11)
d: Testpunktabstand
$\bar{d}_{(x)}$: Mittlerer gemessener Durchmesser des Strukturelementes x (ohne Berücksichtigung der Vergrößerung)
$N_{(x)}$: Anzahl Anschnitte des Srukturelementes x
$I_{(B)}$: Anzahl Durchstoßpunkte zwischen den Testlinien des Rasters und dem Bezugskompartiment
m: Vergrößerung.

In der zitierten Arbeit veröffentlichte Mayhew (1979 b) weitere Kombinationsparameter, die in der praktischen Stereologie wertvolle Hilfsmittel zur Quantifizierung morphologischer Befunde darstellen.

5.4 Parameter der einzelnen Partikel

Die wichtigsten Partikelparameter sind:

- Anschnittsfläche
- Durchmesser und Sehnenlängen
- Volumen
- Oberfläche
- Formfaktor.

5.4.1 Mittlere Anschnittsfläche $\bar{a}_{(x)}$ oder $\bar{A}_{(x)}$

Die mittlere Anschnittsfläche eines Partikels x $(\bar{a}_{(x)})$ kann stereologisch bestimmt werden durch Multiplikation der Anzahl Trefferpunkte über den Partikelanschnitten mit d^2 (Testpunktabstand) und K_2 (s. Tabelle 3.11) sowie anschließender Division durch die Anzahl Anschnitte, die analysiert wurden:

$$\bar{a}_{(x)} = \frac{\sum P_{(x)} \cdot d^2 \cdot K_2}{\sum N_{(x)} \cdot m^2} \qquad (5.84)$$

$P_{(x)}$: Trefferpunkte über den Partikelanschnitten
$N_{(x)}$: Anzahl Partikelanschnitte
m: Vergrößerung.

Mit semi- oder vollautomatischen Bildanalysegeräten ist eine direkte Planimetrie möglich. Handelt es sich bei den Partikeln um Kugeln, kann aus der Verteilung der Anschnittsflächen die Anzahl und Größenklassenverteilung berechnet werden (Bach 1967; Underwood 1968).

5.4.2 Mittlere Durchmesser und Sehnenlängen (Tabelle 5.8)

Die Berechnungsformeln für die einzelnen Durchmesser und die mittlere Sehnenlänge sind in Tabelle 5.8 aufgeführt. Tabelle 5.9 gibt zusammenfas-

Tabelle 5.8. Mittlere Durchmesser und mittlere Sehnenlängen: Berechnungsmöglichkeiten. $\bar{a}$ Mittlere Partikelanschnittsfläche; $\bar{b}$ mittlerer Umfang der Partikelanschnitte; $\bar{d}$ mittlerer gemessener Durchmesser; ea „equal area"

Begriff	Gleichungen	Autoren	Gleichung Nr.
Mittlerer Kaliberdurchmesser	$\bar{d}_c = \dfrac{\bar{b}}{\pi}$	Tomkeieff (1945) Walton (1948)	(5.85)
Kreisflächenbezogener Durchmesser	$\bar{d}_{ea} = \sqrt{\dfrac{4\,\bar{a}}{\pi}}$	Mayhew (1979 a)	(5.86)
Mittlerer korrigierter Kugelanschnittsdurchmesser	$\bar{D} = \dfrac{4}{\pi}\bar{d}$	Giger u. Riedwyl (1970) Baetens et al. (1976)	(5.87)
Mittlere Sehnenlänge	$\bar{l} = \pi \cdot \dfrac{\bar{a}}{\bar{b}}$	Tomkeieff (1945) Underwood (1968)	(5.88)
	oder		
	$\bar{l} = \dfrac{\bar{a}}{\bar{d}_c}$	Crofton (1885)	(5.89)
Mittlerer Kerndurchmesser	$\bar{D} = \sqrt{\dfrac{6 \cdot \bar{a}}{\pi}}$	Mayhew (1979 a)	(5.90)

Tabelle 5.9. Literaturüberblick: Berechnung von Durchmessern aus Anschnittsverteilungen, numerischen Volumen- und Längendichten sowie Membrandicken aus Sehnenlängen und Durchmessern. $N_{L(x/B)}$ Numerische Längendichte: Anzahl Partikelanschnitte bezogen auf eine Einheitslänge $L_{(B)}$

Objekt	Autoren
Berechnung eines mittleren Profil-flächendurchmessers aus der Profil-flächenverteilung	Wicksell (1925) Saltykov (1945) Giger u. Riedwyl (1970) Hennig u. Elias (1970) Cruz-Orive (1978)
$N_{V(x/B)} = f(\bar{d})$	Bach (1967) Underwood (1968) De Hoff u. Rhines (1961)
$N_{L(x/B)} = f(\bar{l})$	Lord u. Willis (1951)
$N_{V(x/B)} = f[N_{L(x/B)}]$	Hilliard (1968)
Membrandicke $= f(\bar{l})$	Gundersen et al. (1978) Cruz-Orive (1979)

send einen Überblick über die Literatur, die die Berechnung von Durchmessern aus Anschnittsverteilungen, numerischen Volumen- und Längendichten sowie Membrandicken aus Sehnenlängen und Durchmessern zum Gegenstand hat.

Für die Berechnung des mittleren Durchmessers eignet sich unseres Erachtens die von Giger u. Riedwyl (1970) vorgeschlagene Methode am besten. Damit ist auch eine einfache und gute Schätzung der Standardabweichung des mittleren Durchmessers möglich:

$$SD \approx \frac{d_{(max)} - \bar{D}}{3} \tag{5.91}$$

Diese Standardabweichung wird benötigt für die Bestimmung der Verteilungskonstanten K der Partikelanschnittdurchmesser zur Berechnung der numerischen Volumendichte nach Weibel u. Gomez (1962) [s. Gl. (5.27)].

Suwa u. Takahashi (1971) berechneten den Radius (r) und die Wanddicke (D) orthogonaler Arterienquerschnitte aus der Länge der Membrana elastica interna $L_{(MEI)}$ im Querschnitt und der Anschnittsfläche der Arterienwand $A_{(W)}$:

$$r = \frac{A_{(W)}}{\sqrt{[L_{(MEI)}]^2 + 4\pi A_{(W)}} - L_{(MEI)}} \tag{5.92}$$

$$D = \frac{\sqrt{[L_{(MEI)}]^2 + 4\pi A_{(W)}} - L_{(MEI)}}{2\pi} \tag{5.93}$$

5.4.3 Mittleres Volumen $\bar{V}_{(x)}$

Das mittlere Volumen eines Partikels kann aus der eigentlichen und numerischen Volumendichte des Partikels berechnet werden:

$$\bar{V}_{(x)} = \frac{V_{V(x/B)}}{N_{V(x/B)}} \tag{5.94}$$

Neben dieser Möglichkeit bieten sich andere stereometrische Methoden
an. Schade u. van Harreveld (1961) berechneten das mittlere Volumen von
Ganglienzellen $\bar{V}_{(GA)}$, indem sie Serienschnitte herstellten, die Fläche der
Ganglienzellenanschnitte ($a_{(GA)}$) maßen, diese mit der Schnittdicke (t) multi-
plizierten und diese Teilvolumina summierten:

$$\bar{V}_{(GA)} = \sum_{i=1}^{n} a_{(GA)i} \cdot t_i \tag{5.95}$$

In neuroanatomischen und -pathologischen Arbeiten werden mittlere Zell-
volumina oft aus mittleren Achsen, Anschnittsflächen oder Radien berechnet. Einen Überblick über die verwendeten Gleichungen gibt Tabelle 5.10.

Fritsch (1975) schlägt als weitere Berechnungsvariante des mittleren
Volumens eines Partikels x Gl. (5.96) vor:

$$\bar{V}_{(x)} = \sqrt{\frac{\bar{P}_{(x)}^3}{\pi}} \cdot \frac{d^3}{m^3} \cdot \frac{4}{3} \tag{5.96}$$

$\bar{P}_{(x)}$: Mittlere Anzahl Trefferpunkte pro Anschnittsfläche der Partikel x
d: Testpunktabstand des Rasters
m: Vergrößerung.

Tabelle 5.10. Literaturüberblick: Berechnung des Volumens
eines Partikels aus den Durchmessern a und b der Anschnitts-
fläche. $\bar{A}$ Mittlere Anschnittsfläche; $\bar{r}$ mittlerer Radius; a größter Durchmesser der Partikelanschnitte; b senkrecht zu a
stehender größter Durchmesser

$\bar{V}_{(x)}$	Autoren
$\pi/6 \cdot a \cdot b^2$	Bok (1934); Löw et al. (1973)
$\pi/6 \cdot a^2 \cdot b$	Hodes et al. (1949)
$\pi/48 \cdot (a + b)^3$	Giacobini (1959)
$\pi/6 \cdot a \cdot b \sqrt{ab}$	Schade u. van Harreveld (1961)
$\pi/6 \cdot a \cdot b \sqrt{a^2 - b^2}$	Schade u. van Harreveld (1961)
$\pi/12 \cdot b^2 \cdot a$	Haug (1958)
$\pi/6 \cdot a \cdot b [(a + b)/2]$	Micklewright et al. (1953)
$2\bar{A} \cdot \bar{r}$	Fullman (1953)

5.4.4 Mittlere Oberfläche $\bar{S}_{(x)}$

Die mittlere Oberfläche eines Partikels x kann wie das mittlere Volumen über die numerische Volumendichte bestimmt werden:

$$\bar{S}_{(x)} = \frac{S_{V(x/B)}}{N_{V(x/B)}} \tag{5.97}$$

oder aus der Anzahl Durchstoßpunkte (Fritsch 1975):

$$\bar{S}_{(x)} = \frac{\pi}{4} \cdot \bar{I}_{(x)}^2 \cdot \frac{d^2}{m^2} \tag{5.98}$$

$\bar{I}_{(x)}$: Mittlere Anzahl Durchstoßpunkte durch die äußere Begrenzung der einzelnen Partikelanschnitte.

5.4.5 Formfaktor

Die quantitative Erfassung der Form einer Struktur hat vor allem in der Zytologie an Bedeutung gewonnen. Dank elektronischer Hilfsmittel lassen sich die verschiedenen „Formfaktoren", die verwendet werden, ohne allzu großen Aufwand bestimmen. Tabelle 5.11 gibt einen Überblick über die Parameter, die Aussagen über die Form von Strukturen zulassen. Herleitung, besondere Bedeutung und Eigenschaften der einzelnen Meßgrößen sind in den zitierten Arbeiten ausführlich dargestellt.

In den eigenen Untersuchungen arbeiten wir nur mit dem Formfaktor nach Saltykov (1945). Die Definition dieses Formfaktors ist in 3.2 gegeben. $F_{(x)}$ kann Werte zwischen 1,0 und 0 annehmen. Für kreisrunde Strukturanschnitte beträgt $F_{(x)} = 1,0$. Ist $F_{(x)}$ kleiner als 1,0, ist der analysierte Strukturanschnitt nicht kreisrund; er kann ellipsenförmig oder beliebig ein- oder ausgebuchtet (deformiert) sein. Von einem Formfaktor $F_{(x)}$, der weniger als 1,0 beträgt, kann nicht direkt auf eine Deformation der angeschnittenen Struktur geschlossen werden, da ellipsenförmige Anschnitte beispielsweise durch schräg zur Längsachse von intakten Zylindern gelegene Schnittebenen zustandekommen (Abb. 5.16).

Um zu entscheiden, ob schräge Anschnitte von Strukturen, die im Querschnitt nicht deformiert sind, oder Anschnitte deformierter Strukturen vorliegen, muß der Formfaktor $F_{(x)}$ mit dem Achsenverhältnis $b_{(x)}/a_{(x)}$ des Strukturanschnittes verglichen werden ($a_{(x)}$: größter Durchmesser; $b_{(x)}$: größter, senkrecht auf a stehender Durchmesser).

Zwischen $F_{(x)}$, $a_{(x)}$ und $b_{(x)}$ orthogonaler oder schräger Anschnitte durch nichtdeformierte zylindrische Strukturen gilt die in Gl. (5.99) dargestellte Beziehung:

$$F_{(x)} = 2\,\frac{a_{(x)} \cdot b_{(x)}}{a_{(x)}^2 + b_{(x)}^2} \tag{5.99}$$

Tabelle 5.11. Übersicht über die verschiedenen „Formfaktoren"

Parameter	Bezeichnung	Wert für einen kreisförmigen Strukturanschnitt	Autoren	Abkürzungen
Formfaktor	$4\pi \dfrac{A}{C^2}$ $F_{(x)}$ oder P2A	1,00	Saltykov (1945)	A: Anschnittsfläche C: Umfang des Anschnittes
Formfaktor	$\dfrac{C^2}{A}$ –	12,57	Bacus u. Gose (1972) Renau-Piqueras et al. (1978) Anton u. Thelen (1979)	
Circumference ratio	$\dfrac{C^2}{4\pi \cdot A}$ CR	1,00	De Campos Vidal et al. (1973) Kiefer et al. (1974)	
Nuclear contour Index	$\dfrac{C}{\sqrt{A}}$ NCI	3,55	Schrek (1972) Litovitz u. Lutzner (1974) Van der Loo et al. (1980) Meijer et al. (1980) Van der Loo et al. (1981)	
Integrierte mittlere Oberflächenkurvatur	$\dfrac{\sum P_{(x)} \cdot \sum N_{(x)} \cdot (K_1)^2}{[\sum I_{(x)}]^2 \cdot K_2}$ R	–	De Hoff (1980)	$P_{(x)}$: Trefferpunkte über den Strukturanschnitten $N_{(x)}$: Anzahl Strukturanschnitte $I_{(x)}$: Durchstoßpunkte durch die Strukturanschnitte

Formfaktor				
Formfaktor	$\dfrac{2[\sum I_{(x)}]^2}{3\pi\,V_{V(x/B)} \cdot \sum N_{(x)}}$	F*	–	Baak et al. (1981a)
Formfaktor	–	ϱ	1,00	Takahashi u. Matsumoto (1980); (s. 5.2.7)
Total convex deficiency	–	TCD	–	Cambier u. Wheeless (1978)
Mean convex deficiency	–	MCD	–	
Relative perimeter spacing	–	RPS	–	
Average square distance	$\dfrac{2\pi}{A}\sum d_{(i)}^2$	AD^2	1,00	De Campos Vidal et al. (1973); Kiefer et al. (1974)
Bending energy	–	BEN	1,00	Young et al. (1974) Bowie u. Young (1977)
Normalized mean absolute curvature	–	NMAC	1,00	Bowie u. Young (1977)

K_1: Lineare Rasterkonstante (s. Tabelle 3.11)
K_2: Flächenbezogene Rasterkonstante (s. Tabelle 3.11)
$d_{(i)}$: Euklidischer Abstand

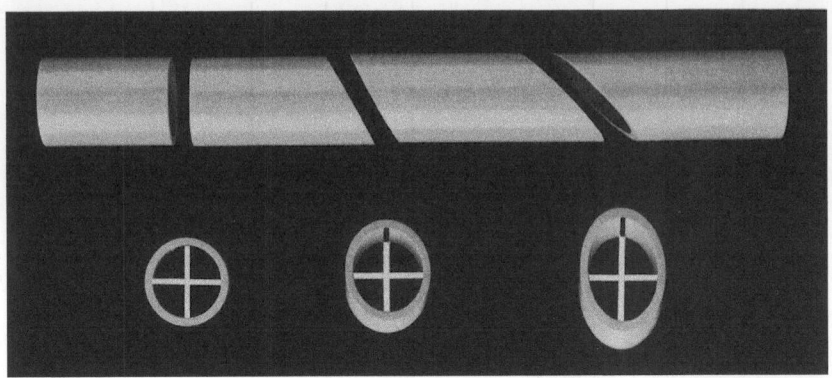

Abb. 5.16. Abhängigkeit der Form der Anschnittsfläche von der Lage der Schnittebenen durch Hohlzylinder

Gl. (5.99) resultiert, wenn die folgenden Gl. (5.100) und (5.101) in Gl. (3.1) eingesetzt werden:

$$C_{(x)} \approx 2\pi \sqrt{\frac{a_{(x)}^2 + b_{(x)}^2}{2}} \qquad (5.100)$$

$C_{(x)}$: Umfang der ellipsenförmigen Anschnitte nichtdeformierter Zylinder.

$$A_{(x)} = \pi \cdot a_{(x)} \cdot b_{(x)} \qquad (5.101)$$

$A_{(x)}$: Fläche der ellipsenförmigen Anschnitte nichtdeformierter Zylinder.

Die gesuchte Funktion $F_{(x)} = f[b_{(x)}/a_{(x)}]$ kann – wie folgt – hergeleitet werden:

$$u = b_{(x)}/a_{(x)} \qquad (5.102\,a)$$

$$b_{(x)} = u \cdot a_{(x)} \qquad (5.102\,b)$$

Wird Gl. (5.102 b) in Gl. (5.99) eingesetzt, resultiert:

$$F_{(x)} = 2\frac{a_{(x)}^2 \cdot u}{a_{(x)}^2 + [a_{(x)} \cdot u]^2} \qquad (5.103\,a)$$

$$F_{(x)} = 2\frac{u}{1 + u^2} \qquad (5.103\,b)$$

Gl. (5.103 b) ist in Abb. 5.17 mit einem Vertrauensbereich von $\pm\,0{,}1\,F_{(x)}$ (10 % der in Abhängigkeit von u resultierenden F-Werte) graphisch dargestellt. Liegt ein Punkt mit der x-Koordinate $b_{(x)}/a_{(x)}$ und der y-Koordinate $F_{(x)}$ außerhalb dieses Vertrauensbereiches, ist die Struktur, deren Anschnitt analysiert wurde, als deformiert zu betrachten; liegt der Punkt auf der Kurve der

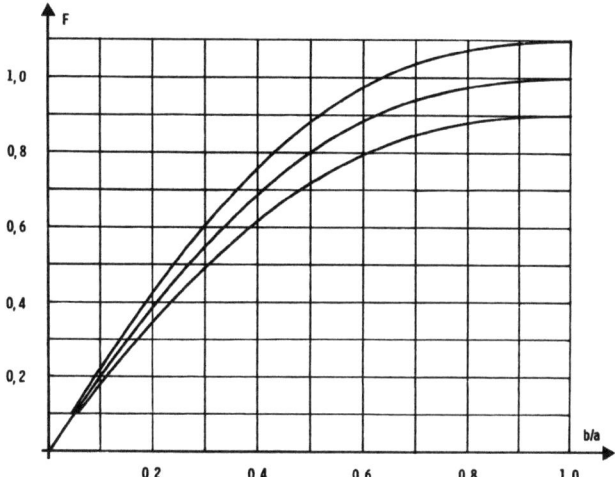

Abb. 5.17. Normogramm für die Beziehung zwischen Formfaktor F und dem Quotienten b/a (s. Text)

Funktion $F_{(x)} = f[b_{(x)}/a_{(x)}]$ oder in deren Vertrauensbereich, ist die Struktur nicht deformiert. Ein mögliches Maß der Deformation ist die Abweichung der bei einem bestimmten Achsenverhältnis $b_{(x)}/a_{(x)}$ gemessenen $\hat{F}_{(x)}$- Werte von den theoretisch für nichtdeformierte Strukturen erwarteten $F_{(x)}$-Werten.

Beispiel: Die Frage lautet, ob bei Patienten, die an einem „small airways disease" (Thurlbeck 1979) leiden, die Bronchiolen mit einem Durchmesser a ⩽ 2 mm deformiert sind oder nicht. Zur Beantwortung wird der Formfaktor F berechnet und das Achsenverhältnis b/a ermittelt. Die Resultate der einzelnen Bronchiolen sind in Abb. 5.18 aufgetragen. Beträgt F = 0,55 und b/a = 0,30 dürfte der Anschnitt eines nicht deformierten, schräg getroffenen Bronchiolus vorliegen. Beträgt aber F = 0,55 und b/a 0,60, muß es sich um einen Anschnitt eines deformierten Bronchiolus handeln.

In verschiedenen Untersuchungen (Zimmermann 1982) bestimmten wir den Formfaktor F mit 2 Methoden:

1) Stereologische Berechnung aus den Trefferpunkten über den Strukturanschnitten $[\sum P_{(x)}]$ und den Durchstoßpunkten durch die Begrenzung der Strukturanschnitte $[\sum I_{(x)}]$. Mit den Trefferpunkten können Fläche und Flächendichte, mit den Durchstoßpunkten die Umfangdichte berechnet werden [s. Gl. (3.3)].
2) Semiautomatische Messung mit einem APPLE II Micro-Computer und selber entwickeltem Spezialprogramm MORPHO.

Zwischen den beiden Methoden stellten wir Abweichungen der F-Werte bis zu 27% fest.

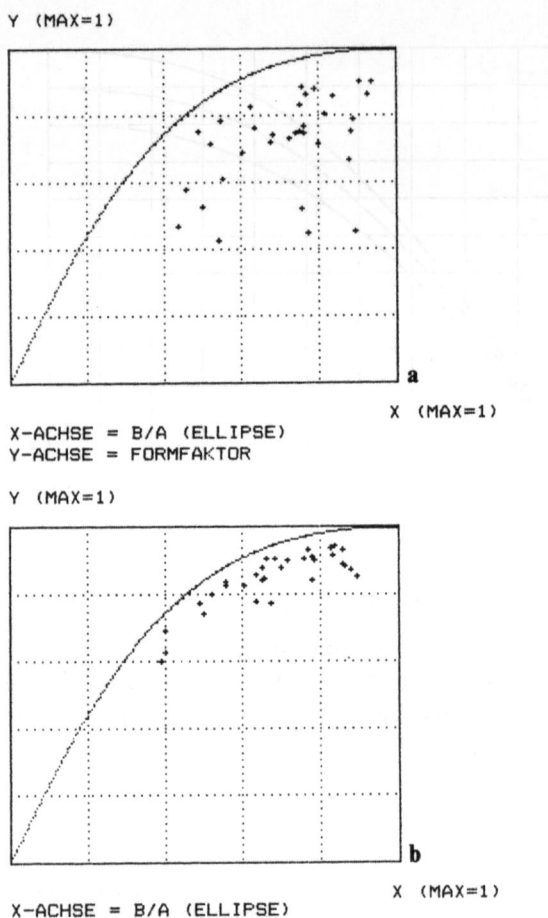

Abb. 5.18 a, b. Formfaktoren F der Bronchiolen **a** eines gesunden Probanden, **b** eines Patienten mit „small airways disease" in Abhängigkeit des Quotienten b/a

Das semiautomatische Verfahren ist unseres Erachtens dem stereologischen aus folgenden Gründen vorzuziehen:

1) Die Parameter der semiautomatischen Messungen streuen weniger stark: deren Variationskoeffizienten sind kleiner als jene der stereologischen Messungen.

2) Das semiautomatische Verfahren ist bedeutend weniger zeitaufwendig.

3) Die Resultate der stereologischen Berechnungen können mit einem Fehler behaftet sein, der auf der indirekten Schätzung von Anschnittsfläche und Umfang durch Treffer- und Durchstoßpunkte beruht und durch die Testrasterqualität beeinflußt wird.

Die Bedingungen, die ein Testraster bei Verwendung der ersten Methode erfüllen muß, sind in 3.8 aufgezählt.

5.5. Aspekte der Berechnung stereologischer Parameter bei Stichprobenanalysen mit mehreren Referenzgrößen und/oder Vergrößerungsstufen

In stereologischen Untersuchungen kann es erforderlich sein, die Parameter auf verschiedene Referenzgrößen zu beziehen. Dies ist besonders dann der Fall, wenn die Analyse mehrere Vergrößerungsstufen umfaßt (Mehrstufen-Sampling) und die einzelnen Stufen neue Referenzgrößen darstellen.

Beispiel: In Abb. 5.19 ist ein Berechnungsmodell mit 3 Kompartimenten graphisch dargestellt. Die Referenzkompartimente ($B_1 - B_3$) sind: Lungengewebe (inklusive Pleura und knorpelhaltige Bronchien): „Lunge"; Lungenparenchym ohne Pleura und knorpelhaltige Bronchien: „Resp. Gewebe 1" (RSP 1); und Lungenparenchym ohne Bindegewebe und Gefäße: „Resp. Gewebe 2" (RSP 2). Der Volumenanteil der Alveolarsepten (ALS) in den 3 erwähnten Referenzkompartimenten betrage: $V_{V(ALS/LUNGE)} = 0,100$, $V_{V(ALS/RSP1)} = 0,120$, $V_{V(ALS/RSP2)} = 0,150$.

Die einzelnen Bezugskompartimente stehen in einer definierten Abhängigkeit zueinander oder sind – anders ausgedrückt – hierarchisch geordnet: Es kann demzufolge unterschieden werden zwischen Bezugsgröße 1. Ordnung („Lunge"), 2. Ordnung („Resp. Gewebe 1") und 3. Ordnung („Resp. Gewebe 2").

Die stereologischen Parameter (Volumen-, Oberflächen- und numerische Volumendichten), die auf eine Referenzgröße beliebiger Ordnung bezogen worden sind, können auf andere Referenzgrößen umgerechnet werden. Das gleiche gilt für stereologische Parameter verschiedener Vergrößerungsstufen. Das Umrechnungsverfahren hängt davon ab, ob die Parameter von einer Bezugsgröße höherer Ordnung in eine solche niedrigerer Ordnung transformiert werden oder umgekehrt. Für Transformationen von einer niedrigeren

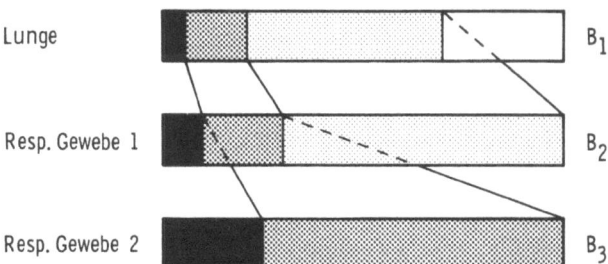

Abb. 5.19. Zusammenhang zwischen verschiedenen Referenzkompartimenten der Lunge

zu einer höheren Ordnung gilt folgende Beziehung:

$$Y_{V(x/B,\,n+1)} = Y_{V(x/B,\,n)} \frac{\sum P_{(B,\,n)}}{\sum P_{(B,\,n+i)}} \tag{5.104}$$

B, n: Bezugsgröße n-ter Ordnung
B, n + 1: Bezugsgröße der Ordnung n + i.

Die Richtigkeit von Gl. (5.104) ist aus den Beziehungen (5.105) bis (5.107) ersichtlich:

$$Y_{V(x/B,\,n)} \cdot x = Y_{V(x/B,\,n+i)} \tag{5.105}$$

$$\frac{Y_{(x)}}{V_{(B,\,n)}} \cdot x = \frac{Y_{(x)}}{V_{(B,\,n+i)}} \tag{5.106}$$

$$x = \frac{V_{(B,\,n)}}{V_{(B,\,n+i)}} = \frac{\sum P_{(B,\,n)}}{\sum P_{(B,\,n+i)}} \tag{5.107}$$

Für Transformationen von einer Bezugsgröße höherer zu einer niedrigerer Ordnung gilt Gl. (5.108):

$$Y_{Y(x/B,\,n-i)} = Y_{V(x/B,\,n)} \cdot \frac{\sum P_{(B,\,n)}}{\sum P_{(B,\,n-i)}} \tag{5.108}$$

Beispiel: Gesucht wird der Volumenanteil der Alveolarsepten pro respiratorisches Gewebe 2; bekannt ist derjenige pro Lunge (s. oben). Die Trefferpunkte über den Anschnittsflächen der Kompartimente „Lunge" und „Respiratorisches Gewebe 2" betragen: $\sum P_{(LUNGE)} = 9859$, $\sum P_{(RSP2)} = 6573$. Aus diesen Elementen kann der gesuchte Volumenanteil der Alveolarsepten pro respiratorisches Gewebe 2 nach Gl. (5.104) berechnet werden: „Lunge" entspricht der Bezugsgröße 1., „Resp. Gewebe 2 (RSP 2)" der Bezugsgröße 3. Ordnung [n in Gl. (5.104) ist = 1, n + i = 3]:

$$V_{V(ALS/RSP2)} = 0,100 \cdot \frac{9859}{6573} = 0,150 \tag{5.109}$$

Die Faktoren, die für Umrechnungen an diesem Besipiel benötigt werden, sind in Tabelle 5.12 schematisch zusammengestellt.

Das dargestellte Umrechnungsverfahren setzt voraus, daß die Trefferpunkte über den Kompartimenten, die als Bezugsgrößen in Frage kommen, bekannt sind.

Ein weiteres, praktisch bedeutungsvolles, jedoch eher seltenes Berechnungsproblem stellt sich dann, wenn verschiedene Kompartimente mit verschiedenen Rastern ausgewertet werden. Unter diesen Umständen sind die Trefferpunkte mathematisch nicht identisch gewichtet und direkt miteinander vergleichbar.

Beispiel: Die Anzahl Trefferpunkte über Bronchiolenanschnitten werden mit einem groben Raster ($P_{(T)g}$) der Fläche $A_{(T)g}$ bestimmt. Für das Zählen der Trefferpunkte über der glatten Muskulatur der Bronchiolen wird ein feinerer Testraster verwendet ($P_{(T)f}$, $A_{(T)f}$). Die Flächen beider Raster seien verschieden groß. Bei der Berechnung

Tabelle 5.12. Zusammenhang zwischen Umrechnungsfaktoren und Trefferpunkt-summen über den Anschnitten der entsprechenden Bezugskompartimente (s. Text)

Bezugsvolumina	Umrechnungsfaktoren	Bezugsvolumina

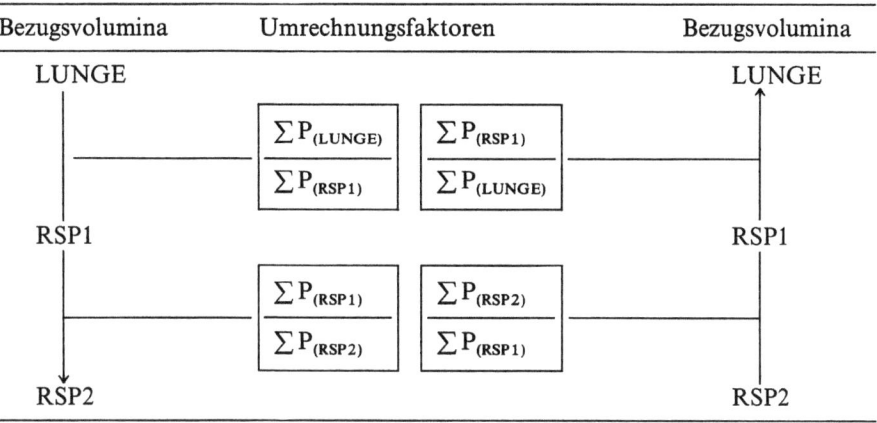

des Flächen- oder Volumenanteils der glatten Muskulatur an den Bronchiolen müssen diese Bedingungen berücksichtigt werden. Dazu sind die Trefferpunkte über „Glatter Muskulatur" (mit dem feinen Raster bestimmt) so umzurechnen, daß sie das gleiche Gewicht haben, wie die Punkte über „Bronchiolen". Dazu dient Gl. (5.110):

$$\sum P_{eff(x)} = \sum \hat{P}_{(x)f} \cdot \frac{\sum P_{(T)g}}{\sum P_{(T)f}} \cdot \frac{A_{(T)f}}{A_{(T)g}} \tag{5.110}$$

$\hat{P}_{(x)f}$: Mit dem feinen Raster ursprünglich ermittelte Anzahl Trefferpunkte.

Sind die Flächen der beiden verwendeten Testraster gleich groß (wie z. B. bei Doppelquadratrastern), reduziert sich Gl. (5.110) auf:

$$\sum P_{eff(x)} = \hat{P}_{(x)f} \cdot \frac{\sum P_{(T)g}}{\sum P_{(T)f}} \tag{5.111}$$

Wird berücksichtigt, daß $\sum P_{(x)}$ und $\sum P_{(B)}$ mit qualitativ unterschiedlichen Testrastern bestimmt werden können, wobei die Trefferpunkte über den Strukturelementen mit einem feineren Raster als jene über den Bezugsfläche gezählt werden, lautet Gl. (5.10) für die Berechnung der Volumendichten:

$$V_{V(x/B)} = \frac{\sum P_{(x)}}{\sum P_{(B)}} \cdot \frac{\sum P_{(T)g} \cdot A_{(T)f}}{\sum P_{(T)f} \cdot A_{(T)g}} \tag{5.112}$$

5.6 Stereologische Berechnungen an Freeze-fracture- und rasterelektronenmikroskopischen Bildern

In 5.3.4 wurde der von uns entwickelte Formindex zur quantitativen Analyse der „tight junctions" an Freeze-fracture-Bildern vorgestellt und diskutiert.

Weibel et al. (1976) und Losa et al. (1978) haben sich mit den Besonderheiten stereologischer Berechnungen an Bildern nach „freeze-fracturing" befaßt. Die Autoren entwickelten Formeln zur Bestimmung von numerischen und Oberflächendichten der dargestellten Partikel und Vesikel. Pauli et al. (1978a) haben ein Verfahren publiziert, das eine Verteilungsanalyse der Partikel, die auf den Membranen sichtbar gemacht werden, ermöglicht. Grundsätzlich ist festzuhalten, daß stereologisch-morphometrische Untersuchungen an Freeze-fracture-Bildern nur in sehr beschränktem Ausmaße durchgeführt werden können.

Das gleiche gilt für quantitavie Analysen an rasterelektronenmikroskopischen Aufnahmen. Hilliard (1972) hat die mit einer Quantifizierung solcher Bilder zusammenhängenden Probleme dargestellt und analysiert.

Die stereologischen Axiome stellen allgemeingültige Gesetze dar. Sie sind in ihrer ursprünglichen Form anwendbar, sofern die Strukturelemente homogen verteilt und nicht orientiert sind. Andernfalls sind Korrrekturen einzuführen. Werden diese nicht berücksichtigt, ist mit „mathematischen Artefakten" zu rechnen. Daneben müssen bei der praktischen Arbeit allerdings auch die möglichen, „technisch bedingten Artefakte" berücksichtigt werden. Das nächste Kapitel ist der Analyse dieser Artefakte gewidmet.

6 Artefakte und Korrekturmöglichkeiten

Kenntnisse über mögliche und vorhandene Artefakte sind eine wichtige Voraussetzung für eine richtige Interpretation der morphometrischen Befunde. Ein Vergleich der Daten verschiedener Arbeitsgruppen ist nur dann wirklich anzustellen, wenn die methodischen Eigenheiten und Beschränkungen offengelegt und mitberücksichtigt werden. Dazu ist es nicht dringend notwendig, sämtliche Artefakte zu korrigieren; aber es ist unerläßlich, sämtliche Fehlerquellen als solche zu erkennen. Nur auf diese Art und Weise kann festgestellt werden, auf welchen Fundamenten die neuen Erkenntnisse beruhen, und läßt sich die Frage beantworten, ob der Falschheitsgehalt kleiner geworden ist.

Bei morphometrischen Analysen sind 4 Hauptfehlerquellen permanent vorhanden:

1) Verwendung von geometrischen Modellen, die die biologischen Gegebenheiten nur unvollständig wiedergeben
2) Gewebepräparation
3) Stichprobenauswahl und Biopsiegröße
4) Inadäquate Berechnungsmethoden.

Im folgenden werden in 4 Teilkapiteln die entsprechenden Artefakte: Modellbedingte, Präparations- und Stichprobenartefakte sowie Artefakte infolge inadäquater Berechnungen analysiert. Die Reihenfolge dieser Teilkapitel spiegelt den konkreten Ablauf morphometrischer Arbeiten wider und gibt einen groben Überblick über den Zeitpunkt, zu dem die einzelnen Probleme zu erwarten sind. Über Detailaspekte, die unter den verschiedenen Punkten zur Sprache kommen, orientiert Tabelle 6.1.

Tabelle 6.1. Überblick über die verschiedenen Artefakte und Fehlerquellen bei morphometrischen Analysen

Kapitel	Fehlerquellen	Betroffene Parameter	Autoren
6.1	Modellbedingte Artefakte		
	Modellwahl	Dickenmasse (z.B. von Epithelien)	Kalisnik et al. (1977)
	Strukturform	$N_{V(x/B)}$, $B_{A(x/B)}$, $S_{V(x/B)}$	Weibel u. Gomez (1962)

Tabelle 6.1. (Fortsetzung)

Kapitel	Fehlerquellen	Betroffene Parameter	Autoren
6.2	Präparationsartefakte		
6.2.1	Fixation	$N_{A(x/B)}$, $S_{V(x/B)}$ $\bar{V}_{(x)}$, $\bar{S}_{(x)}$	Weibel (1963a, b)
6.2.2	Inflationsgrad	$N_{A(x/B)}$, $S_{V(x/B)}$, $\bar{A}_{(x)}$, Strecken	Thurlbeck (1967a, b) Bignon et al. (1969) Depierre et al. (1972) Matsuba u. Thurlbeck (1971, 1972)
6.2.3	Schnittdicke	$V_{V(x/B)}$, $S_{V(x/B)}$, $N_{V(x/B)}$, $N_{A(x/B)}$	Weibel u. Paumgartner (1978)
6.2.4	Lage der Schnittebene	$S_{V(x/B)}$ anisotroper Strukturen	Sitte (1967) Underwood (1968) Eisenberg et al. (1974) Mall et al. (1977)
		$V_{V(x/B)}$ der Alveolarsepten	Weibel (1963b)
6.2.5	Kompression	$S_{V(x/B)}$, $N_{A(x/B)}$	Loud et al. (1965)
6.2.6	Vergrößerung	$S_{V(x/B)}$ (Coast-of-England-Effekt)	Mandelbrot (1967, 1977) Keller et al. (1976)
6.3	Stichprobenartefakte		
6.3.1	Stichprobenauswahlverfahren (nucleus-biased-sampling)	$V_{V(x/B)}$	Konwinski u. Kozlowski (1972) Mayhew u. Cruz-Orive (1973)
		$S_{V(x/B)}$	Cruz-Orive (1976c) Petrzilka et al. (1978)
6.3.2	Biopsiegröße	alle	–
6.4	Artefakte durch inadäquate Berechnungsmethoden		

6.1 Artefakte durch geometrische Modelle, die die biologischen Gegebenheiten nur unvollständig wiedergeben

Viele der stereologischen Axiome erfordern Voraussetzungen, die in der Biologie selten ganz erfüllt sind. Es bleibt eine Ermessensfrage, wie eng die Grenzen festgelegt werden, jenseits derer die nichterfüllten Bedingungen eine direkte Korrektur der berechneten Parameter erfordern. So muß z.B. eine Korrektur der Umfang- und Oberflächendichte gerichteter Strukturelemente nur vorgenommen werden, wenn der Winkel α (s. 5.2.2 und ff.) größer als 15° ist. Umrechnungsfaktoren, die für die Berechnung von Oberflächendichten aus Umfangdichten benötigt werden (s. Tabelle 5.2) sind nur für faszikuläre

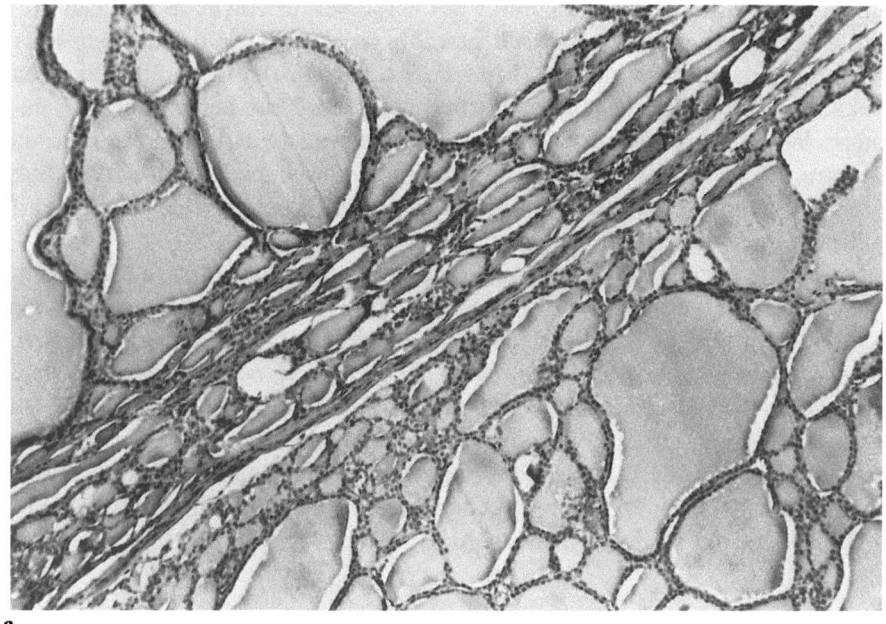

a

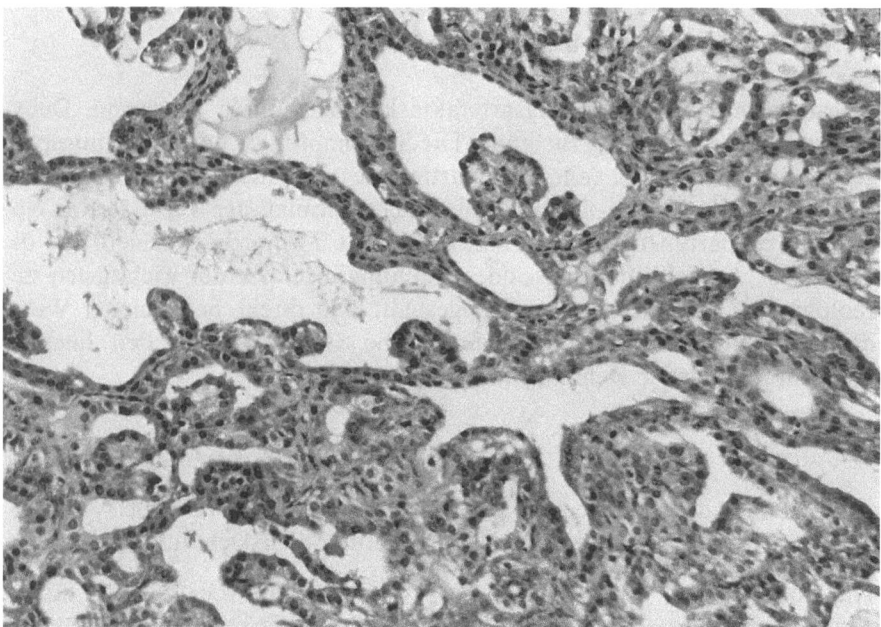

b

Abb. 6.1. a Struma diffusa colloides (HE, Vergr. 130:1). **b** Morbus Basedow der Schilddrüse (HE, Vergr. 130:1)

und lamelläre Strukturen bekannt. Für die Korrektur von Schnittdickenartefakten muß zwischen 3 Modellen gewählt werden (Kugeln, Scheiben oder Zylinder), da nur für diese 3 Modelle die Größe der Korrekturfaktoren bekannt ist. Beim Festlegen der Formkonstanten β zur Berechnung der numerischen Volumendichte nach Weibel u. Gomez (1962) muß entschieden werden, ob die Partikel eher Rotationsellipsoiden oder Rotationszylindern gleichen; denn nur für diese 2 Körper ist β in Abhängigkeit des Achsenverhältnisses der Anschnitte bekannt.

Kalisnik et al. (1977) berechneten die Epitheldicke von Schilddrüsenfollikeln mit Hilfe stereologischer Methoden und nahmen dabei an, daß die Schilddrüsenfollikel Kugeln seien. Eine solche Annahme ist sicher falsch. Demzufolge sind die Resultate dieser Autoren nur bedingt zu verwerten. Besondere Schwierigkeiten treten dann auf, wenn die Morphologie pathologisch veränderter Organe oder Strukturen sich nicht nur quantitativ, sondern auch qualitativ ändert. Mögen die Follikel einer normalen Schilddrüse noch mit Kugeln vergleichbar sein (Abb. 6.1 a), Follikel bei Morbus Basedow (Abb. 6.1 b) sind es sicher nicht mehr.

6.2 Artefakte durch Gewebepräparation

6.2.1 Schrumpfungs- und Dehnungsartefakte

Schrumpfungs- und Dehnungsartefakte kommen durch Fixierung, Dehydrierung und Einbettung zustande. Die Schrumpfungs- oder Dehnungsprozesse können *homogen* (alle Kompartimente gleichmäßig und gleichsinnig betroffen) oder *heterogen* (unterschiedliches Ausmaß der Veränderung einzelner Kompartimente) erfolgen. In Tabelle 6.2 sind die Formeln für die Korrektur der Schrumpfungs- oder Dehnungsartefakte der wichtigsten stereologischen Parameter zusammengestellt: Die direkt berechneten Werte der Parameter sind mit ^ bezeichnet. Die Größe f stellt den linearen Schrumpfungs- oder Dehnungsfaktor dar:

$$f = \frac{\hat{l}}{l_0} \tag{6.13}$$

$\hat{l}$: Länge der Teststrecke nach Schrumpfung oder Dehnung.
l_0: Länge der Teststrecke vor Schrumpfung oder Dehnung.

Die Notwendigkeit der Multiplikation von $\hat{S}_{V(x/B)}$ mit f [Gl. (6.2)] bei homogener Schrumpfung kann z.B. folgendermaßen erklärt werden:

$$S_{V(x/B)} = \frac{S_{(x)}}{V_{(B)}} \tag{6.14}$$

$$S_{(x)} = \hat{S}_{(x)} \cdot f^{-2} \tag{6.7}$$

$$V_{(B)} = \hat{V}_{(B)} \cdot f^{-3} \tag{6.6}$$

Aus den Gl. (6.14), (6.6) und (6.7) resultiert für $S_{V(x/B)}$:

$$S_{V(x/B)} = \frac{\hat{S}_{(x)} \cdot f^{-2}}{\hat{V}_{(B)} \cdot f^{-3}} = \hat{S}_{V(x/B)} \cdot f \tag{6.15}$$

Bei heterogener Schrumpfung oder Dehnung müssen die Schrumpfungs- oder Dehnungsfaktoren für die analysierten Kompartimente getrennt bestimmt werden. In den meisten morphometrischen Arbeiten wird davon ausgegangen, daß Schrumpfung oder Dehnung homogen ablaufen. Die von Weibel (1979) angegebene Gleichung zur Berechnung von $S_{V(x/B)}$ aus $\hat{S}_{V(x/B)}$ für eine homogene Schrumpfung ist mit Gl. (6.15) nicht vergleichbar, da sie auf der Annahme beruht, es finde nur eine Schrumpfung des Bezugsvolumens, nicht aber der Oberfläche statt. Baur (1969a) bezeichnete seine empirisch gemachte Beobachtung, daß bei homogener Schrumpfung $\hat{S}_{V(x/B)}$ größer ist als $S_{V(x/B)}$, als scheinbar widersprüchliches Resultat. Dieser „Widerspruch" kann jedoch mathematisch erklärt werden, wie mit der oben durchgeführten Ableitung gezeigt worden ist.

Ausführliche Untersuchungen über Schrumpfungs- und Dehnungsvorgänge wurden an Leber- (Bahr et al. 1957; Weibel u. Knight 1964), Nieren- (Riley et al. 1951; Weibel u. Knight 1964; Davies et al. 1978), Lungen- (Wei-

Tabelle 6.2. Korrekturformeln für Schrumpfungs- und Dehnungsartefakte

Schrumpfungsart		Gleichung Nr.	Autoren
Homogen	$V_{V(x/B)} = \hat{V}_{V(x/B)}$	(6.1)	
	$S_{V(x/B)} = \hat{S}_{V(x/B)} \cdot f$	(6.2)	Baur (1969a)
	$N_{V(x/B)} = \hat{N}_{V(x/B)} \cdot f^{3}$	(6.3)	
	$L_{V(x/B)} = \hat{L}_{V(x/B)} \cdot f^{2}$	(6.4)	
	$N_{A(x/B)} = \hat{N}_{A(x/B)} \cdot f^{2}$	(6.5)	
	$\bar{V}_{(x)} = \hat{V}_{(x)} \cdot f^{-3}$	(6.6)	
	$\bar{S}_{(x)} = \hat{S}_{(x)} \cdot f^{-2}$	(6.7)	
Heterogen	$V_{V(x/B)} = \hat{V}_{V(x/B)} \cdot \left[\dfrac{f_{(x)}}{f_{(B)}}\right]^{-3}$	(6.8)	
	$S_{V(x/B)} = \hat{S}_{V(x/B)} \cdot \dfrac{f_{(x)}^{-2}}{f_{(B)}^{-3}}$	(6.9)	
	$N_{V(x/B)} = \hat{N}_{V(x/B)} \cdot f_{(B)}^{3}$	(6.10)	
	$L_{V(x/B)} = \hat{L}_{V(x/B)} \cdot f_{(B)}^{3}$	(6.11)	
	$N_{A(x/B)} = \hat{N}_{A(x/B)} \cdot f_{(B)}^{3}$	(6.12)	

Tabelle 6.3. Schrumpfungs- und Dehnungsartefakte in Abhängigkeit von Gewebetyp und F
xationsmittel

Organ	Fixationsmittel	Schrumpfungs- resp. Dehnungsfaktoren		Autoren
		nach Fixation	nach Einbettung	
Leber Niere	Osmiumtetroxid 1%	$f^3 = 1,145$ $f^3 = 1,239$	–	Riley et al. (1951)
			$f^3 = 1,056$	Weibel u. Knight (196
	Glutaraldehyd 6%	–	$f^3 = 0,953$	Weibel u. Knight (196(
Lunge	Formaldehyd-dampf 37%	–	$f^3 = 0,740$	Weibel (1963b)
	Formaldehyd 4%	$f^3 = 0,905$	$f^3 = 0,745$	Dalquen u. Oberholze (1983)
	Glutaraldehyd 2,5%	$f^3 = 0,965$	$f^3 = 0,902$	Dalquen u. Oberholze (1983)
Bronchial-drüsen	Formaldehyd –	–	$f^3 = 0,770$	Bignon et al. (1969)

bel 1963b; Dalquen u. Oberholzer 1983) und Bronchusgewebe (Bignon et al. 1969; Dalquen u. Oberholzer 1983) durchgeführt. Die wichtigsten Befunde sind in Tabelle 6.3 zusammengefaßt.

Bahr et al. (1957) fanden, daß die Gewebeschrumpfung nach Formaldehydfixation indirekt proportional zur Konzentration des Fixationsmittels ist. Bei Fixation mit Osmiumtetroxid spielt auch die Temperatur eine Rolle: Tiefere Temperaturen bewirken eine stärkere Geweberveränderung als höhere. Die nach Fixation mit Osmiumtetroxid beobachtete Dehnung konnte durch Zugabe von Dextran oder Sucrose praktisch vollständig vermieden werden.

Penttila et al. (1975) haben den Einfluß verschiedener Fixationsmittel und Pufferosmolalitäten auf Gewebe und Zellen ausgedehnt untersucht. Sie verwendeten dazu Zellsuspensionen. Als Kriterium für die Beurteilung der Einwirkung der verschiedenen Fixationsmittel wählten sie das Zellvolumen. Die wichtigsten Resultate sind in den Abb. 6.2a und b graphisch wiedergegeben. In Abb. 6.2a sind die Veränderungen des Volumens unveränderter Zellen in Abhängigkeit der Pufferosmolalität und des Fixationsmittels festgehalten, in Abb. 6.2b die Veränderungen geschädigter Zellen (□: Formaldehyd 4%; ●: Glutaraldehyd 3% mit Osmiumtetroxid 1%; ○: Glutaraldehyd 3%; ▲: Glutaraldehyd 2,5% mit Formaldehyd 2%; △: Glutaraldehyd 5% mit Formaldehyd 4%. Pathologisch alterierte Zellen schwellen weniger stark, schrumpfen aber bedeutend stärker als Kontrollzellen. Ähnliche Zusammen-

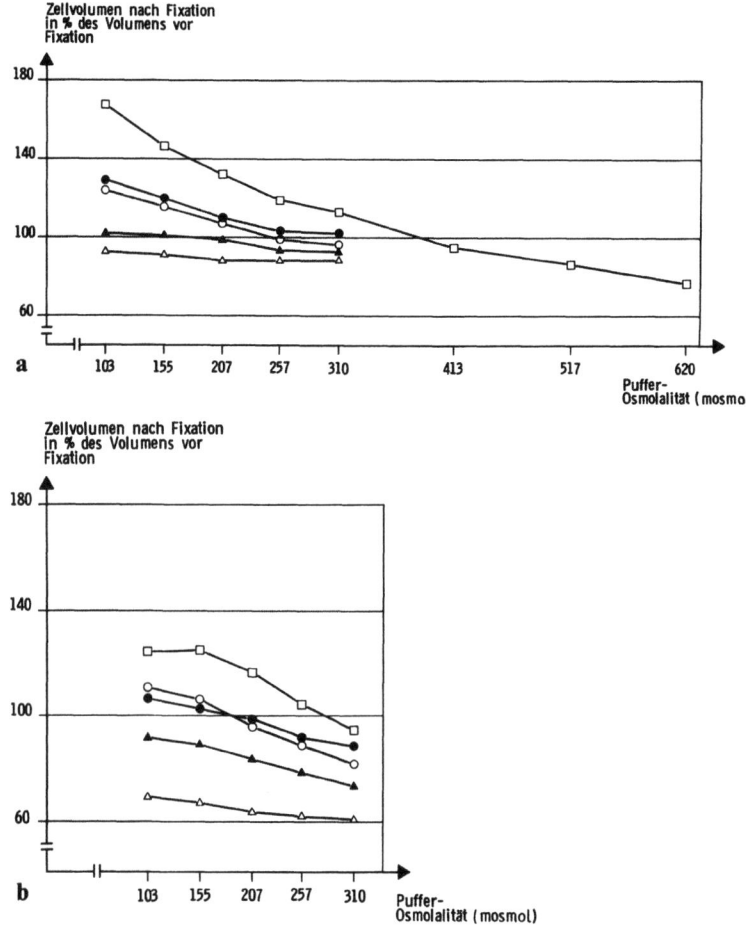

Abb. 6.2 a, b. Zellvolumen nach Fixation = f (Puffer-Osmolalität). (Modifiziert nach Penttila et al. 1975); Symbole s. Text

hänge zwischen Ausmaß der Schrumpfung und vorausgegangener Schädigung dürften für die Gewebe gelten. Dies bedeutet aber, daß – streng genommen – bei histomorphometrischen Analysen der Schrumpfungs- oder Dehnungsfaktor sowohl für unverändertes als auch pathologisch geschädigtes Gewebe bestimmt werden müßte.

Die Resultate der Arbeit von Penttila et al. (1975) lassen folgende Folgerungen für die Praxis zu:

1) 3%iger Glutaraldehyd oder 3%iger Glutaraldehyd mit 1%igem Osmiumtetroxid sollten in einem Puffer verwendet werden, dessen Osmolalität zwei Drittel der Osmolalität der Umgebung des Gewebes vor der Fixation beträgt.

2) 4%iger Formaldehyd sollte mit einem 310-m osmol-Puffer verwendet werden.
3) Osmiumtetroxid kann mit hyperosmolalen Puffern (z. B. 465 m osmol) verwendet werden.
4) Die Dauer der Fixation mit Glutaraldehyd und Osmiumtetroxid hat keine Bedeutung.

Weitere Analysen über den Einfluß von Fixationsart (Perfusion, Immersion), Perfusionsdruck und Osmolarität des Fixationsgemisches führten Kaufmann und seine Arbeitsgruppe durch (Kaufmann 1980; Kaufmann u. Schweikhart 1978; Vogt et al. 1978). Die Autoren kamen zum Schluß, daß

1) Fixationsmittel und Pufferlösung osmotisch wirksam sind;
2) eine zu hohe Gesamtosmolarität starke Schrumpfungsprozesse bewirken kann;
3) die Gesamtosmolariät von der Diffusionsstrecke des Fixationsmittels im Gewebe – beeinflußt durch die Vaskularisicrung – und von der Anwendungsform des Fixationsmittels abhängt;
4) die verschiedenen Artefakte an stark vaskularisierten Organen schwerwiegender sind als an weniger stark vaskularisierten;
5) es unerläßlich ist, die verschiedenen Artefakte genau zu kennen.

Wir untersuchten die Auswirkung der 2 Fixationsmittel: 4%iger Formaldehyd und 2,5%iger Glutaraldehyd auf verschiedene Gewebestrukturen, indem wir an zentralen Bronchien die Volumendichten der wichtigsten Kompartimente, bezogen auf den gesamten Bronchus (B), nach Fixation mit beiden Mitteln berechneten. Die Resultate sind in Tabelle 6.4 zusammengestellt. Formaldehyd bewirkt eine stärkere Reduktion des Volumenanteils des Bronchiallumens (LMN) am Gesamtbronchus als Glutaraldehyd

Tabelle 6.4. Veränderungen der Volumendichten verschiedener Bronchuswandkompartimente in Abhängigkeit des Fixationsmittels. *** $p < 0,001$; ** $p < 0,01$; * $p < 0,05$; B Bronchus; LMN Bronchuslumen; CRT Bronchialknorpel; BST Bronchuswandgewebe ohne Knorpel; GL Bronchusdrüsen; SE Standardfehler; m Mittelwert

	Formal- dehyd 4% m ± SE (n = 8)	Glutaral- dehyd 2,5% m ± SE (n = 8)	Abweichung der Werte nach Fixation mit 4% Formaldehyd von den Werten nach Fixation mit 2,5% Glutaraldehyd
$V_{V(LMN/B)}$***	$0,499 \pm 0,009$	$0,614 \pm 0,025$	$- 18,7\%$
$V_{V(CRT/B)}$**	$0,208 \pm 0,019$	$0,136 \pm 0,005$	$+ 52,9\%$
$V_{V(BST/B)}$*	$0,293 \pm 0,013$	$0,250 \pm 0,007$	$+ 17,2\%$
$V_{V(GL/B)}$*	$0,061 \pm 0,005$	$0,049 \pm 0,004$	$+ 24,5\%$

($-18,7\%$); umgekehrt ist der Volumenanteil von Knorpel (CRT), Bronchuswand ohne Knorpel (BST) und Drüsenläppchen (GL) nach 2,5%igem Glutaraldehyd kleiner als nach 4%igem Formaldehyd. Diese Befunde weisen darauf hin, daß die physikalische Dichte des Gewebes für Art und Ausmaß der Gewebeveränderung nach verschiedenen Fixationsmitteln von Bedeutung ist.

Burns et al. (1979) entwickelte eine Methode, die gestattet, Gewebeproben für lichtmikroskopische Untersuchungen in Plastikblöcke einzubetten, so daß der gleiche Gewebeblock für die Elektronenmikroskopie gebraucht werden kann. Die Gewebeproben messen ca. $1,3 \times 1,1 \times 0,3$ cm^3. Sie werden mit gepuffertem Formaldehyd (Carson et al. 1973) fixiert und mit 2%igem-Osmiumtetroxid nachfixiert. Die Dehydratation erfolgt in der aufsteigenden Alkoholreihe. Als Einbettungsmedien dienen Araldit 502 oder Epon 812 (Mollenhauer 1964). Diese Methode hat den Vorteil, daß eine licht- und elektronenmikroskopische Beurteilung der gleichen Gewebestelle möglich ist, und dadurch Stichprobenfehler vermieden werden können. Collan (1969) hat zusammengestellt, welche histologischen Färbungen an Gewebe, das in Kunststoff eingebettet wurde, möglich sind.

6.2.2 Artefakte durch unterschiedliche Inflationsgrade des Lungengewebes

Der Inflations- oder Entfaltungsgrad einer Lunge ist definiert als Quotient: „Lungenvolumen nach Fixation/Lungenvolumen vor Fixation". Als „Lungenvolumen vor Fixation" wird üblicherweise die intravital plethysmographisch bestimmte totale Lungenkapazität (TLC) genommen. Der Inflationsgrad ist ein Maß für den Grad der Entfaltung der Alveolen und terminalen Bronchiolen. Da die Werte der meisten morphometrischen Lungengewebeparameter vom Inflationsgrad beeinflußt werden und eine exakte Standardisierung der Entfaltung des Lungengewebes bei der Fixation sich technisch nicht durchführen läßt, muß für jede Lunge der Entfaltungsgrad nach erfolgter Fixation einzeln ermittelt werden. Der Einfluß der Lungenentfaltung auf stereologische Parameter wird im folgenden Beispiel veranschaulicht:

Beispiel: Ein Luftballon weise an seiner Oberfläche (B) 3 runde Flecken (F) mit je einem Durchmesser von 2 cm auf. Der Parameter: „Anzahl Flecken/1 cm^2 Ballonoberfläche" [$N_{A(F/B)}$] zeigt je nach dem Füllungsgrad des Ballons stark divergierende Werte: Im normalen Füllungszustand betrage die Ballonoberfläche 300 cm^2, der Parameter $N_{A(F/B)}$ somit 0,010 cm^{-2}. Wird der Ballon überbläht (Oberfläche $= 450$ cm^2), resultiert für $N_{A(F/B)}$ ein Wert von 0,007 cm^{-2}; wird er zu wenig stark aufgeblasen (Oberfläche $= 210$ cm^2), beträgt $N_{A(F/B)} = 0,014$ cm^{-2}.

Die Bestimmung des Lungenvolumens vor der Fixation ist schwierig. Bignon et al. (1969) schätzten es anhand von Röntgenbildern. Matsuba u. Thurlbeck (1971) verwendeten erstmals als Maß für das Lungenvolumen vor

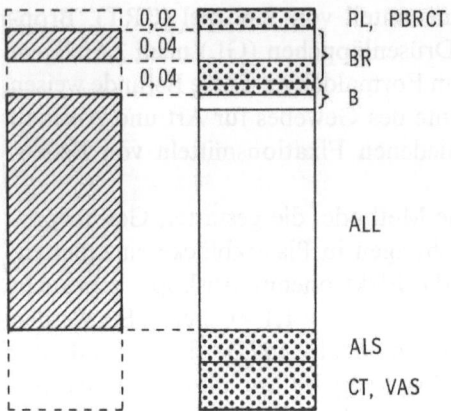

Abb. 6.3. Lungenkompartimente

Fixation die totale Lungenkapazität (TLC). Dieser Parameter entspricht allerdings nur dem Luftraum in der Lunge, während das nach Fixation gemessene Lungenvolumen sich aus dem Volumen des Luftraumes und des Parenchyms (Alveolarsepten, Wand von Bronchiolen und Bronchien, Bindegewebe, Gefäße und Pleura) zusammensetzt. Sutinen et al. (1979) weisen auf die Notwendigkeit hin, für Vergleiche zwischen totaler Lungenkapazität und Lungenvolumen nach Fixation das „Blutvolumen" vom Lungenvolumen zu subtrahieren.

In Abb. 6.3 ist eine schematische Übersicht über die einzelnen Lungenkompartimente gegeben: Schräg schraffiert der Luftraum (links), gepunktet die Parenchymanteile (rechts). Der Anteil von Alveolarsepten (ALS), Bindegewebe (CT), Gefäßen (VAS), Pleura (PL), peribronchiolärem Bindegewebe (PBRCT), Wand der Bronchien (BR) und Bronchiolen (B) kann morphometrisch bestimmt oder mindestens annähernd geschätzt werden. Aus diesen Elementen wird die Größe b „Volumenanteil der lufthaltigen Kompartimente an der Lunge nach Fixation" – wie folgt – berechnet:

1) Der Volumenanteil von Pleura (PL), peribronchialem Bindegewebe (PBRCT) und knorpelhaltigen Bronchien (BR; 1.–ca. 10. Generation) machen ungefähr 8–10% der gesamten Lunge aus; Pleura und peribronchiales Gewebe zusammen ca. 2% und die Bronchiolen ca. 1% (eigene Untersuchungen). Da rund 50% des Volumens der knorpelhaltigen und nichtknorpelhaltigen Bronchien durch das Lumen eingenommen werden (Oberholzer et al. 1977), beträgt der Volumenanteil von Pleura, peribronchialem Bindegewebe, Bronchien- und Bronchiolenwand ca. 0,06 (6%). Das Volumen des Alveolarlumens (ALL), der Alveolarsepten (ALS), des interlobären Bindegewebes (CT) und der Blutgefäße (VAS) macht 90% des Lungenvolumens aus (Weibel 1963b; Matsuba u. Thurlbeck 1972).

2) Der Volumenanteil des interlobären Bindegewebes, der Blutgefäße und Alveolarsepten am „respiratorischen Gewebe im weiteren Sinne" (interlo-

bäres Bindegewebe, Blutgefäße, Bronchiolen und Alveolen) (RSP1) wird morphometrisch bestimmt. Diese 3 Kompartimente gehören zu den „nichtlufthaltigen" Kompartimenten der Lunge.

3) Da der Anteil des „respiratorischen Gewebes im weiteren Sinne" an der Gesamtlunge bekannt ist ($\approx 90\,\%$), kann der Anteil der unter Punkt 2) erwähnten 3 „nichtlufthaltigen" Kompartimente an der Lunge berechnet werden.

4) Für b resultiert:

$$b = 1 - \{0{,}9\,[V_{V(CT/RSP1)} + V_{V(VAS/RSP1)} + V_{V(ALS/RSP1)}] + 0{,}06\} \qquad (6.16)$$

RSP1: Respiratorisches Gewebe im weiteren Sinne

0,06: Volumenanteil von Pleura, peribronchialem Bindegewebe, Bronchien- und Bronchiolenwand an der Lunge

oder

$b = 1 -$ (Volumenanteil der nichtlufthaltigen Kompartimente an der Lunge nach Fixation).

Um ein mit der totalen Lungenkapazität vergleichbares Lungenvolumen nach Fixation ($V_{air\ postfix}$) zu erhalten, ist das nach Fixation gemessene Lungenvolumen mit b zu multiplizieren:

$$(V_{air\ postfix} = b \cdot V_{postfix}) \qquad (6.17)$$

Wir führten die morphometrischen Untersuchungen an linken Lungen durch. Der Quotient: „Volumen der linken Lunge/Volumen der rechten Lunge" beträgt 47/53 ($= 0{,}887$) (Matsuba u. Thurlbeck 1971). Die totale Lungenkapazität der linken Lunge kann folglich nach Gl. (6.18) berechnet werden:

$$TLC_{li} = 0.47 \cdot TLC \qquad (6.18)$$

Der Entfaltungsgrad der linken Lunge lautet nun:

$$\hat{\jmath} = \frac{V_{air\ postfix}}{0{,}47 \cdot TLC} = \frac{b \cdot V_{postfix}}{0{,}47 \cdot TLC} \qquad (6.19)$$

Eine Übersicht über die in der Literatur verwendeten Faktoren zur Korrektur der unterschiedlichen Inflationsgrade der einzelnen Lungen ist in Tabelle 6.5 gegeben. Matsuba u. Thurlbeck (1971) schlugen als Korrekturfaktor für Parameter, die bei niedrigem Inflationsgrad über-, bei hohem Inflationsgrad unterschätzt werden, folgenden Quotienten vor:

$$\left[\frac{V_{(L)}}{TLV_p}\right]^{3/3} = p^{3/3} \qquad (6.20)$$

$V_{(L)}$: Totales Lungenvolumen nach Fixation (gemessen)

TLV_p: Totales Lungenvolumen vor Fixation (anhand der TLC geschätzt)

Tabelle 6.5. Faktoren zur Korrektur des Einflusses unterschiedlicher Lungeninflationsgrade auf morphometrische Parameter. *A* Flächen; *L* Längen; *TLC* totale Lungenkapazität (geschätztes Volumen vor Fixation); *TLV* gemessenes Lungenvolumen nach Fixation; $V_{(L, Rx)}$ aus dem Röntgenbild geschätztes Lungenvolumen; $V_{(L, F)}$ gemessenes Lungenvolumen nach Fixation; übrige Abkürzungen s. Text

Parameter	Korrekturfaktoren					Eigene Untersuchungen
	Thurlbeck (1967b)	Bignon et al. (1969)	Depierre et al. (1972)	Matsuba u. Thurlbeck (1971)	Matsuba u. Thurlbeck (1972)	
$S_{V(x/B)}$	$\left[\dfrac{TLC}{TLV}\right]^{2/3}$	$\left[\dfrac{V_{(L,Rx)}}{V_{(L,F)}}\right]^{2/3}$	$\left[\dfrac{V_{(L,F)}}{V_{(L,pred)}}\right]^{2/3}$	–	–	$\left[\dfrac{b \cdot V_{postfix}}{0{,}47 \cdot TLC}\right]^{1/3}$
$V_{V(x/B)}$	–	–	–	–	$\dfrac{(TLV_p - V_t) \cdot V_{(L)}}{(V_{(L)} - V_t) \cdot TLV_p}$	–
$N_{A(x/B)}$	–	–	–	$\left[\dfrac{V_{(L)}}{TLV_p}\right]^{2/3}$	–	$\left[\dfrac{b \cdot V_{postfix}}{0{,}47 \cdot TLC}\right]^{2/3}$
$A_{(x)}$	–	–	–	–	–	$\dfrac{0{,}47 \cdot TLC}{b \cdot V_{postfix}}$
$L_{(x)}$	–	–	–	$\left[\dfrac{TLV_p}{V_{(L)}}\right]^{1/3}$	–	$\left[\dfrac{0{,}47 \cdot TLC}{b \cdot V_{postfix}}\right]^{1/3}$

Für die Korrektur von Parameterwerten, die bei Überblähung über-, bei Unterblähung unterschätzt werden, verwenden die gleichen Autoren den reziproken Wert dieses Quotienten:

$$\left[\frac{TLV_p}{V_{(L)}}\right]^{3/3} = q^{3/3} \qquad (6.21)$$

Der Exponent in Gl. (6.20 und 6.21) ist der Dimension der jeweiligen stereologischen Parameter, die mit p oder q korrigiert werden, anzupassen. So sind Oberflächendichten (Dimension: z. B. cm^{-1}) mit p$^{1/3}$, sowie numerische Flächendichten (Dimension: z. B. cm^{-2}) mit p$^{2/3}$ zu multiplizieren.

Für die Korrektur von Volumendichten benutzen Matsuba u. Thurlbeck (1972) – unter der Annahme, daß Volumenveränderungen des respiratorischen Gewebes und seiner Komponenten gleichsinnig und in gleichem Ausmaß erfolgen (homogene Schrumpfung) – den Faktor r:

$$r = \frac{(TLV_p - V_t)\,V_{(L)}}{(V_{(L)} - V_t)\,TLV_p} \qquad (6.22)$$

V_t: Volumen des Lungengewebes (respiratorisches Gewebe); unsere Nomenklatur: $V_{(RSP1)}$.

Wir verzichteten in unseren eigenen Untersuchungen auf eine Korrektur der Volumendichten, da sich die berechneten Faktoren nur um wesentlich von 1 unterschieden.

Depierre et al. (1972) verwenden für die Korrektur der Oberflächdichte den in Gl. (6.23) definierten Faktor p$^{1/3}$:

$$\left[\frac{V_{(L,F)}}{V_{(L,pred)}}\right]^{1/3} = p^{1/3} \qquad (6.23)$$

$V_{(L,F)}$:   Lungenvolumen nach Fixation
$V_{(L,pred)}$:   Geschätztes Lungenvolumen (keine nähere Bezeichnung).

Zwischen den von Thurlbeck (1967b), Bignon et al. (1969) and Depierre et al. (1972) veröffentlichten Formeln für die Korrektur von Oberflächendichten (s. Tabelle 6.5) bestehen grundsätzliche Unterschiede. Unseres Erachtens ist der von Depierre et al. (1972) benützte Faktor richtig. Eine Erklärung für die Diskrepanzen kann nicht gefunden werden.

Unsere eigenen Korrekturfaktoren lauten [für $\hat{J}$ s. Gl. (6.19)]:

$$p^{3/3} = \frac{\hat{J}}{J} = \frac{b \cdot V_{postfix}}{0,47 \cdot TLC} \qquad (6.24)$$

$V_{postfix}$: Volumen der linken Lunge nach Fixation
J: Standardisierter Inflationsgrad (wird üblicherweise und im folgenden = 1 gesetzt)
$\hat{J}$:   Gemessener Inflationsgrad

und

$$q^{3/3} = \frac{J}{\bar{J}} = \frac{0.47 \cdot TLC}{b \cdot V_{postfix}} \qquad (6.25)$$

Neben dem Inflationsgrad sollte bei der Berechnung stereologischer Parameter auch das Lungenvolumen standardisiert werden. Wird der Inflationsgrad z. B. als konstant angenommen, resultiert für eine kleine Lunge eine größere Anzahl Bronchiolenanschnitte pro 1 cm^2 Lungenparenchym als für eine große Lunge, da die Zahl der Bronchiolenaufzweigungen und -äste unabhängig von der Lungengröße ist und trotz der Irregularität der Verzweigungen konstant bleibt (Horsfield u. Cumming 1968).

Eine weitere mögliche Einflußgröße auf morphometrische Parameter ist die Körperlänge. Bignon et al. (1969) wiesen als erste auf den Zusammenhang zwischen Alveolenoberfläche (in m^2) und Körperlänge hin und forderten deren Berücksichtigung bei der Berechnung dieses Parameters. Dieses Postulat gilt jedoch nicht nur für die Alveolaroberfläche, sondern für sämtliche morphometrischen Größen.

Matsuba u. Thurlbeck (1971) verwenden in ihren Korrekturfaktoren ein geschätztes, totales Lungenvolumen (TLV$_p$), das dem Lungenvolumen gesunder Probanden im Alter von 20 Jahren entspricht. Sie stellten zwischen dem Alter und dem Quotienten: „Totales Lungenvolumen/Körperlänge^3" eine signifikante lineare Abhängigkeit fest. Diesen Befund konnten wir in eigenen Untersuchungen bestätigen. Die biologische Bedeutung dieser Feststellungen allerdings ist nicht klar. Ein Bezug auf ein Lungenvolumen von 20jährigen ist unseres Erachtens nicht genügend, da individuelle Unterschiede außer acht gelassen werden.

In unseren eigenen Untersuchungen (Oberholzer et al. 1983; Dalquen et al. 1983) standardisierten wir zusätzlich zum Inflationsgrad auch das Lungenvolumen, indem wir das gemessene Volumen auf einen Wert von 2500 cm^3 (teilweise auch 5000 cm^3) bezogen.

Die vollständigen Korrekturfaktoren p und q, die wir verwendeten, lauten demzufolge:

$$p^{3/3} = \frac{b \cdot V_{postfix}}{0.47 \cdot TLC} \cdot \frac{b \cdot V_{postfix}}{V} = \frac{(b \cdot V_{postfix})^2}{0.47 \cdot TLC \cdot V} \qquad (6.26)$$

V: Standardisiertes Lungenvolumen ($= 2500$ cm^3)

und:

$$q^{3/3} = \frac{0.47 \cdot TLC \cdot V}{(b \cdot V_{postfix})^2} \qquad (6.27)$$

Im folgenden Beispiel wird der Einfluß der verschiedenen „Korrekturmethoden" auf die Endergebnisse der numerischen Flächendichte [$N_{A(x/B)}$] als einem stereologischen Parameter dargestellt.

Beispiel: Der Rohwert für die Anzahl Anschnitte von Bronchiolen bezogen auf 1 mm^2 respiratorisches Gewebe der linken Lunge betrug bei einem Patienten mit einer totalen Lungenkapazität von 5730 cm^3 1,14 mm^{-2}. Wird dieser Wert auf einen standardisierten Inflationsgrad von 1,0 (= 100%) bezogen, beträgt er 0,92 mm^{-2}; werden gleichzeitig Inflationsgrad *und* Lungenvolumen (2500 cm^3) standardisiert, resultiert für die numerische Flächendichte der Bronchiolen ein Wert von 0,83 mm^{-2}.

6.2.3 Artefakte durch die Schnittdicke

Die stereologischen Axiome gelten in ihrer ursprünglichen Form nur für unendlich dünne Schnitte. In der Morphometrie wird aber mit Schnitten einer endlichen Dicke gearbeitet. Deshalb sind die direkt berechneten Werte der stereologischen Parameter nicht ganz richtig oder „wahr". Diese Tatsache ist so lange nicht bedeutend, als man Befunde miteinander vergleicht, die an Schnitten identischer Dicke erhoben wurden. Ändert sich die Schnittdicke, sind für den Vergleich von Daten die direkt berechneten Werte zu korrigieren.

Holmes (1927) hat als erster auf die Notwendigkeit hingewiesen, diese Umstände bei der Berechnung der Volumendichten zu berücksichtigen. Die Formel für die Korrektur nicht durchsichtiger (opaker) Strukturelemente lautet:

$$V_{V(x/B)} = \hat{V}_{V(x/B)} \cdot K_{(VV)} \qquad (6.28)$$

$$K_{(VV)} = \frac{1}{1 + 1,5\,\dfrac{t}{\bar{d}}} \qquad (6.29)$$

t: Schnittdicke
$\bar{d}$:   Mittlerer Durchmesser des Strukturelementes x
$\hat{V}_{V(x/B)}$:   Direkt berechnete Volumendichte.

Beträgt die relative Schnittdicke $t/\bar{d} = 0,10$, wird $V_{V(x/B)}$ opaker Strukturelemente um 13%, beträgt $t/\bar{d} = 0,05$, um 7% überschätzt. Die Volumendichte gleichzeitig vorhandener nicht opaker Strukturelemente wird demzufolge unterschätzt.

Beispiel: In Tabelle 6.6 sind die Resultate der verschiedenen stereologischen Parameter der Gastrinzellen (s. 3.1) ohne und mit Korrektur der Schnittdicke nach Holmes (1927) zusammengestellt.

Verschiedene weitere Autoren setzten sich mit dem Problem des Einflusses der Schnittdicke auf stereologische Parameter auseinander (Tabelle 6.7). Als erste haben Cahn und Nutting (1959) nicht nur mit Kugeln gearbeitet, sondern noch andere Modelle mitdiskutiert. Sie fanden für die Korrektur der

Tabelle 6.6. Einfluß der Schnittdickenkorrektur auf verschiedene stereologische Parameter der Gastrinzellen. *ohne* Ohne Korrektur nach Holmes (1927); *mit* Mit Korrektur nach Holmes (1927). *N* Gesunde Probanden (n = 32); *UD* Patienten mit Ulcus duodeni (n = 14). *Dim* Dimension. * Die angegebenen Werte wurden nach der Methode von Weibel u. Gomez (1962) berechnet. Nach Abercrombie (1946) beträgt $N_{V(G/EPI)}$ der gesunden Probanden = 11 440 mm^{-3} (ohne Holmes-Korrektur) resp. 10 190 mm^{-3} (mit Holmes-Korrektur) und $\bar{V}_{(G)}$ = 1250 µm^3 resp. 1050 µm^3

	Dim	N		UD	
		ohne	mit	ohne	mit
$V_{V(G/EPI)}$	–	0,0143	0,0107	0,0107	0,0081
$N_{A(G/EPI)}$	mm^{-2}	240	240	107	107
$N_{V(G/EPI)}$*	mm^{-3}	16 675	19 230	5 752	6 598
$\bar{V}_{(G)}$*	µm^3	860	560	1 899	1 222

Tabelle 6.7. Übersicht über die verwendeten Modelle zur Analyse des Einflusses verschiedener Schnittdicken auf stereologische Parameter

Jahr	Autoren	Analysierte Modelle
1927	Holmes	Kugeln
1944	Floderus	Kugeln
1956	Hennig	Kugeln
	Chayes	Kugeln
1957	Hennig	Kugeln
1959	Cahn u. Nutting	Allgemeine Aspekte
1968	De Hoff	Allgemeine Aspekte
1969	Hennig	Zylinder, Scheiben
1970	Underwood	Allgemeine Aspekte
1976	Miles	Allgemeine Aspekte
1978	Weibel u. Paumgartner	Kugeln, Scheiben, Zylinder
1981	Voit u. Anton	Kugeln

Volumendichte opaker Strukturelemente:

$$V_{V(x/B)} = \hat{V}_{V(x/B)} - \frac{t \cdot S_{V(x/B)}}{4} \tag{6.30}$$

Diese Gleichung wird z. B. von Romppanen et al. (1980) verwendet.

Weibel u. Paumgartner (1978) geben einen ausführlichen Überblick über die einzelnen Korrekturfaktoren die für die Berechnung von „wahren" Volumen- und Oberflächendichten in Abhängigkeit der Form der Strukturelemente und Schnittdicke benötigt werden. Die Autoren sind der Ansicht, daß eine Korrektur des Schnittdickeneinflusses unumgänglich wird, wenn die relative Schnittdicke (t/d̄) größer als 0,20 ist. In Tabelle 6.8 sind die wichtig-

Tabelle 6.8. Schnittdicken-Korrekturfaktoren nach Weibel u. Paumgartner (1978)

Struktur	Faktor	Gleichung Nr.	Abkürzungen	
Kugeln	$K_{(VV)} = \dfrac{1}{1 + 1,5 \frac{t}{\bar{d}}}$	(6.31)	t:	Schnittdicke
			$\bar{d}$:	Mittlerer Durchmesser
			(VV):	Korreturfaktor für Volumendichten
			(SV):	Korrekturfaktor für Oberflächendichten
	$K_{(SV)} = \dfrac{\pi}{\pi + 4 \frac{t}{\bar{d}}}$	(6.32)		
Tubuläre Strukturen	$K_{(VV)} = \dfrac{1 \cdot d}{1 + \frac{t}{\bar{d}}(1 + 0,5)}$	(6.33)	l:	Länge
Sehr lange tubuläre Strukturen	$K_{(VV)} = \dfrac{1}{1 + \frac{t}{\bar{d}}}$	(6.34)		

sten Korrekturfaktoren, die von diesen Autoren entwickelt worden sind, zusammengestellt.

Sholpo (1957) verwendet für die Korrektur des Radius kugelförmiger oder ellipsoider Partikel in Abhängigkeit der Schnittdicke Gl. (6.35):

$$\frac{\pi r^2}{2} + t r = \hat{r}(2r + t) \tag{6.35}$$

$\hat{r}$: Gemessener Radius
r: Korrigierter Radius
t: Schnittdicke.

Diese Beziehung entspricht einer quadratischen Gleichung:

$$\pi r^2 + r2(t - 2\hat{r}) - 2\hat{r}t = 0 \tag{6.36}$$

Die Lösung lautet:

$$r = \frac{-2(t - 2\hat{r}) + \sqrt{[2(t - 2\hat{r})]^2 + 8\pi\hat{r}t}}{2\pi} \tag{6.37}$$

Blinkov u. Glezer (1968) offerieren eine Tabelle, in der r in Funktion von $\hat{r}$ und t – entsprechend Gl. (6.37) – abgelesen werden kann.

Um den Einfluß der Schnittdicke korrigieren zu können, muß die Dicke der Schnitte bekannt sein. Für die genaue Messung der Schnittdicke stehen verschiedene Methoden zur Verfügung, auf die nur kurz eingegangen wird.

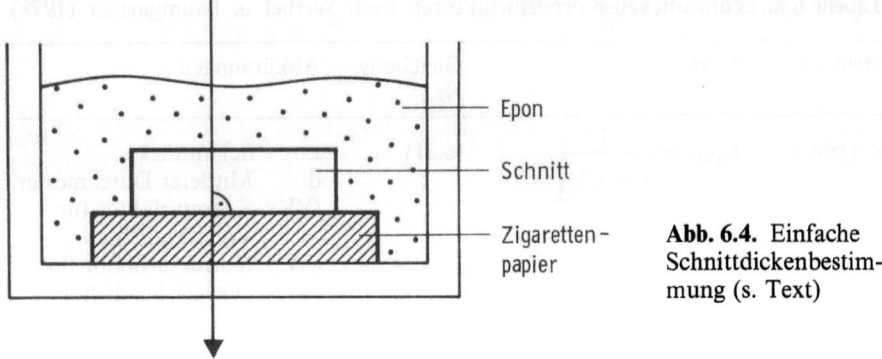

Abb. 6.4. Einfache Schnittdickenbestimmung (s. Text)

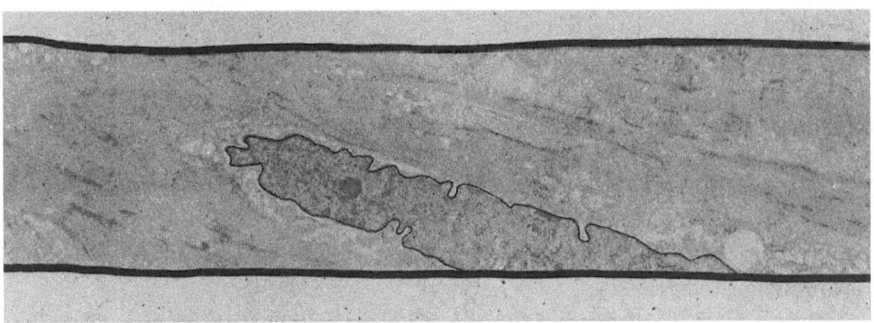

Abb. 6.5. Einfache Schnittdickenbestimmung: Prostatagewebe (Mensch) (Vergr. 5000:1)

Die Dicke histologischer Schnitte ($>$ 2 µm) wird üblicherweise durch eine Fokusierung der Ober- und Unterfläche gemessen. Die der Fokusverlagerung entsprechende Distanz ($=$ Schnittdicke) kann an der Skala der Mikrometerschraube mit genügend großer Sicherheit abgelesen werden. Die für diese Messung benötigte Vergrößerung schwankt zwischen 60:1 bis 100:1 (Weibel 1979).

Für exaktere Messungen ist die folgende, von uns entwickelte Methode geeignet (Abb. 6.4):

1) Die histologischen Schnitte werden auf ein Zigarettenpapier aufgezogen. Wir verwenden Zigarettenpapier, weil es sich nach Einbettung gut schneiden und vom Schnitt trennen läßt.
2) Zigarettenpapier und Schnitte werden flach in Epon eingebettet.
3) Der „neue" Block wird orthogonal ultradünn geschnitten und die Schnittdicke am elektronenmikroskopischen Bild ausgemessen (Abb. 6.5; Endvergrößerung 5100:1).

Weitere, teils ähnliche Methoden sind bei Blinkov u. Glezer (1968) beschrieben. Mit der Methode von Marengo (1944) resultiert – wie bei den eigenen Untersuchungen – ein Meßfehler von ca. 5–10 %. Nielsen et al. (1980) maßen die Dicke histologischer Schnitte mit einem elektronischen Gerät der Firma TESA AG, Renens, Schweiz.

Beträgt die Schnittdicke weniger als 1 μm, kann sie mit Hilfe eines Interferenzmikroskops aus der Differenz der optischen Dichten zwischen Schnitt und Hintergrund berechnet werden (Gillis u. Wibo 1971; Pluta 1971). Weitere Verfahren zur Messung von Schnittdicken im ultradünnen Bereich sind von Small (1968), Silverman et al. (1969), Casley-Smith u. Crocker (1975) und Yang u. Shea (1975) entwickelt worden.

6.2.4 Artefakte durch die Lage der Schnittebene

6.2.4.1 Generelle Korrekturmöglichkeiten

In 5.2.2 und 5.2.3 wurde auf die Abhängigkeit der Umfang- und Oberflächendichte gerichteter Strukturelemente von der Lage der Schnittebene hingewiesen. Dabei kommt dem Winkel α zwischen der Hauptachse der Strukturelemente und der zur Schnittebene senkrecht stehenden Ebene große Bedeutung zu. In der Praxis stehen 3 Möglichkeiten zur Verfügung, um Umfang- und Oberflächendichten anisotroper Strukturen in Abhängigkeit der Lage der Schnittebene zu berechnen (Weibel 1979):

1) Die Schnittebenen werden zufällig gelegt und die Winkel α und ψ (s. Tabelle 5.2) bestimmt.
2) Die Schnittebenen werden stets quer zur Hauptachse der Strukturelemente gelegt, so daß α und $\psi = 0°$ betragen.
3) Für die Berechnung der Oberflächen- oder Umfangdichte faszikulärer Strukturen werden die Strukturen längs geschnitten. Die linearen Testraster (quadratische oder Vielzweckraster) werden in einem Winkel θ von $\pm 19°$ (vertikale Testlinien) oder $\pm 71°$ (horizontale Testlinien) zur Hauptrichtung der Strukturen auf die Testfelder gelegt. Dieser „optimale Winkel" wurde von Sitte (1967) berechnet. Große Fehler für die Werte von $B_{A(x/B)}$ und $S_{V(x/B)}$ treten auf, wenn die vertikalen Linien eines quadratischen Testrasters parallel zur Hauptachse der faszikulären Strukturelemente verlaufen ($\theta = 0°$): Die Oberflächendichte wird um 20 % unterschätzt. Mit einer Überschätzung von 10 % ist zu rechnen, wenn $\theta \pm 45°$ mißt. Die theoretische Begründung für den optimalen Winkel von $\pm 19°$ ist bei Weibel (1980) gegeben.
Bei unseren Untersuchungen an zentralen Bronchien (Oberholzer et al. 1977) wählten wir die zweite Möglichkeit mit einem Winkel α von 0°.

6.2.4.2 Analyse der Artefakte bei Schichtung der Strukturelemente

Eine Schichtung von Stukturelementen (Kompartimenten) kommt beispielsweise vor in:

1) glatten Muskelzellen der Prostata: Die Zellorgenellen sind überwiegend um den Kern herum angeordnet (s. Abb. 3.5);

2) Hepatozyten, die reichlich HBsAg in ihrem Zytoplasma aufweisen: Die Mitochondrien sind hier durch das vermehrte glatte endoplasmatische Retikulum, das den Zellen den morphologischen Aspekt von Milchglas verleiht, an die Zellperipherie gedrängt (s. Abb. 3.4). Diese „Milchglaszellen" können mit Kugeln verglichen werden, die aus einem Hohlraum (glattes endoplasmatisches Retikulum) und einem Mantel (Mitochondrien) bestehen (Abb. 6.6a–b). Liegt die Schnittebene – bezogen auf das Kugelzentrum – oder die Äquatorebene weit peripher, weist die Kugelanschnittsfläche nur Anschnitte von Strukturelementen der Mantelzone auf (Abb. 6.6a, schraffierte Fläche). Eine anolge Situation ist bei den glatten Muskelzellen der Prostata anzutreffen: Schnitte durch die Peripherie zeigen bedeutend mehr Zellorganellen (Abb. 6.7a) als jene durch das Zentrum (Abb. 6.7b).

Wir untersuchten das Ausmaß möglicher Fehler von Flächenanteilen infolge einer variablen Lage der Schnittebene am geometrischen Modell eines Hohlzylinders.

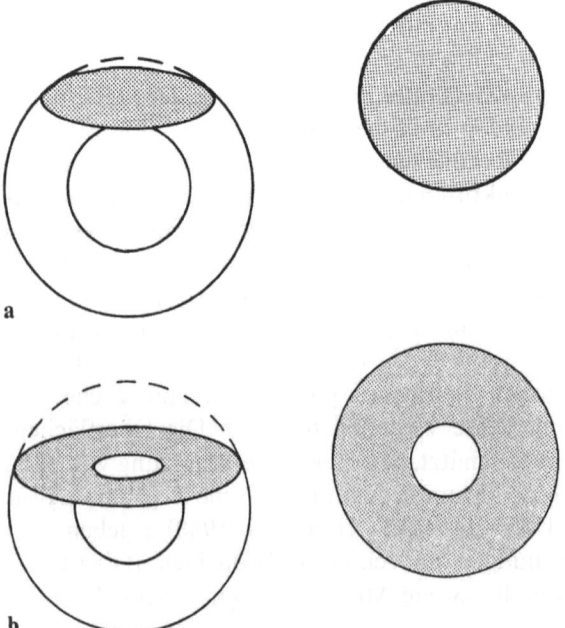

Abb. 6.6a, b. Artefakte durch die Lage der Schnittebenen bei inhomogen verteilten Strukturelementen (s. Text)

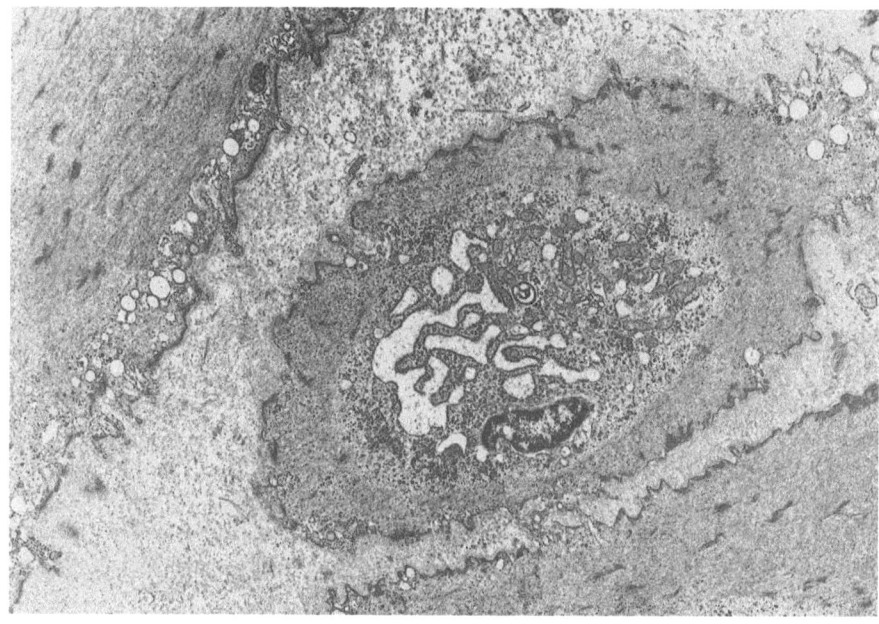

a

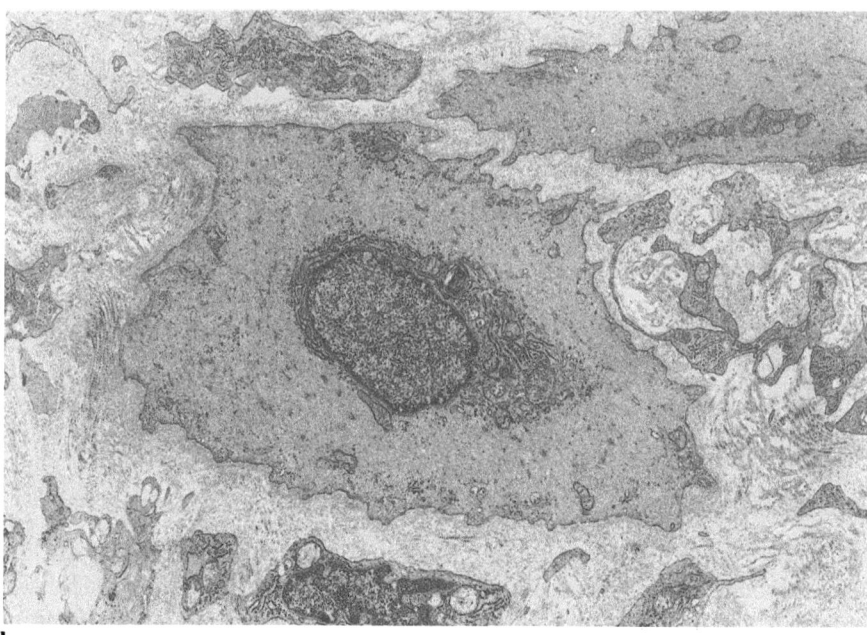

b

Abb. 6.7 a, b. Aktivierte glatte Muskelzelle der Prostata (Hund) mit Hyperplasie und Hypertrophie der Zellorganellen. **a** peripher gelegene Schnittebene (Vergr. 7500:1). **b** zentral gelegene Schnittebene (Vergr. 7500:1)

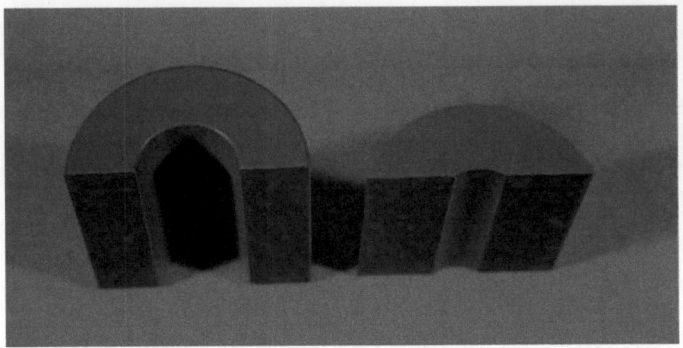

Abb. 6.8. Unterschiedliche Lagen von Schnittebenen durch einen Hohlzylinder: theoretisches Modell (s. Text)

Als stereologischen Parameter wählten wir den „Flächenanteil der Anschnitte des Zylindermantels an der parallel zur Hauptachse des Zylinders gelegenen Gesamtzylinderanschnittsfläche" (Abb. 6.8, rot markiert).

Theoretische Grundlagen

Für das Volumen des Zylindermantels [$V_{(MA)}$] gilt:

$$V_{(MA)} = V_{(ZY)} - V_{(HO)} \qquad (6.38)$$

$V_{(ZY)}$: Volumen des gesamten Zylinders
$V_{(HO)}$: Volumen des Hohlraumes

$$V_{(ZY)} = R^2 \cdot \pi \cdot h \qquad (6.39)$$

R: Radius des Zylinders
h: Zylinderlänge

$$V_{(HO)} = r^2 \cdot \pi \cdot h \qquad (6.40)$$

r: Radius des Hohlraumes.

Der Flächenanteil des Zylindermantels kann nach Gl. (6.41) berechnet werden:

$$A_{A(MA/ZY)i} = \frac{V_{(MA)}}{V_{(ZY)}} = 1 - \left[\frac{r_i}{R_i}\right]^2 \qquad (6.41)$$

Die Radien r_i und R_i sind von der Lage der Schnittebene in bezug auf die Äquatorebene des Zylinders abhängig: r_i entspricht dem Radius des Hohlzylinders, R_i demjenigen des Zylinders in der Schnittebene i. $A_{A(MA/ZY)i}$ beträgt in der Äquatorebene (aeq):

$$A_{A(MA/ZY)aeq} = 1 - \left[\frac{r_{aeq}}{R_{aeq}}\right]^2 \qquad (6.42)$$

Wenn $r_i = 0$ wird (Lage der Schnittebene im Zylindermantel), beträgt $A_{A(MA/ZY)} = 1$. Die Werte für $A_{A(MA/ZY)i}$ schwanken demnach zwischen 1 und $1 - \left[\dfrac{r_{aeq}}{R_{aeq}}\right]^2$.

Die erwähnten theoretischen Zusammenhänge werden im folgenden Beispiel nochmals vereinfacht dargelegt.

Beispiel: Gegeben sei ein Hohlkubus mit der Kantenlänge a = 5,6 cm und der Kantenlänge des Hohlraumes b = 4,5 cm (Abb. 6.9). Der Anteil der Mantelanschnittsfläche an der horizontalen Anschnittsfläche des Kubus [$A_{A(MA/KU)}$] beträgt entweder = 1 (die Schnittebene liegt im Mantel) oder = 0,354 (Abb. 6.10) (die Schnittebene liegt nicht im Mantel), da

$$A_{A(MA/KU)i} = 1 - \left[\frac{b_i}{a_i}\right]^2 \tag{6.43}$$

Ausmaß möglicher Fehler und Bedeutung der mittleren Distanz:
Schnittebene i – Äquatorebene

Konkret berechneten wir den Flächenanteil der Anschnitte des Hohlzylinders an der parallel zur Hauptachse des Zylinders gelegenen Gesamtzylinderanschnittsfläche (Flächendichte) für 200 Schnittebenen, die einen konstanten Abstand voneinander aufwiesen. Die Gleichung für diesen Parameter in der

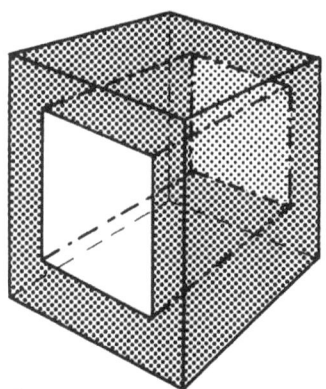

▲
Abb. 6.9. Hohlkubus

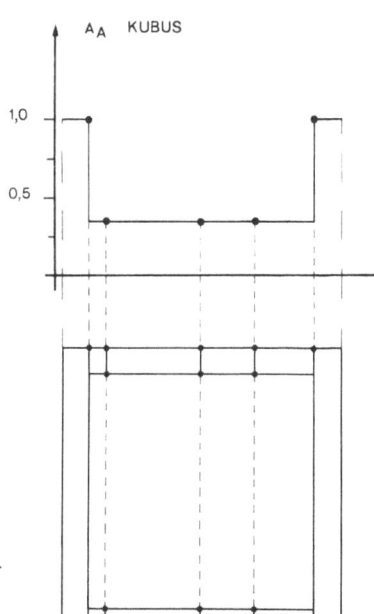

Abb. 6.10. Anteil des Anschnittes des Kubus- ▶
mantels am Abschnitt des Kubus (A_A) in Abhängigkeit der Lage der Schnittebene

Schnittebene i lautet:

$$A_{A(HO/ZY)i} = \left[\frac{r_i}{R_i}\right]^2 \tag{6.44}$$

Der Wert des Parameters $V_{V(HO/ZY)}$ betrug für das verwendete Modell = 0,640 und wurde als „wahrer" Wert bezeichnet; die Fläche des Hohlzylinderanschnitts machte in der Äquatorebene 80 % der Zylinderanschnittsfläche aus (= 0,800). Aus dem Gesamtpool der 200 Schnittebenen wurden 4 Stichproben ausgewählt:

Stichprobe A: Zufällige Auswahl von 40 Ebenen (n = 40; 20 % des zur Verfügung stehenden Gesamtkollektivs).

Stichprobe B: Zufällige Auswahl von 8 Ebenen aus den 32, der Äquatorebene unmittelbar benachbarten Ebenen (n = 8; 25 % des zur Verfügung stehenden Teilkollektivs).

Stichprobe C: Zufällige Auswahl von 6 Ebenen aus 30 Ebenen eines exzentrisch gelegenen Bereichs (Abb. 6.11, schraffiert) (n = 6; 20 % des zur Verfügung stehenden Teilkollektivs).

Die Resultate dieser Analyse sind in Tabelle 6.9 zusammengefaßt: $\bar{x}$: Mittelwert; $\tilde{x}$: Median; SD: Standardabweichung; Var (%): relativer Variationskoeffizient; Δ (%): Abweichung vom „wahren" Wert. Wird entsprechend dem Delesse-Prinzip (Delesse, 1847) vom Flächenanteil auf den Volumenanteil geschlossen, führt die Auswertung der Stichprobe A zu einer Unterschätzung des Volumenanteils des Hohlraums am Zylinder von 12,7 %, jene der Stichproben B und C zu einer Überschätzung des Parameters von 24,5 % resp. 12,3 %. Es überrascht keineswegs, daß die Stichprobe B (äquatornahes Kollektiv) die größte Abweichung aufweist. Die Variationskoeffizienten lagen durchwegs unterhalb der 10 %-Schranke. Dieses einfache Modell läßt die Aussage zu, daß die mittlere Distanz der Schnittebene i von der Äquatorebene das Ausmaß eines möglichen Fehlers entscheidend beeinflußt.

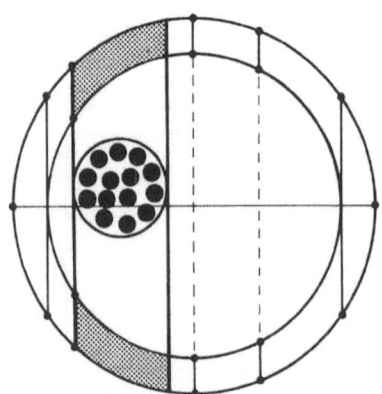

Abb. 6.11. Einfluß der mittleren Distanz zwischen Schnittebene i und Äquatorebene auf den Parameter Flächendichte (s. Text)

Tabelle 6.9. Resultate der Untersuchungen zum Ausmaß des Einflusses der Lage der Schnittebene auf die Flächendichte (s. Text)

Stichprobe	$\bar{x}$	$\tilde{x}$	SD	Var (%)	n	Δ (%)
A	0,559	0,727	0,311	8,9	40 (20%)	− 12,7
B	0,797	0,798	0,002	0,1	8 (25%)	+ 24,5
C	0,719	0,723	0,024	1,5	6 (20%)	+ 12,3

6.2.4.3 Einfluß der Lage der Schnittebene auf den Volumenanteil der Alveolarsepten

Weibel (1963 b) hat die Notwendigkeit betont, den direkt berechneten Volumenanteil der Alveolarsepten am Lungengewebe zu korrigieren, da dieser Parameter stark durch die Lage der Schnittebenen bezogen auf das Alveolenzentrum beeinflußt werden kann. Würden nur Schnittebenen ausgewertet, welche die einzelnen Alveolen relativ peripher schneiden, wäre mit einer erheblichen Überschätzung des Volumenanteils der Alveolarsepten zu rechnen. Der von Weibel (1963 b) eingeführte Korrekturfaktor hängt ab von der mittleren Dicke der Alveolarsepten (h), dem mittleren Radius der Alveolen (r) und der Schnittdicke (t):

$$K = \frac{h}{t} \log \left[\frac{t + h}{h} \right] + \frac{h}{r + h} \tag{6.45}$$

Für die definitive Volumendichte der Alveolen folgt:

$$V_{V(ALS/RSP1)} = \hat{V}_{V(ALS/RSP1)} \cdot K \tag{6.46}$$

ALS: Alveolarsepten

$\hat{V}_{V(ALS/RSP1)}$: Direkt berechnete Volumendichte der Alveolarsepten.

Die Korrektur der Volumendichte der Alveolarsepten muß sich auf die Volumendichte des Alveolarlumens auswirken, da beide Kompartimente komplementär sind und zusammen das Kompartiment „Alveolen" bilden. Der Volumenanteil des Alveolarlumens kann nach den Gl. (6.47) oder (6.48) berechnet werden:

$$V_{V(ALL/RSP1)} = \hat{V}_{V(ALL/RSP1)} + \hat{V}_{V(ALS/RSP1)} - V_{V(ALS/RSP1)} \tag{6.47}$$

Wird Gl. (6.46) in (6.47) eingesetzt, resultiert:

$$V_{V(ALL/RSP1)} = \hat{V}_{V(ALL/RSP1)} + \hat{V}_{V(ALS/RSP1)} - \hat{V}_{V(ALS/RSP1)} \cdot K \tag{6.48}$$

oder:

$$V_{V(ALL/RSP1)} = \hat{V}_{V(ALL/RSP1)} + \hat{V}_{V(ALS/RSP1)} [1 - K] \tag{6.49}$$

Der mittlere Durchmesser unveränderter Alveolen beträgt ca. 100 µm (Weibel 1963 b), die mittlere Alveolarseptendicke ca. 5 µm. Da entsprechende

Werte für pathologisch veränderte Lungen nicht genau bestimmt werden können, sind Systemfehler auch nach Berücksichtigung des erwähnten Korrekturfaktors nicht auszuschließen. Aus diesem Grund haben wir bei unseren eigenen Untersuchungen (Dalquen et al. 1983) vorläufig auf eine Korrektur der direkt berechneten Volumendichte der Alveolarsepten verzichtet.

6.2.5 Artefakte durch Kompression

Kompressionsartefakte kommen durch die Stauchung des Gewebes beim Schneiden zustande. Im Gegensatz zur Schrumpfung findet die Stauchung nur in der Schnittrichtung statt. Eine Verbreiterung des Gewebes infolge einer Verkürzung in der Längsrichtung wird nicht beobachtet (Baur 1969 b). Volumendichten werden durch die Kompression nicht beeinflußt, sofern alle Gewebekomponenten in gleichem Ausmaß von der Kompression betroffen sind. Oberflächen- und numerische Dichten dagegen werden in gestauchten Geweben überschätzt.

Loud et al. (1965) haben für isotrope Membransysteme folgenden Korrekturfaktor eingeführt:

$$K_{(SV)} = f \sqrt{\frac{2}{1 + f^2}} \tag{6.50}$$

$K_{(SV)}$: Korrekturfaktor für Oberflächendichten
f: Linearer Kompressionsfaktor: $\hat{l}/l_0$
$\hat{l}$:   Länge nach Kompression
l_0:   Länge vor Kompression.

Baur (1969 b) verwendete für die Korrektur von Oberflächendichten menschlicher Plazentarzotten Gl. (6.51):

$$S_{V(x/B)} = \hat{S}_{V(x/B)} \frac{2}{2 + q} \tag{6.51}$$

$$q = 1 - \frac{\hat{l}}{l_0} \tag{6.52}$$

Dieser Korrekturfaktor lautet in der Terminologie von Loud et al. (1965):

$$K_{(SV)} = \sqrt{\frac{4}{(3 - f)^2}} \tag{6.53}$$

Bei der Berechnung numerischer Flächendichten ist zu beachten, daß die Bezugsfläche infolge der Kompression verkleinert wird, die Anzahl Profilanschnitte dagegen konstant bleibt. Ohne Korrektur des Kompressionsartefaktes würden die numerischen Flächendichten überschätzt. Der Korrekturfaktor für numerische Flächendichten ist identisch mit dem linearen Kompressionsfaktor (Loud et al. 1965):

$$K_{(NA)} = \frac{\hat{l}}{l_0} \qquad (6.54)$$

$K_{(NA)}$: Korrekturfaktor für numerische Flächendichten.

Das Ausmaß der Stauchung ist indirekt proportional zur Schnittdicke: Bei dicken Schnitten ist die Kompression geringer als bei dünnen. f beträgt bei einer Schnittdicke von 25 µm oder mehr ca. 1,0, bei einer Schnittdicke von 2 µm ca. 0,8 (Baur 1969b). Zwischen f und der Schnittdicke fand Baur (1969b) für menschliches Plazentargewebe eine lineare Beziehung.

Nach Weibel (1979) besteht zwischen einer Fläche vor Kompression (A_0) und einer nach Kompression ($\hat{A}$) folgende Abhängigkeit:

$$\hat{A} = A_0 \frac{\hat{l}}{l_0} \qquad (6.55)$$

Loud et al. (1965) schlagen vor, den Quotienten $\hat{l}/l_0$ direkt an den histologischen Schnitten zu ermitteln. Weibel (1979) weist auf die Möglichkeit hin,

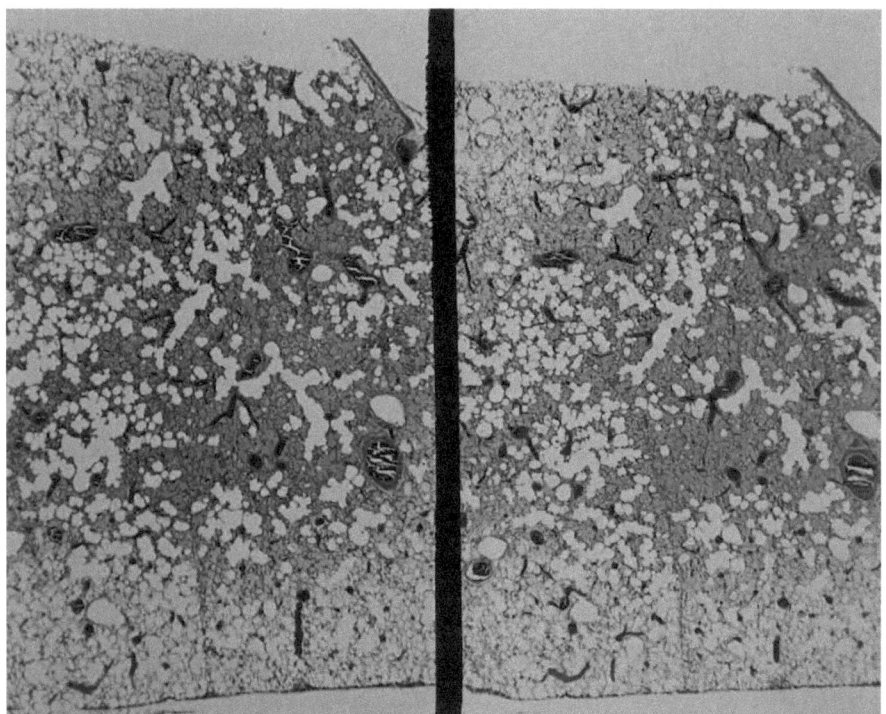

Abb. 6.12. Linearer Kompressionsfaktor für unverändertes Lungengewebe: Wert des Beispiels: 0,900 (CAB, Vergr. 6,8:1)

die Anzahl Durchstoßpunkte einer parallel zur Kompressionsachse verlaufenden Testlinie durch die Membranen (isotrop verteilt) an der unveränderten Fläche des Gewebeblockes und am komprimierten Schnitt zu bestimmen. Das Verhältnis der Durchstoßpunkte enspricht dem oben erwähnten Längenverhältnis.

Bei kugelförmigen Partikeln werden die runden Anschnittsflächen durch die Kompression zu Ellipsen. Das Achsenverhältnis dieser Ellipsen ist gleich dem Längenverhältnis $\hat{l}/l_0$ (Weibel 1979). Die Evaluation der Veränderung der Achsenlängen von ellipsoiden Kompartimenten, wie z.B. Bronchiolenquerschnitten, durch Kompressionskräfte ist sehr kompliziert.

In den eigenen Untersuchungen an Lungengewebe betrug der mittlere lineare Kompressionsfaktor 0,900 (Abb. 6.12). Daraus berechnete sich ein mittlerer Stauchungskorrekturfaktor für die Oberflächendichten der Alveolen von 0,946 (nach Loud et al. 1965) und 0,952 (nach Baur 1969 b).

Der durch die Kompression von Lungengewebe bedingte Fehler ist also klein. Aus diesem Grunde verzichteten wir in unseren Untersuchungen auf eine Korrektur des Stauchungsartefakts. Dieser Verzicht ist weiter begründet durch eine standardisierte Herstellung der histologischen Schnitte in unseren Laboratorien und einer gleichzeitigen mechanischen Teilkorrektur der Kompressionsartefakte.

6.2.6 Artefakte durch die Vergrößerung

Paumgartner et al. (1981) untersuchten das Ausmaß möglicher Abweichungen stereologischer Daten bei Verwendung unterschiedlicher Vergrößerungen. Sie fanden, daß bei einer Endvergrößerung von 130 000:1 die Werte für Oberflächen- und Volumendichte des endoplasmatischen Retikulums der Hepatozyten 3mal größer ausfallen als bei einer Vergrößerung von 18 000:1. In der Literatur schwanken denn auch die für die Oberflächendichte des endoplasmatischen Retikulums (bezogen auf das Zytoplasma der Hepatozyten) berechneten Werte zwischen $5.7\,\mu m^{-1}$ (Loud 1968) und $14,1\,\mu m^{-1}$ (Weibel et al. 1969).

Auf die Möglichkeit, durch falsch gewählte Vergrößerungen Meßfehler zu begehen, haben Underwood (1961), Mandelbrot (1967) („Coast-of-England-Effect" s. 3.8), Keller et al. (1976), Bolender (1978) und Olah (1980) hingewiesen.

6.3 Artefakte durch spezielle Stichprobenauswahlverfahren

In 6.2.4 wurden die Artefakte besprochen, die infolge Schichtung der Strukturelemente – abhängig von der Lage der Schnittebene – auftreten können.

Bei morphometrischen Analysen kommt es vor, daß einzelne Zelltypen (z. B. Zellen des lymphatischen, hämatopoietischen oder retikuloendothelialen Gewebes) nur mit Hilfe morphologischer Kerncharakteristika identifiziert werden können (Mayhew u. Williams 1971; Konwinski u. Kozlowski 1972). Dies bedeutet, daß nur Zellanschnitte ausgewertet werden, die auch Anschnitte von Kernen aufweisen. Für diese Art der Stichprobenauswahl prägten Mayhew u. Cruz-Orive (1973) den Begriff „nucleus-biased-sampling" (Bias: Systemfehler).

6.3.1 Nucleus-biased-sampling

Konwinski u. Kozlowski wiesen 1972 erstmals darauf hin, daß die Kernvolumendichten überschätzt werden, wenn man sie nur an Zellanschnitten bestimmt, die auch Kernanschnitte zeigen. Die von den Autoren verwendete Gleichung für die Berechnung der „wahren" Kernvolumendichten ist Tabelle 6.10 zu entnehmen. Das Ausmaß der Überschätzungen ist eine Funktion der Größe der Volumendichte: Bei kleinen Volumendichten fällt der Fehler ohne Korrektur stärker ins Gewicht als bei großen. Die Werte für den in Gl. (6.68) benötigten Faktor K sind in Tabelle 6.11 zusammengestellt.

$$V_{V(x/B)} = K \cdot \hat{V}_{V(x/B)} \tag{6.68}$$

Cruz-Orive (1976 c) wies darauf hin, daß der auf der Basis eines „nucleus-biased-sampling" berechnete Oberflächen/Volumen-Quotient einer Korrektur bedarf, die Oberflächendichte dagegen nicht (Tabelle 6.12). Diese Korrekturen sind abhängig von der Form der Zelle und des Kernes sowie der Lage des Kernes in bezug auf die Zelläquatorebene.

Zwei Möglichkeiten einer Korrektur der Anzahl Trefferpunkte über den Zellanschnitten hat Fritsch (1977) publiziert (Tabelle 6.13).

In eigenen Untersuchungen an glatten Muskelzellen der Prostata (Bartsch et al. 1979 a), Milchglaszellen der Leber (unpubliziert) und Fibroblasten (unpubliziert) nahmen wir ein „nucleus-biased-sampling" vor. Dieses Verfahren wirkt sich bei den Milchglaszellen und glatten Muskelzellen der Prostata nicht nur auf die Volumendichte des Kernes, sondern auch auf diejenige der Zellorganellen aus, da die Organellen innerhalb des Zytoplasmas – wie der Kern innerhalb der Zelle – „geschichtet" angeordnet sind. In den glatten Muskelzellen liegen die Organellen, in den Hepatozyten das glatte endoplasmatische Retikulum in Kernnähe (s. Abb. 3.4 und 6.7 b). Eine Korrektur der Zellorganellenvolumenanteile drängt sich auf, wenn Daten verschiedener Arbeitsgruppen, deren Stichprobenauswahlverfahren nicht identisch sind, miteinander verglichen werden sollen. Eine exakte Berechnung der Volu-

Tabelle 6.10. Gleichungen zur Korrektur von $V_{V(\alpha/B)}$ beim „nucelus-biased-sampling"

Autoren	Struktur	Zentrizität	Gleichung	Gl. Nr.	Symbole
Konwinski u. Kozlowski (1972)	Kugel-in-Kugel	Konzentrisch	$V_{V(N/Cell)} = \dfrac{3 \cdot A \cdot r}{(2+A) \cdot R}$ (umgeformte und vereinfachte Originalgleichung)	(6.56)	A: $\hat{V}_{V(N/Cell)}$ r: Radius der kleinen Kugel (N) R: Radius der großen Kugel (Cell)
Mayhew u. Cruz-Orive (1973)	Kugel-in-Kugel	Konzentrisch	$V_{V(N/Cell)} = \left[\dfrac{3 \cdot A}{2+A}\right]^{3/2}$	(6.57)	A: $\hat{V}_{V(N/Cell)}$
		Exzentrisch	$V_{V(N/Cell)} = \left[\dfrac{A + \sqrt{33\,A^2 + 48\,A}}{4 \cdot A + 6}\right]^3$	(6.58)	
Cruz-Orive (1976 b)	Kugelähn-lich-in-kugelähnlich	–	$V_{V(N/Cell)} = \left[\dfrac{3 \cdot C_1 \cdot A}{2 + C_2 \cdot A}\right]^3$	(6.59)	C_1, C_2: Von der Zentrizität abhängige Faktoren

Tabelle 6.11. Korrekturfaktoren K [s. Gl. (6.68)]

$\hat{V}_{V(x/B)}$	Kugel-in-Kugel	
	Konzentrisch	Exzentrisch
0,01	0,182	0,159
0,02	0,256	0,227
0,03	0,311	0,279
0,04	0,357	0,322
0,05	0,396	0,360
0,06	0,430	0,395
0,07	0,462	0,425
0,08	0,490	0,454
0,09	0,516	0,480
0,10	0,540	0,505
0,20	0,712	0,684
	Konwinski u. Kozlowski (1972)	Mayhew u. Cruz-Orive (1973)

mendichte der einzelnen Zellkompartimente nach einem „nucleus-biased-sampling" ist folgendermaßen möglich:

1) Berechnung der Volumendichte der einzelnen Zellorganellen bezogen auf das Gesamtvolumen der Organellen:

$$\hat{V}_{V(x/ORG)} = \frac{\sum \hat{P}_{(x)}}{\sum \hat{P}_{(ORG)}} \tag{6.69}$$

2) Berechnung der Volumendichte der Summe der Organellen bezogen auf das Zytoplasmavolumen:

$$V_{V(ORG/CYT)} = \left[\frac{A + \sqrt{33\,A^2 + 48\,A}}{4 \cdot A + 6} \right]^3 \tag{6.70}$$

A: $\hat{V}_{V(ORG/CYT)}$ (direkt berechnete Volumendichte, bezogen auf das Zytoplasmavolumen).

3) Berechnung der auf das Zytoplasma bezogenen Volumendichte der einzelnen Organellen:

$$V_{V(x/CYT)} = \hat{V}_{V(x/ORG)} \cdot V_{V(ORG/CYT)} \tag{6.71}$$

$$= \frac{\sum \hat{P}_{(x)}}{\sum \hat{P}_{(ORG)}} \cdot V_{V(ORG/CYT)} \tag{6.72}$$

Wir haben in unseren Untersuchungen diese Korrekturen nicht berücksichtigt und sind uns bewußt, dadurch einen Systemfehler belassen zu haben.

Tabelle 6.12. Gleichungen zur Korrektur von $S/V_{(x)}$, $S_{V(x/B)}$ und $\sum I_{(x)}$ beim „nucleus-biased-sampling"

Autoren	Struktur	Zentrizität	Gleichung	Gl. Nr.	Symbole
Cruz-Orive (1976c)	Kugel-in-Kugel	Konzentrisch	$S/V_{(x)} = \dfrac{\pi}{4} \dfrac{3\,(A)^{1/3} - A}{\sin^{-1}(A)^{1/3} + (A)^{1/3}[1 - (A)^{2/3}]^{1/2}}\,[\hat{S}/V_{(x)}]$ $S_{V(x/B)} = \hat{S}_{V(x/B)}$	(6.60) (6.61)	A: $\hat{V}_{V(x/B)}$
	Kugelähnlich-in-kugelähnlich	Exzentrisch	$S/V_{(x)} = C[\hat{S}/V_{(x)}]$ $S_{V(x/B)} = \hat{S}_{V(x/B)}$	(6.62)	C: Faktor in Abhängigkeit von $V_{(x/B)}$ (Normogramme bei Cruz-Orive, 1976c, S. 22, 29)
		Konzentrisch	$S/V_{(x)} = C[\hat{S}/V_{(x)}]$ $S_{V(x/B)} = \hat{S}_{V(x/B)}$	(6.63)	C: Faktor in Abhängigkeit von $V_{(x/B)}$ und Zentrizität
Fritsch (1977)	Kugel-in-Kugel	Konzentrisch für kernhaltige Anschnitte Für Äquatorialschnitte	$\sum I_{(Cell)} = \dfrac{\sum \hat{I}_{(Cell)} \cdot \pi}{2[\sqrt{1 - A^{2/3}} + A^{-1/3} \arcsin A^{1/3}]}$ $\sum I_{(Cell)} = \dfrac{\pi \cdot \sum \hat{I}_{(Cell)}}{4}$	(6.64) (6.65)	A: $\hat{V}_{V(N/Cell)}$

Tabelle 6.13. Gleichungen zur Korrektur von $\sum P_{(x)}$ beim „nucleus-biased-sampling"

Autoren	Struktur	Zentrizität	Gleichung	Gl. Nr.	Symbole
Fritsch (1977)	Kugel-in-Kugel	Konzentrisch für Äquatorialschnitte	$\sum P_{(Cell)} = \dfrac{2\sum \hat{P}_{(Cell)}}{3}$	(6.66)	
		Konzentrisch für kernhaltige Anschnitte	$\sum P_{(Cell)} = \dfrac{2\sum \hat{P}_{(Cell)} + \sum P_{(N)}}{3}$	(6.67)	N: Nucleus

Der Fehler schwankt für die einzelnen Volumendichten der Organellen der „Milchglaszellen" z. B. zwischen $\pm 1\%$ und $\pm 8\%$ bis 10% (unpubliziert), für die Kernvolumendichte der Fibroblasten dagegen zwischen $\pm 30\%$ bis 40% (unpubliziert).

Die Korrekturmöglichkeit der Volumendichten der Zellorganellen beim „nucleus-biased-sampling" ist im folgenden Beispiel veranschaulicht:

Beispiel: Gesucht werden die „wahren" Volumendichten der auf das Zytoplasma bezogenen Organellen der Milchglaszellen der Leber (s. Abb. 3.4 und Abb. 6.7b). Ausgewertet wurden nur Hepatozytenanschnitte, die auch Kernanschnitte aufweisen.

Für die Korrektur der „Rohwerte" sind folgende Schritte notwendig:

1) *Definition zweier neuer Kompartimente:* Als „Außen- oder Mantelzone" des Zytoplasmas der Milchglaszellen bezeichnen wir die Summe des Volumens der Mitochondrien, Lysosomen, Microbodies, des rauhen endoplasmatischen Retikulums, der Fettvakuolen und der Hälfte der Grundsubstanz; als „Innen- oder Kernzone" die Summe des Volumens des glatten und gemischten endoplasmtischen Retikulums sowie der Hälfte der Grundsubstanz.
2) *Berechnung des Volumenanteils der „Innenzone" am Zytoplasma* und Korrektur nach Mayhew u. Cruz-Orive (1973). Der Volumenanteil der „Außenzone" wird nach folgender Formel ermittelt:

$$V_{V(AUS/CYT)\,korr} = 1 - V_{V(INN/CYT)\,korr}$$

3) *Berechnung der Volumenanteile der entsprechenden Kompartimente an der „Außen-" oder „Innenzone":* $V_{V(Y/AUS)}$ resp. $V_{V(X/INN)}$.
4) *Berechnung der korrigierten Volumenanteile der einzelnen Kompartimente:*

$$V_{V(X/INN)} \cdot V_{V(INN/CYT)\,korr} = V_{V(X/CYT)\,korr}$$

und

$$V_{V(Y/AUS)} \cdot V_{V(AUS/CYT)\,korr} = V_{V(Y/CYT)\,korr}$$

Die Resultate dieser Berechnungen sind in Tab. 6.14a und b zusammengestellt.

Sind infolge speziell gewählter Bedingungen Korrekturen der berechneten Rohwerte notwendig, empfiehlt es sich, diese primär berechneten Werte mitzupublizieren. Dadurch wird die Interpretation und Analyse möglicher Un-

Tabelle 6.14a. Berechnung der Volumendichten zytoplasmatischer Kompartimente der „Milchglaszellen" der Leber (s. Text) beim „nucleus-biased-sampling." *CYT* Zytoplasma; *SER* glattes endoplasmatisches Retikulum; *S–R* gemischtes endoplasmatisches Retikulum; *GS* Grundsubstanz; *INN* „Innenzone"; *M* Mitochondrien; *LY* Lysosomen; *MB* Microbodies; *RER* rauhes endoplasmatisches Retikulum; *F* Fettvakuolen; *AUS* „Außenzone"

	Bezugskompartimente (B)		
	C$\hat{Y}$T (nicht korr)	INN	CYT (korr)
$V_{V(SER/B)}$	0,323	0,528	0,311
$V_{V(S\text{-}R/B)}$	0,005	0,008	0,003
$V_{V(GS/B)}$	0,284	0,464	0,273
$V_{V(INN/B)}$	0,612	1,000	–
$V_{V(INN/B)korr}$		–	0,587

Tabelle 6.14b

	Bezugskompartimente (B)		
	C$\hat{Y}$T (nicht korr)	AUS	CYT (korr)
$V_{V(M/B)}$	0,049	0,126	0,052
$V_{V(LY/B)}$	0,003	0,008	0,003
$V_{V(MB/B)}$	0,007	0,018	0,007
$V_{V(RER/B)}$	0,023	0,059	0,024
$V_{V(F/B)}$	0,022	0,057	0,024
$V_{V(GS/B)}$	0,284	0,732	0,303
$V_{V(AUS/B)}$	0,388	1,000	–
$V_{V(AUS/B)korr}$	–	–	0,413

terschiede der einzelnen Autorengruppen erleichtert. Auf die Notwendigkeit, die Rohdaten mitzupublizieren, hat auch Fritsch (1975) hingewiesen.

6.3.2 Artefakte durch unterschiedliche Biopsiegrößen

Sowohl qualitative als auch quantitative Aussagen an Biopsien werden stark durch deren Größe beeinflußt: Die diagnostische Aussagemöglichkeit ist an einer kleinen Biopsie bedeutend geringer als an einer großen, da einzelne Strukturelemente in einer kleinen Biopsie fehlen können. Das gleiche gilt für quantitative Parameter. Biopsien, die morphometrisch analysiert werden, sollten einen ähnlich großen Informationsgehalt aufweisen.

Die Auswirkung von Schwankungen der Biopsiegröße auf stereologische Resultate wird im folgenden Beispiel verdeutlicht:

Beispiel: An 142 Nierenbiopsien wird der Flächenanteil des Interstitiums an der Bezugsfläche „Nierenrinde" bestimmt. Die Größe der Bezugsfläche liegt zwischen 0,80 mm² und 43,94 mm². Um den Einfluß der Biopsiegröße (identisch mit der Nierenrindenfläche der Gesamtbiopsie) zu untersuchen, werden 5 Kollektive gebildet:

A: Alle Biopsien (n = 142).
B: Alle Biopsien minus die 14 (10%) kleinsten (n = 128).
C: Alle Biopsien minus die 14 (10%) kleinsten und 14 (10%) größten (alle Biopsien im Interdezilbereich 80 ^{G}) (n = 114).
D: Alle Biopsien mit einer Nierenrindenfläche von über 3,0 mm² (n = 100).
E: Alle Biopsien minus die 21 (15%) kleinsten und 21 (15%) größten (alle Biopsien im Interdezilbereich 70) (n = 100).

Der stereologische Parameter „Flächenanteil des Interstitiums an der Nierenrinde" wird in allen Kollektiven mit dem klinischen Parameter „Blutdruck "verglichen. Die Resultate dieser Korrelationsanalysen sind in Abb. 6.13 dargestellt: Auf der y-Achse sind die Irrtumswahrscheinlichkeiten für die Aussage: „Zwischen dem Flächenanteil des Interstitiums an der Nierenrinde und dem Blutdruck besteht eine statistisch erkennbare Korrelation" in Abhängigkeit der einzelnen Kollektive aufgetragen. Eine zwischen den beiden Parametern statistisch nachgewiesene Korrelation besagt, daß die Verbreiterung des Interstitiums mit einer Erhöhung des Blutdrucks einhergeht. Für die Kollektive A und B trifft die Aussage mit großer Wahrscheinlichkeit (über 95%) zu, für das Kollektiv C mit einer Wahrscheinlichkeit von mehr als 90%, für das Kollektiv E mit einer solchen von nur noch 67%. Wird als Grenzwert für die Bezeichnung „statistisch erkennbar" eine maximale Irrtumswahrscheinlichkeit von

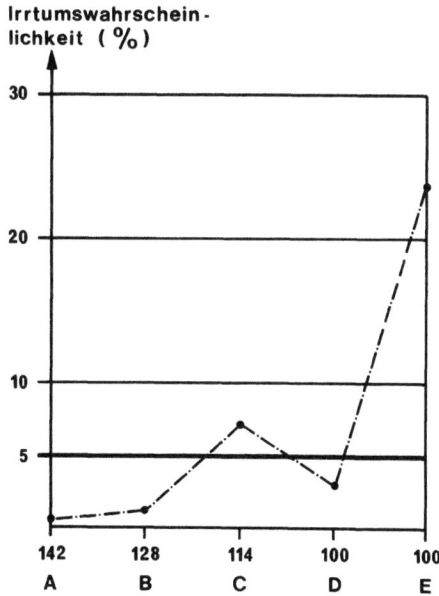

Abb. 6.13. Beziehung zwischen Blutdruck und Flächenanteil des Interstitiums an Nierenbiopsien: Abhängigkeit der Irrtumswahrscheinlichkeit der Korrelationskoeffizienten nach Spearman (1904) von der Biopsiegröße (s. Text)

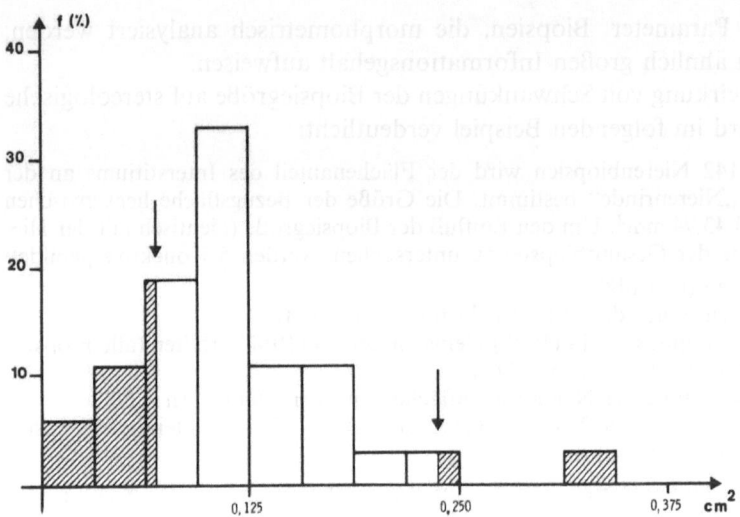

Abb. 6.14. Häufigkeitsverteilung der Anschnittsflächen von Bronchusbiopsien (s. Text)

5 % (minimale Wahrscheinlichkeit von 95 %, daß die Aussage richtig ist) festgelegt, ist die Beziehung zwischen Blutdruck und Flächenanteil des Interstitiums an der Nierenrinde nach Analyse der Kollektive A und B als „vorhanden", nach Analyse der Kollektive C und E als „nicht vorhanden" zu bezeichnen. Die Kollektive C und E sind dadurch charakterisiert, daß die kleinsten Biopsien eliminiert worden sind. Es ist gut denkbar, daß fibrosierte Nierengewebeabschnitte infolge einer erhöhten Induration weniger gut biopsierbar und deshalb die Biopsien aus solchen Regionen kleiner sind. Die kleineren Biopsien aber enthalten unvergleichlich mehr Bindegewebe als die größeren, was eine Überschätzung des Ausmaßes der Fibrose zur Folge hat.

Die Analyse zeigt, daß Unterschiede in der Biopsiegröße zu erheblichen Fehlbeurteilungen führen können. Eine Standardisierung der Biopsiegröße ist deshalb – wenn immer möglich – vorzunehmen. Jede einzelne Biopsie muß dabei innerhalb eines gegebenen Kollektivs eine repräsentative Stichprobe aus dem entsprechenden Organ darstellen.

Eine Standardisierung kann auf 2 Arten erfolgen:

1) Elimination der kleinsten und größten Biopsien. Dieses Verfahren wählten wir für die morphometrischen Analysen an Bronchusbiopsien (unpubliziert). Eine statistische Analyse der morphometrischen Befunde ist nur möglich, wenn in jeder Biopsie Anschnitte der analysierten Bronchuswandkompartimente (= „Ereignisse" im statistischen Sinne) mit gleich großer Wahrscheinlichkeit auftreten können. Durch eine Standardisierung der Größe der Gewebeproben wird vermieden, daß ein einzelner Parameter in einigen Biopsien stark über- oder unterschätzt wird. Praktisch legten wir fest, daß die Gesamtfläche der 3 ausgewerteten Schnitte der einzelnen Biopsien 0,070 cm^2 nicht unter- und 0,240 cm^2 nicht über-

schreiten durfte. Abb. 6.14 gibt die Häufigkeitsverteilung der im Ausgangskollektiv von 36 Fällen zur Verfügung stehenden Gesamtfläche wieder. Bei der Festlegung der Größenschranken wurden vor allem die Fälle
mit niedriger Gesamtfläche eliminiert, da sie zu einem besonders großen
Fehler des Endresultates führen können.

2) Standardisierung der Biopsiegröße durch spezielle mathematisch-statistische Verfahren (klassische Normierung[G]). Diesen Weg beschritten wir bei
der Analyse der Nierenbiopsien.

Methode 2) hat gegenüber Methode 1) den Vorteil, daß die Information
sämtlicher Biopsien für die Auswertung zur Verfügung steht.

6.4 Artefakte durch inadäquate Berechnungsmethoden

Mayhew u. Cruz-Orive (1974) wiesen auf Fehler hin, die resultierten, wenn
morphometrische Parameter pro einzelnes Gesichtsfeld (Variante B Abb.
3.17) berechnet werden, obwohl die Bezugsfläche von Gesichtsfeld zu Gesichtsfeld variiert. Dies tritt auf bei streng zufälliger Auswahl der Gesichtsfelder oder beim „bedeckenden Sampling". In Abb. 6.15 ist das Prinzip dieses
Stichprobenauswahlverfahrens an einen Bronchusquerschnitt schematisch
veranschaulicht (grober Raster: Knorpel; feiner Raster: Drüsenacini. Die
einzelnen Qaudrate stellen Gesichtsfelder dar). Dabei wird Gesichtsfeld
an Gesichtsfeld gereiht, bis die ganze Struktur bedeckt ist. Einen Eindruck
vom möglichen Ausmaß der Fehler, mit denen zu rechnen ist, wenn eine
inadäquate Berechnungsvariante gewählt wird, vermittelt das folgende Beispiel:

Beispiel: Querschnitte durch zentrale Bronchien werden bedeckend stereologisch
ausgewertet. Die Berechnung der einzelnen Parameter erfolgt nach den in 3.9 erwähn-

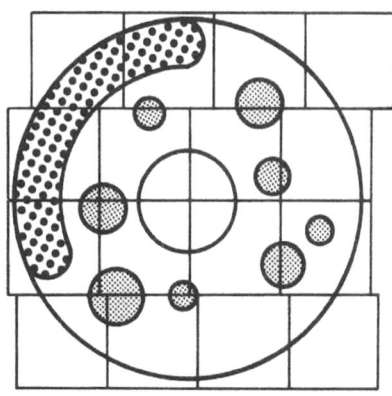

Abb. 6.15. Bedeckende Stichproben- (Gesichtsfeld-)Auswahl am Beispiel eines Bronchusquerschnittes

Tabelle 6.15. Resultate der wichtigsten stereologischen Parameter zentraler Bronchien in Abhängigkeit der Berechnungsvarianten A, B und C (s. S. 48, 51). *EXT* „Nicht-Bronchus"; *T* Testvolumen; *B* Bronchus; *LMN* Bronchuslumen; *CT* Bindegewebe der Bronchuswand; *GD* Bronchusdrüsen-Ausführungsgänge; *MC* glatte Muskulatur; *VN* Venenplexus; *CRT* Knorpel; *BM* Basalmembran des Epithels

Berechnungs-Variante/Abweichung	$V_{V(LMN/B)}$	$V_{V(CT/B)}$	$V_{V(CRT/B)}$	$V_{V(GD/B)}$	$V_{V(MC/B)}$	$V_{V(VN/B)}$	$S_{V(BM/B)}$ (cm^{-1})	$V_{V(EXT/T)}$
A	0,414	0,299	0,213	0,019	0,032	0,023	2,204	0,305
B	0,365	0,345	0,220	0,021	0,027	0,022	1,938	0,369
$\frac{(B-A)}{A}$ 100 (%)	− 11,8	+ 15,4	+ 3,3	+ 10,5	− 15,6	− 4,3	− 12,1	+ 21,0
C	0,413	0,298	0,212	0,020	0,032	0,026	2,199	0,305
$\frac{(C-A)}{A}$ 100 (%)	− 0,2	− 0,3	− 0,5	+ 5,3	0	+ 13,0	− 0,2	0

ten Varianten A (Berechnung der Parameter aus den über alle 3 Schnitte ermittelten Treffer- und Durchstoßpunktsummen), B (Berechnung der Parameter pro Schnitt und anschließende Berechnung von Mittelwert, Median und Varianz) und C (Berechnung der Parameter, bezogen auf die Testfeldfläche, Umrechnung auf die Bezugsfläche mit einem mittleren Korrekturfaktor und Berechnung von Mittelwert, Median und Varianz). Die Resultate der Parameter für einen zufällig ausgewählten Querschnitt eines zentralen Bronchus sind in Tabelle 6.15 dargestellt. Die nach Variante A berechneten Werte entsprechen den „wahren" Werten. Aus den Resultaten geht hervor, daß mit der Variante B die Parameter: „Volumendichte des Lumens (LMN), der glatten Muskulatur (MC), des Venenplexus (VN)" und „Oberflächendichte der bronchialen Basalmembran (BM), bezogen auf Bronchus (B)" unter-, die Parameter „Volumendichte des Bindegewebes (CT), Knorpels (CRT) und der Drüsenausführungsgänge (GD)" dagegen überschätzt werden. Die Abweichungen variieren zwischen − 15,6% und + 15,4%. Demgebenüber stimmen die nach Variante C berechneten Resultate größtenteils gut mit denjenigen der Variante A überein − ausgenommen die Volumendichten von relativ kleinen und nicht ganz homogen verteilten Kompartimenten (Drüsenausführungsgänge und Venenplexus).

Ähnliche Untersuchungen haben wir bei der Berechnung der einzelnen Parameter der Gastrinzellen, bezogen auf Epithel der Magenantrumschleimhaut (EPI), angestellt. Die Resultate für einen zufällig ausgewählten, gesunden Probanden sind Tabelle 6.16 zu entnehmen.

Der Unterschied zwischen den nach Variante A und B berechneten Werten der Parameter stellt eine grobes Maß für die Variabilität der Bezugsfläche von Gesichtsfeld zu Gesichtsfeld oder von Schnitt zu Schnitt dar. Er kann unseres Erachtens auch als Maß für die Inhomogenität der Stichprobe betrachtet werden: Je stärker der Anteil der Bezugsfläche an der Testfläche schwankt, desto homogener ist die Stichprobe und je inhomogener die Verteilung der Strukturelemente, desto größer wird die absolute Abweichung zwischen den beiden Varianten A und B:

$$\Delta_{(X)}(\%) = \left| \frac{(B - A) \cdot 100}{A} \right| \qquad (6.73)$$

$\Delta_{(X)}(\%)$: Absolute Abweichung für den Parameter X in %
A: Nach Variante A berechneter Wert des Parameters
B: Nach Variante B berechneter Wert des Parameters.

Tabelle 6.16. Einfluß der Berechnungsvarianten A und B auf stereologische Parameter der Gastrinzellen. *EPI* Epithel der Magenantrumschleimhaut; *G* Gastrinzellen

Parameter	Berechnungs-Variante A	Berechnungs-Variante B	$\frac{(B - A)}{A} 100$ (%)
$N_{A(G/EPI)}$ (cm^{-2})	21 236	24 592	+ 15,8%
$N_{V(G/EPI)}$ (mm^{-3})	12 952	15 093	+ 16,5%
$\bar{V}_{(G)}$ (μm^3)	1 746	1 616	− 7,4%

Für die Beziehung zwischen $\Delta_{(X)}$ und dem Grad der Inhomogenität der Stichprobe (INH) kann folgende Gleichung formuliert werden:

$$INH = 1 - \left| \frac{\Delta (X)}{50} \right| = 1 - \frac{|B - A|}{0,5\,A} \tag{6.74}$$

Für eine homogene Stichprobe beträgt der Parameter INH = 1,0; für deutlich inhomogene Stichproben nimmt er negative Werte an.

6.5 Grundsätzliche Überlegungen zur Korrektur von Systemfehlern

Auf den meisten Stufen, die bei morphometrischen Untersuchungen durchschritten werden (s. Tabelle 3.1), sind Fehlermöglichkeiten vorhanden. Diese Fehler können sich zu einem großen Gesamtfehler summieren, andererseits aber auch teilweise gegenseitig aufheben.

Eine ausführliche Analyse sämtlicher Fehlerquellen ist unbedingt erforderlich. Eine Korrektur ist vorzunehmen, sofern sie realisierbar ist. Dazu gehören Kenntnisse über Art und Größe der benötigten Faktoren. Eine vollständige Korrektur der methodischen Fehler ist oft nicht möglich, da das Ausmaß der Fehler nur geschätzt oder nur ungenau bestimmt werden kann. So ist immer mit einem Restfehler zu rechnen, wenn sich die Berechnung der Korrekturfaktoren auf geometrische Modelle abstützt, wie z.B. auf das Modell „exzentrisch gelegene Kugel in einer Kugel" (s. Tabelle 6.10) für die Korrektur der Fehler, die mit einem „nucleus-biased-sampling" eingeführt werden. Andererseits werden auch bei der Fehlerschätzung Annahmen gemacht, die mit großer Wahrscheinlichkeit nicht restlos zutreffen: Eine gleichmäßige und gleichsinnige Schrumpfung verschiedener Strukturlemente z.B. dürfte nur in seltenen Fällen wirklich stattfinden. Gerade bei der Analyse der fixationsbedingten Fehler stößt man an Grenzen, jenseits derer eine Korrektur nicht mehr sinnvoll erscheint, weil sie auf Annahmen basiert, die nicht mehr zu beweisen sind. Bei allen diesen Überlegungen ist auch die Möglichkeit mit in Betracht zu ziehen, daß durch eine vermeintliche Fehlerkorrektur, die auf einer Schätzung oder nicht beweisbaren Annahme beruht, neue Fehler eingeführt werden. Unter solchen Bedingungen wird es schwierig, diese zusätzlichen Artefakte zu erkennen, da das Gefühl einer Pseudogenauigkeit, das durch die bereits vorgenommene Korrektur entsteht, vorerst überwunden werden muß.

Eine Korrektur methodischer Fehler ist in 2 Situationen angezeigt:

1) Sie ist notwendig, wenn Daten verschiedener Arbeitsgruppen miteinander verglichen werden sollen, wobei bekannt ist, daß die einzelnen Gruppen nicht unter gleichen technischen Bedingungen (z.B. Schnittdicke) arbeiten.

2) Sie ist notwendig, wenn nach dem Ausmaß des gesamten Systemfehlers gefragt, oder – aus anderer Warte formuliert – der „wahre" Wert gesucht wird.

Systemfehler können nicht restlos vermieden und mathematisch ausgeschaltet werden. Es ist deshalb sehr wichtig, sich bei morphometrischen Untersuchungen stets der verschiedenen Fehlerquellen und der Größenordnung der Fehler bewußt zu bleiben. Nur diese kritische Haltung ermöglicht den Einsatz der richtigen (der Fragestellung angepaßten) morphometrischen Methode und Aussagen mit einem kleinst möglichen Falschheitsgehalt (Popper 1974).

7 Einfache Stichprobentheorie für praktische morphometrische Analysen

In diesem Kapitel wird auf 3 Teilgebiete der Stichprobentheorie eingegangen: Auswahlmodus, Minimalgröße und Qualität von Stichproben oder Parametern. Art der Auswahl und Umfang der Stichprobe beeinflussen Qualität und statistische Sicherheit der verschiedenen Parameter und tragen so entscheidend zur Zuverlässigkeit der Aussagen und Schlüsse bei, die auf der Basis der erhobenen Befunde gemacht oder gezogen werden. Diese Aspekte sollten bei jeder morphometrischen Arbeit entsprechend berücksichtigt werden. Größere, mathematische (wahrscheinlichkeitstheoretische) Zusammenhänge werden nicht besprochen; deshalb wurde das Kapital auch als „einfache Stichprobentheorie" bezeichnet.

7.1 Möglichkeiten der Stichprobenauswahl

Die stereologischen Axiome sind ohne Einschränkungen anwendbar, wenn die Strukturelemente uniform, isotrop verteilt und nicht gerichtet sind. Die Parameter, mit deren Hilfe das Vorhandensein dieser Eigenschaft bejaht oder verneint werden kann, sind in Tabelle 3.5 zusammengestellt.

Grundsätzlich lassen sich 6 Modelle anführen, in denen die erwähnten Eigenschaften verschieden kombiniert sind (Tabelle 7.1). Zufällige Verteilung und Gerichtet-Sein von Strukturen schließen sich gegenseitig nicht aus.

Die Auswahl der Stichprobe aus einer Grundgesamtheit (z.B. aus einem Organ) hat sich nach der Verteilung der Strukturelemente in Bezugsvolumen und -fläche zu richten. Sind die Strukturelemente zufällig verteilt, ist eine zufällige Auswahl der Gewebeblöcke oder Gesichtsfelder möglich; bei inhomogener Verteilung muß die Stichprobe entweder geschichtet-systematisch (stratifiziert) oder vollständig-systematisch ausgewählt werden. Ist dieses Vorgehen nicht möglich, sollten Referenzfläche oder -volumina – streng genommen – neu so festgelegt werden, daß die Kompartimente und/oder Partikel, die analysiert werden, in der neuen Bezugsfläche oder im neuen Bezugsvolumen homogen verteilt sind. Diese Forderung bedeutet praktisch, daß bei inhomogen verteilten Strukturelementen ein „*Mehrstufen-*" (Rohr et al. 1976a) oder „*Kaskaden-Sampling*" (Weibel 1979; Cruz-Orive u. Weibel 1981) vorgenommen wird.

Tabelle 7.1. Beispiele zur Verteilung, Form und Orientierung von Strukturelementen

	s. Tabelle 3.5	I	II	III	IV	V	VI
Verteilung der Strukturelemente in Bezugsvolumen oder -fläche	DJ	Homogen (isotrop)	Homogen (isotrop)	Homogen (isotrop)	Inhomogen (anisotrop)	Inhomogen (anisotrop)	Inhomogen (anisotrop)
Form und Orientierung der Anschnitte der Strukturelemente	K* F	Monomorph Kreisähnlich	Monomorph Nicht kreisähnlich	Polymorph Nicht kreisähnlich	Monomorph Kreisähnlich	Monomorph Nicht kreisähnlich	Polymorph Nicht kreisähnlich
Testlinienbezogene Orientierung der Strukturanschnitte	α	0°	0° oder +	0° oder +	0°	0° oder +	0° oder +
Beispiele		Hepatozyten Astrozyten	Glatte Muskelzellen der Prostata	Alveolen Glomerulumschlingen	Bronchus-drüsenacini	Bronchus-drüsenläppchen Gastrinzellen	Bronchiolen

Beispiel: Die Läppchen der Bronchialdrüsen sind bezogen auf die Bronchuswand angenähert homogen verteilt, die Drüsenacini dagegen nicht. Die stereologischen Parameter der Drüsenacini müssen demzufolge primär auf die Referenzgröße „Drüsenläppchen" bezogen werden, da die Acini in den Läppchen homogen angeordnet sind. Mit Hilfe von Umrechnungsfaktoren können diese Parameter dann für das Referenzkompartiment „Bronchuswand" berechnet werden.

Ein Mehrstufen-Sampling ist auch notwendig, wenn die Strukturelemente erhebliche Größenunterschiede aufweisen. So können z. B. Mitochondrien und Zellkerne der Hepatozyten nicht bei identischer Vergrößerung ausgewertet werden.

Gastrinzellen (G-Zellen) sind – bezogen auf Epithel oder Mukosa der Magenantrumschleimhaut – inhomogen verteilt; es läßt sich auch keine anatomische Referenzgröße finden, innerhalb der die Gastrinzellen homogen angeordnet wären. Das gleiche gilt für die meisten Wandkompartimente zentraler Bronchien (Abb. 7.1). Unter diesen Bedingungen ist ein *systematisches, bedeckendes Sampling* zu wählen (s. Abb. 6.15).

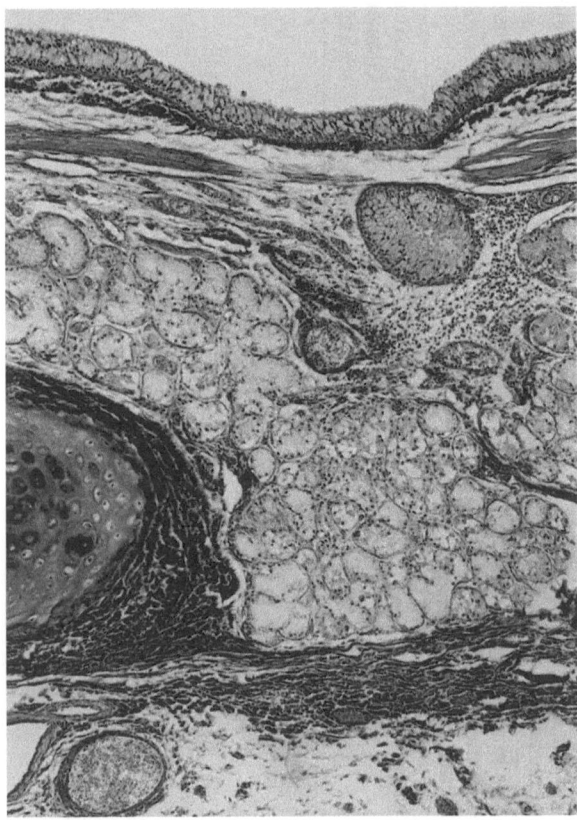

Abb. 7.1. Ausschnitt aus einem Bronchusquerschnitt (Elastica-van Gieson, Vergr. 70:1)

Ein Überblick über die möglichen Stichprobenauswahlverfahren ist in Tabelle 7.2 gegeben. Grundsätzlich hat die Stichprobenauswahl auf 4 Stufen zu erfolgen:

Individium oder Organ (O)
Gewebeblöcke (B)
Schnitte
Gesichtsfelder (GF).

Die Auswahl der *Individuen oder Organe* in klinisch-pathologischen Korrelationsstudien kann meistens nicht streng zufällig erfolgen (Dalquen u. Oberholzer 1983): Die Patienten werden unter einer vorgegebenen medizinischen Indikation untersucht (z. B. Lungenfunktionstests) und in erster Linie, weil Daten klinischer Tests vorliegen, in die morphologisch-funktionelle Analyse miteinbezogen. Aus diesen jeweiligen Gruppen können dann für die morphologischen Untersuchungen zufällig Probanden ausgewählt werden. Ein solches Vorgehen wird „schichtweise zufällig" genannt.

Die *Gewebeblöcke* entnahmen wir in den eigenen Untersuchungen *systematisch* aus Bronchien (Oberholzer et al. 1977) und Prostata (Bartsch et al., 1979 b). Eine teils schichtweise, teils streng zufällige Auswahl erfolgte an Lungen: *schichtweise zufällig* für Gewebeblöcke, die der Analyse der Bronchiolen- und Lungenparenchymveränderungen bei „small airways disease" dienten (Oberholzer et al. 1983); *streng zufällig* für Blöcke, an denen Oberflächendichten und Emphysemgrad bestimmt wurden (unpubliziert). Beim schichtweise zufälligen Sampling an Lungen werden die Lungen in eine konstante Anzahl Scheiben (Abb. 7.2 a) und diese in Streifen mit einem definierten Abstand voneinander (Abb. 7.2 b) zerlegt. Die Streifen werden in Blöcke konstanter Kantenlänge zerschnitten, die auszuwertenden Gewebeblöcke dann aus der Gesamtheit aller Blöcke zufällig ausgewählt.

Generell erfolgt die Auswahl für *Schnitte* gleich wie jene der Gewebeblöcke, sofern pro Gewebeblock ein Schnitt hergestellt wird. Werden dagegen mehrere Schnitte ausgewertet, erfolgt deren Auswahl meistens systematisch, d. h. in definierten Abständen.

Die zu analysierenden *Gesichtsfelder* können streng zufällig (bei isotropen Strukturelementen), schichtweise zufällig oder systematisch festgelegt werden. Durch lückenloses Aneinanderreihen von Gesichtsfeldern bedeckend (*systematisch*) ausgewertet wurden in unseren eigenen Untersuchungen: Nieren-, Bronchus- und Magenantrumbiopsien, Bronchusquerschnitte, Lungenparenchymschnitte (teilweise), „Milchglaszellen", Fibroblasten und Prostatagewebe. *Schichtweise zufällig* wählten wir die Gesichtsfelder für die Analyse von Astrozyten (unpubliziert) und Bronchialdrüsenacini (unpubliziert) aus. Wir verwendeten dazu einen von Sandoz (1981) entwickelten Punktraster mit schichtweise zufälliger Verteilung der Testpunkte. Diejenigen Testpunkte, die auf Bronchusläppchenanschnitte fielen (Abb. 7.3), wurden als

Tabelle 7.2. Beispiele zu verschiedenen Stichprobenauswahlverfahren. *B* Gewebeblöcke; *GF* Gesichtsfelder

Stichprobenauswahlverfahren	Beispiele
– Streng zufällig (random)	Hepatozyten (GF) (Rohr et al. 1976b) Astrozyten (B) „Milchglaszellen" (B) Fibroblasten (B) Lungenparenchym (B) (Emphysem)
– Schichtweise zufällig (stratified random)	
├ Ausgangspunkt nicht definiert	
└ Ausgangspunkt definiert	
├ zufällig festgelegt	
└ systematisch festgelegt	Astrozyten (GF) Bronchialdrüsenacini (GF) Prostata (GF) (Bartsch et al. 1979b) Lungenparenchym (B)
– Systematisch (systematic)	Bronchien (B) Prostata (B) (Bartsch et al. 1979b) Lungenparenchym (B) („small airways disease")
├ bedeckend	Nierenrinde (GF) Bronchien (GF) Magenantrumschleimhaut (G-Zellen) (GF) „Milchglaszellen"-Zytoplasma (GF) Fibroplasten (GF) Lungenparenchym (GF) Prostata (GF) (Bartsch et al. 1979a)
├ nicht bedeckend	Lungenparenchym (GF)
├ „nucleus-biased"	Prostata (GF), „Milchglaszellen" Fibroplasten (GF)
└ spezielle Verfahren	z. B. Periodische Strukturen

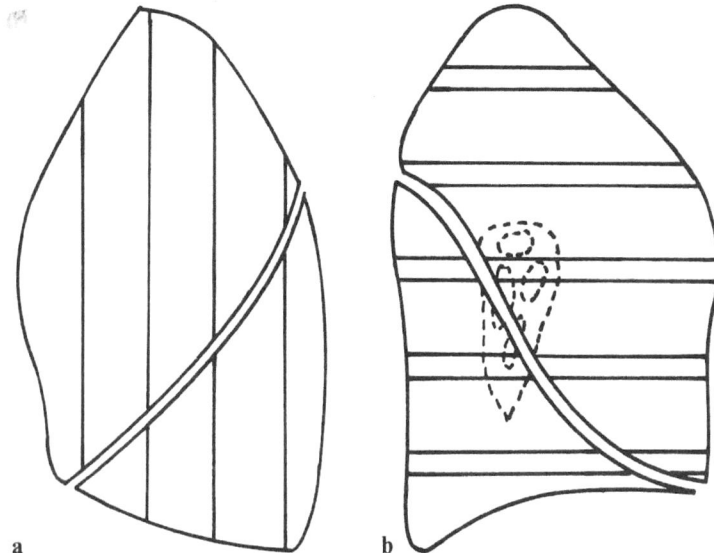

Abb. 7.2 a, b. Schichtweise zufällige Blockauswahl an Lungen. **a** Lungenscheiben. **b** Lungenstreifen

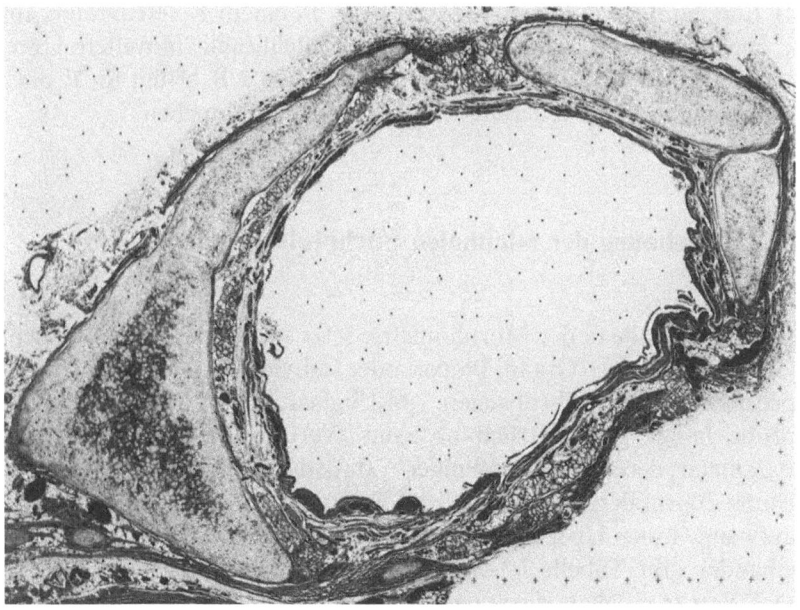

Abb. 7.3. Schichtweise zufällige Auswahl von Bronchusdrüsenläppchen (Goldner, Vergr. 7:1) (s. Text)

Zentrum der auszuwertenden Gesichtsfelder definiert. Der für dieses Auswahlverfahren verwendete Punktraster basiert auf einem quadratischen Testraster. Dessen ursprüngliche Testpunkte, die systematisch angeordnet sind, werden innerhalb der einzelnen, zu jedem Punkt gehörenden Quadrate neu zufällig verteilt (s. Abb. 3.16).

Sind die Strukturelemente geschichtet, periodisch oder faszikulär angeordnet, sind *spezielle Stichprobenauswahlverfahren* notwendig (Sitte 1967; Page et al. 1971; Mobley u. Page 1972; Hoppeler et al. 1973; Eisenberg et al. 1974). Das „*nucleus-biased-sampling*" (s. 6.3) gehört zu den systematischen Stichprobenauswahlverfahren. Es wird angewendet, wenn Kernanschnitte als Identifikationskriterium erforderlich (Mayhew u. White 1980) oder die Strukturelemente geschichtet sind (eigene Untersuchungen).

Ein Stichprobenauswahlverfahren kann dann als adäquat bezeichnet werden, wenn folgende Bedingungen berücksichtigt worden sind:

1) Für ein streng zufälliges Sampling müssen die Strukurelemente homogen verteilt (isotrop) und monomorph sein.
2) Eine systematische Auswahl der Stichprobe hat zu erfolgen, wenn die zu analysierenden Strukturen im Referenzraum inhomogen verteilt sind (z.B. Bronchien innerhalb der Lunge).
3) Ein schichtweise zufälliges Sampling ist möglich, wenn keine ausgeprägte inhomogene, aber auch keine sichere homogene Verteilung der Strukturelemente vorliegt [z.B. für Bronchiolen innerhalb der Lunge (s. Abb. 3.6)].
4) Eine homogene Verteilung darf dann in einem Referenzraum angenommen werden, wenn der Referenzraum nicht mehr in weitere Unterräume aufgeteilt werden kann. Diese Bedingung ist z.B. erfüllt für Bronchusdrüsenacini im Referenzraum „Bronchusdrüsenläppchen".

7.2 Berechnung der minimalen Stichprobengröße

Eine Stichprobe in der Morphometrie setzt sich zusammen aus einer Anzahl Gewebeblöcke pro Organ, Biopsie oder Individuum oder einer Anzahl Zellen pro Patient (z.B. Fibroblasten, „Milchglaszellen"). Der Umfang der Stichprobe hängt grundsätzlich ab von: Wert der einzelnen stereologischen Parameter, deren relativem Fehler ^{G}, statistischer Sicherheit, die der Untersuchung zugrundegelegt wird, Vergrößerung, Testrasterqualität und Arbeitsaufwand. Einen Überblick über die Zusammenhänge dieser Elemente untereinander gibt Tabelle 7.3. Mit Hilfe der Formel von Shay (1975) [s. Gl. (3.22)] ist es möglich, die aus arbeitsökonomischer Sicht optimale Anzahl der Individuen (Organe), Gewebeblöcke und Testfelder (= Gesichtsfelder) abzuschätzen.

Tabelle 7.3. Einfluß verschiedener Parameter auf die Größe der Stichprobe. a) Zusätzliche Angabe der Kapitel-Nr.

7.2.1 Minimale Anzahl Trefferpunkte und minimale Testlinienlänge über der Bezugsfläche sowie minimale Größe der Bezugsfläche

Die *Anzahl Testpunkte über der Bezugsfläche*, die für die Bestimmung der Volumendichten minimal ausgezählt werden muß $[P^{*}_{(B)}]$, kann mit Hilfe der Gleichung für die Vertrauensgrenzen relativer Häufigkeiten (Sachs 1978) bestimmt werden:

$$p \pm p \cdot E = p \pm z \sqrt{\frac{p(1-p)}{n}} \qquad (7.1)$$

p: Relative Häufigkeit (portion)
$\pm p \cdot E$:   Fehler von p (z.B. $0{,}1 \cdot p$ wobei $E = 0{,}1$)
z: Standardnormalvariable. Die Werte der Irrtumswahrscheinlichkeit P in Abhängigkeit von z können Tabelle 7.4 entnommen werden.
n: Stichprobenumfang.

Volumendichten entsprechen relativen Häufigkeiten von Testpunkten. Relative Häufigkeiten sind definiert als: „Verhältnis zwischen der Anzahl positiver Ereignisse (z.B. Trefferpunkte über Anschnitten des Strukturelementes x) und der Anzahl möglicher Ereignisse (Trefferpunkte über der Bezugsfläche)":

$$p = \frac{x}{n} \qquad (7.2)$$

x: Anzahl positive Ereignisse
n: Anzahl mögliche Ereignisse.

Tabelle 7.4. Irrtumswahrscheinlichkeit P in Abhängigkeit der Standardnormalvariablen z. Statistische Sicherheit $s = 1 - P$

z	P	
	einseitig	zweiseitig
0,675	0,25	0,50
0,842	0,20	0,40
1,036	0,15	0,30
1,282	0,10	0,20
1,645	0,05	0,10
1,960	0,025	0,050
2,326	0,010	0,020
2,576	0,005	0,010
2,807	0,0025	0,0050
3,090	0,0010	0,0020
3,291	0,0005	0,0010

Demzufolge können die Gl. (7.2) und (5.10) einander gleichgesetzt werden:

$$V_{V(x/B)} = \frac{\sum P_{(x)}}{\sum P_{(B)}} = \frac{x}{n} = p \tag{7.3}$$

n ist also identisch mit $\sum P_{(B)}$. Diese Größe wiederum wird gesucht. Sie kann aus den Gl. (7.1) und (7.3) hergeleitet werden. Wird Gl. (7.3) in (7.1) eingesetzt, resultiert:

$$V_{V(x/B)} \pm V_{V(x/B)} \cdot E = V_{V(x/B)} \pm z \sqrt{\frac{V_{V(x/B)}[1 - V_{V(x/B)}]}{\sum P_{(B)}}} \tag{7.4}$$

Nach $\sum P_{(B)}$ aufgelöst, lautet Gl. (7.4):

$$\sum P_{(B)} = \frac{z^2}{E^2} \cdot \frac{1 - V_{V(x/B)}}{V_{V(x/B)}} = P^*_{(B)} \tag{7.5}$$

Die statistische Sicherheit fließt über z in die Formel ein; für E wird üblicherweise der durch 100 dividierte relative Variationskoeffizient eingesetzt. Ist $V_{V(x/B)}$ groß und bleiben z und E unverändert, sind weniger Testpunkte über der Bezugsfläche auszuzählen als bei kleinem $V_{V(x/B)}$. Eine Erhöhung der statistischen Sicherheit (über z) und eine Reduktion des Fehlers E haben einen Anstieg von $P^*_{(B)}$ zur Folge.

Die in einer stereologischen Untersuchung tatsächlich ausgewertete Anzahl Testpunkte über der Bezugsfläche $[\sum \hat{P}_{(B)}]$ kann aus der Anzahl Gesichtsfelder, der Anzahl Testpunkte des verwendeten Rasters und der Anzahl Testpunkte über Nicht-Bezugsfläche berechnet werden:

$$\sum \hat{P}_{(B)} = N \cdot P_{(T)} - \sum P_{(EXT)} \tag{7.6}$$

N: Anzahl Gesichtsfelder
$P_{(T)}$:   Punkte des Testrasters
$P_{(EXT)}$: Punkte über Nicht-Bezugsfläche.

Für die Bestimmung von Umfang- oder Oberflächendichten werden Durchstoßpunkte von Testlinien durch die äußere Begrenzung der Anschnitte der Strukturelemente gezählt. Die Anzahl der Durchstoßpunkte hängt von der Gesamtlänge der Testlinien ab. Die *minimal erforderliche Länge der Testlinien über der Anschnittsfläche* $[L^*_{(B)}]$ kann ebenfalls berechnet werden. Wir haben die dazu notwendige Gleichung – basierend auf den Ansätzen von Hilliard (1966), Loud (1962) und Aherne (1967) – hergeleitet; bis jetzt ist in der Literatur keine Möglichkeit einer exakten Berechnung von $L^*_{(B)}$ beschrieben worden.

– Ansatz nach Hilliard (1966):
Hilliard (1966) schlug für die Berechnung der minimalen Anzahl Durchstoßpunkte $[I^*_{(x)}]$ Gl. (7.7) vor:

$$I^*_{(x)} = 0{,}4 \cdot \frac{[S_{V(x/B)}]^2}{SD^2} \qquad (7.7)$$

SD: Standardabweichung der Oberflächendichte (SD^2: Varianz)
0,4: Möglicherweise z^2 für eine zweiseitige statistische Sicherheit von 50% oder eine einseitige von 75%.

Sind die Strukturelemente homogen verteilt und nicht gerichtet, lautet die Formel für die Berechnung der Oberflächendichte:

$$S_{V(x/B)} = \frac{2 \cdot \sum I_{(x)}}{L_{(B)}} = 2 \cdot \frac{\sum I_{(x)}}{\sum P_{(B)}} \cdot \frac{m}{d \cdot K_1} \qquad \text{[s. Gl. (5.19)]} \qquad (7.8)$$

Daraus kann die Beziehung zwischen $I^*_{(x)}$ und $L^*_{(B)}$ abgeleitet werden:

$$I^*_{(x)} = \frac{L^*_{(B)} \cdot S_{V(x/B)}}{2} \qquad (7.9)$$

Wird Gl. (7.7) in (7.9) eingesetzt, resultiert:

$$L^*_{(B)} = \frac{z^2}{SD^2} \cdot 2 \cdot S_{V(x/B)} \qquad (7.10)$$

Wenn man berücksichtigt, daß der einfache (nicht relative) Variationskoeffizient (E') definiert ist als Verhältnis zwischen Standardabweichung und Mittelwert, kann Gl. (7.10) in Abhängigkeit dieses Parameters E' formuliert werden:

$$L^*_{(B)} = \frac{z^2}{E'^2} \cdot \frac{2}{S_{V(x/B)}} \qquad (7.11)$$

Gl. (7.11) wird Gl. (7.5) sehr ähnlich, wenn für den einfachen Variationskoeffizienten (E') der relative (E) eingesetzt wird: Beide Gleichungen bestehen aus 2 Teilen: einem Teil A, der die Parameter „statistische Sicherheit" und „mittlerer Fehler" enthält und einem Teil B mit dem geschätzten Wert des stereologischen Parameters. Wir postulierten von vorneherein eine Ähnlichkeit zwischen beiden Funktionen $P^*_{(B)} = f[V_{V(x/B)}]$ und $L^*_{(B)} = f[S_{V(x/B)}]$. Aus diesem Grund nahmen wir an, daß die in Gl. (7.7) nicht erklärte Zahl $0{,}4 = z^2$ entsprechen muß.

– Ansatz nach Loud (1962) und Aherne (1967):
Der folgenden Ableitung von $L^*_{(B)}$ wird die Annahme zugrundegelegt, daß 1) die Verteilung der Durchstoßpunkte der Testlinen durch die äußere Begrenzung der Anschnitte der Strukturelemente x mit einer Poisson-Verteilung angenähert werden darf (Loud 1962), 2) der relative Standardfehler[G] (RSE) der Verteilung der Durchstoßpunkte nach Aherne (1967) wie folgt formuliert werden kann:

$$RSE = \sqrt{\frac{1}{\sum I_{(x)}}} = \sqrt{\frac{1}{I_{(B)}^*}} \tag{7.12}$$

$I_{(x)}^*$: Minimal benötigte Anzahl Durchstoßpunkte.

Zwischen der Standardnormalvariablen z und dem Standardfehler besteht in angenähert normalverteilten Kollektiven die in Gl. (7.13) festgehaltene Abhängigkeit (Sachs 1978):

$$\bar{x} \pm z\frac{SD}{\sqrt{n}} = \bar{x} \pm z \cdot SE = \bar{x} \pm \frac{q}{100} \cdot \bar{x} \tag{7.13}$$

$\frac{q}{100} \cdot \bar{x}$: Fehler des Mittelwertes

SD: Standardabweichung
SE: Standardfehler
n: Anzahl Messungen.

Der relative Standardfehler: $SE/\bar{x}$ kann aus Gl. (7.13) abgeleitet werden:

$$\frac{SE}{\bar{x}} = \frac{q}{100 \cdot z} = RSE \tag{7.14}$$

Wird Gl. (7.12) in (7.14) eingesetzt und $I_{(x)}^*$ nach Gl. (7.9) in Abhängigkeit von $L_{(B)}^*$ formuliert, resultiert für $L_{(B)}^*$:

$$L_{(B)}^* = \frac{z^2 \cdot 10^4}{q^2} \cdot \frac{2}{S_{V(x/B)}} \tag{7.15}$$

q/100 entspricht E. Entsprechend umformuliert lautet Gl. (7.15):

$$L_{(B)}^* = \frac{z^2}{E^2} \cdot \frac{2}{S_{V(x/B)}} \tag{7.16}$$

Diese Beziehung entspricht der in Gl. (7.11) dargestellten.

Interpretation von Gl. (7.16). Je größer die zu erwartende Oberflächendichte, desto weniger Testlinien sind notwendig, um die Durchstoßpunkte mit einer vorgegebenen Sicherheit zu bestimmen. Je größer die statistische Sicherheit und je kleiner der geschätzte mittlere Fehler, desto größer muß die Gesamtlänge der Testlinien für einen gegebenen Wert der Oberflächendichte sein.

Eine *Schätzung der minimal benötigten Anzahl Durchstoßpunkte* [$I_{(x)}^*$] ist ein gutes Maß, um zu beurteilen, ob Vergrößerung m und Testlinienabstand d richtig gewählt worden sind. Der Zusammenhang zwischen der *minimalen Größe der Bezugsfläche* [$A_{(B)}^*$] und der numerischen Flächendichte [$N_{A(x/B)}$]

– basierend auf der Annahme, daß die Verteilung zufällig angeordneter Partikel mit einer Poisson-Verteilung angenähert werden kann (Pauli et al. 1978 a) – kann analog hergeleitet werden. Dafür dienen ähnliche Beziehungen wie jene für $L^*_{(B)}$:

Der relative Standardfehler der Anzahl Partikelanschnitte beträgt:

$$RSE = \sqrt{\frac{1}{\sum N_{(x)}}} = \sqrt{\frac{1}{N^*_{(x)}}} \qquad (7.17)$$

Zwischen $\sum N_{(x)}$ oder $N^*_{(x)}$ und $A^*_{(B)}$ besteht folgende Abhängigkeit:

$$\sum N_{(x)} = A^*_{(B)} \cdot N_{A(x/B)} = N^*_{(x)} \qquad (7.18)$$

Daraus ergibt sich ähnlich wir für $L^*_{(B)}$:

$$A^*_{(B)} = \frac{z^2}{E^2} \cdot \frac{1}{N_{A(x/B)}} \qquad (7.19)$$

Eine Synopsis über die Gleichungen für die Berechnung von $P^*_{(B)}$, $L^*_{(B)}$ und $A^*_{(B)}$ ist in Tabelle 7.5 gegeben. Diese Gleichungen können auch verwendet werden, um nach bereits durchgeführten Analysen aus der tatsächlichen Trefferpunktzahl $\hat{P}_{(B)}$ und Gesamtlänge der Testlinien $\hat{L}_{(B)}$ über der Bezugsfläche sowie der Größe der ausgewerteten Bezugsfläche $\hat{A}_{(B)}$ die statistische Sicherheit und/oder den mittleren Fehler der einzelnen stereologischen Parameter zu berechnen. Dazu werden $P^*_{(B)}$ durch $\hat{P}_{(B)}$, $L^*_{(B)}$ durch $\hat{L}_{(B)}$ und $A^*_{(B)}$ durch $\hat{A}_{(B)}$ ersetzt und die Gleichungen nach z oder E aufgelöst. Diese Berechnungen sollten integrierter Bestandteil der Auswertung stereologischer Hauptparameter sein. Sie dienen als Grundlage zur kritischen Gewichtung der Resultate und verhelfen zu einer vernünftigen Interpretation der Befunde (s. 7.3).

Mit dem Problem der Mindestgröße der Bezugsfläche hat sich auch Pfeifer (1976, 1980) auseinandergesetzt. Er führte den Parameter „minimale

Tabelle 7.5. Minimalwert der wichtigsten stereologischen Primärparameter (s. Text)

Minimalwert	E
$P^*_{(B)} = \dfrac{z^2}{E^2} \cdot \dfrac{1 - V_{V(x/B)}}{V_{V(x/B)}}$	Var (%)
$L^*_{(B)} = \dfrac{z^2}{E^2} \cdot \dfrac{2}{S_{V(x/B)}}$	Var (%)
$A^*_{(B)} = \dfrac{z^2}{E^2} \cdot \dfrac{1}{N_{A(x/B)}}$	Var (%)

Testfeldfläche" ein. Darunter wird jene Fläche verstanden, in der im Mittel mindestens 1 Strukturanschnitt zu erwarten ist:

$$a = \frac{1}{N_{A(x/B)}} \tag{7.20}$$

a: Minimale Testfeldfläche.

Da $N_{A(x/B)}$ auch als Funktion von $N_{V(x/B)}$ [s. Gl. (5.27)] und $N_{V(x/B)}$ als Funktion von $\bar{V}_{(x)}$ [s. Gl. (5.94)] geschrieben werden kann, folgt für a:

$$a = \frac{1}{V_{V(x/B)}} \cdot \left[\frac{K \cdot \bar{V}_{(x)}}{\beta} \right]^{2/3} \tag{7.21}$$

β: Formkonstante
K: Verteilungskonstante der Durchmesser der Partikelanschnitte (s. Tabelle 3.5)
$\bar{V}_{(x)}$: Mittleres Partikelvolumen.

Die Größe der Testfläche a hängt also hauptsächlich von $V_{V(x/B)}$ und $\bar{V}_{(x)}$ ab. Wird Gl. (7.20) in Gl. (7.19) eingesetzt, resultiert für $A^*_{(B)}$:

$$A^*_{(B)} = \frac{z^2}{E^2} \cdot a \tag{7.22}$$

Der Parameter a alleine ermöglicht noch keine Antwort auf die Frage nach der Größe der Bezugsfläche, die insgesamt ausgewertet werden muß, wenn die stereologischen Parameter einer minimalen statistischen Sicherheit genügen und einen maximalen Fehler nicht übersteigen sollen. Dies geht aus Gl. (7.22) hervor, die besagt, daß $A^*_{(B)}$ ein Vielfaches von a beträgt. Dieser Zusammenhang zwischen $A^*_{(B)}$ und a ist von der Definition des Parameters a her zu erwarten und darf als weiterer Beweis für die Richtigkeit von Gl. (7.19) betrachtet werden.

7.2.2 Minimale Anzahl Gesichtsfelder

Die Anzahl benötigter Gesichtsfelder (n) kann für Volumendichten aus $P^*_{(B)}$ und dem Anteil der Bezugsfläche an der Testfläche berechnet werden. Für n gilt:

$$n \geqslant \frac{P^*_{(B)}}{\bar{P}_{(B)}} \tag{7.23}$$

$\bar{P}_{(B)}$: Mittlere Anzahl Trefferpunkte, die pro Gesichtsfeld über der Anschnittsfläche des Bezugskompartimentes liegen
$P^*_{(B)}$: Insgesamt benötigte Anzahl Trefferpunkte über den Anschnittsflächen des Bezugskompartimentes.

Der mittlere Anteil der Anschnittsfläche des Bezugskompartimentes pro Gesichtsfeld wird in einem Pilotversuch geschätzt:

$$A_{A(B/T)} = \frac{\sum P_{(B)}}{n \cdot P_{(T)}} \cong \bar{A}_{A(B/T)} = \frac{\bar{P}_{(B)}}{P_{(T)}} \tag{7.24}$$

    n: Anzahl ausgewertete Gesichtsfelder
    $P_{(T)}$: Testpunkte des Rasters.

Aus Gl. (7.24) kann $\bar{P}_{(B)}$ in Abhängigkeit von $A_{A(B/T)}$ und $P_{(T)}$ formuliert werden:

$$\bar{P}_{(B)} = A_{A(B/T)} \cdot P_{(T)} \tag{7.25}$$

Wird Gl. (7.25) in Gl. (7.23) eingesetzt, resultiert für n

$$n \geqslant \frac{P^*_{(B)}}{A_{A(B/T)} \cdot P_{(T)}} \tag{7.26a}$$

Die Gleichungen für den Stichprobenumfang in Abhängigkeit von $A^*_{(B)}$ und $L^*_{(B)}$ lauten analog:

$$n \geqslant \frac{L^*_{(B)}}{A_{A(B/T)} \cdot L_{(T)}} \tag{7.26b}$$

$L_{(T)}$: Länge der Testlinien des Rasters.

$$n \geqslant \frac{A^*_{(B)}}{A_{A(B/T)} \cdot A_{(T)}} \tag{7.26c}$$

$A_{(T)}$: Fläche des Testrasters.

7.2.3 Theoretische Zusammenhänge zwischen den Parametern: Volumendichte [$V_{V(x/B)}$], Dichte quadratischer Testraster (d^2/D^2), Anzahl Gesichtsfelder (n), statistische Sicherheit (s) und mittlerer Fehler (E)

Anlaß zu den Untersuchungen, die in diesem Teilkapitel vorgestellt werden, waren 2 Fragen, die in der Praxis immer wieder auftauchen und in deren Mittelpunkt die Qualität des Testrasters steht, der benötigt wird:

1) Welche Beziehung besteht zwischen der Dichte eines Testrasters und der mittleren Anzahl Testpunkte über Anschnitten der Struktur x [$\bar{P}_{(x)}/\bar{N}_{(x)}$]?
2) Welche Beziehungen bestehen zwischen Testrasterdichte, Volumendichte und der minimal erforderlichen Anzahl Gesichtsfelder (Stichprobenumfang)?

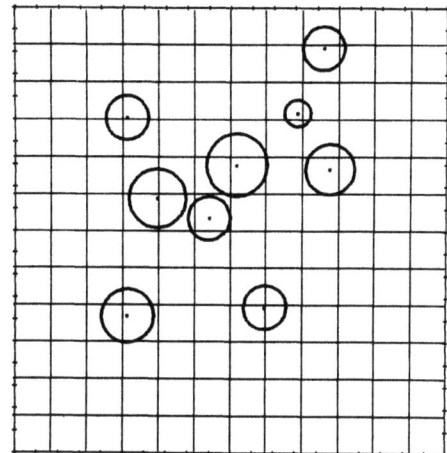

Abb. 7.4. Computermodell (s. Text):
Einzelnes Gesichtsfeld

Die beiden Fragen können auch mathematisch formuliert werden und lauten
dann als Funktionen ausgedrückt:

1) $\dfrac{\bar{P}_{(x)}}{\bar{N}_{(x)}} \cdot D^2 = f\left[\dfrac{d}{D}\right]$ (7.27)

D^2: Fläche des Testrasters (= mittlere Bezugsfläche; im Modell = 1)

$\bar{P}_{(x)}$: Mittlere Anzahl Trefferpunkte über den Strukturanschnitten pro
Gesichtsfeld (über n Gesichtsfelder gemittelt)

$\bar{N}_{(x)}$: Mittlere Anzahl Strukturanschnitte pro Gesichtsfeld [$\bar{N}_{(x)}$ ist gleich
$\bar{N}_{A(x/T)}$, da im Modell die Testfläche T der Bezugsfläche B entspricht
und per definitionem 1 beträgt (Abb. 7.4)].

2) $\dfrac{d}{D} = f[n, s, E, V_{V(x/B)}]$ (7.28)

n: Anzahl Gesichtsfelder

s: Statistische Sicherheit

E: Mittlerer Fehler

$V_{V(x/B)}$: Volumendichte der Strukturelemente. Als Bezugsvolumen wurde ein dimensionsloser Kubus mit dem Inhalt 1 (s. Modellbe-
schreibung 7.2.3.1) definiert.

Wir analysierten diese Gleichungen mit Hilfe eines Simulationsmodelles an
einem Texas-Instruments-990-Computer (Bitterli 1980, unveröffentlicht).

7.2.3.1 Computermodell

In einem virtuellen Kubus der Kantenlänge D = 1 wurden Kugeln dreier
verschiedener Radien zufällig so verteilt, daß sie sich nicht überschnitten; eine
tangentiale Berührung jedoch war möglich. Die *Bedingung des Sich-Nicht-*

Überschneidens war erfüllt, wenn der Abstand zwischen den Zentren zweier Kugeln (S) ≥ Summe der Quadratwurzel der x-, y- und z-Koordinaten-Differenzen war (Abb. 7.5):

$$S = \sqrt{\Delta y^2 + d^2} \tag{7.29}$$

$$d^2 = \Delta x^2 + \Delta z^2 \tag{7.30}$$

$$S = \sqrt{\Delta x^2 + \Delta y^2 + \Delta z^2} \tag{7.31}$$

Δx: $x_2 - x_1$
x_1: x-Koordinate der Kugel Nr. 1
x_2: x-Koordinate der Kugel Nr. 2
Analoge Beziehungen gelten für Δy und Δz.

Durch den Kubus wurden 1000 horizontale Schnitte mit einem konstanten Zwischenabstand gelegt. Aus diesem Pool wurden zufällig 5–200 Schnittebenen ausgewählt. Dazu standen immer sämtliche 1000 *Schnitte* zu Verfügung; in einem Kollektiv konnte somit die gleiche Schnittebene mehrfach vorkommen. Die stereologische Auswertung erfolgte mit 17 *quadratischen Testrastern* unterschiedlicher Rasterdichte: d/D schwankte zwischen 0,250 (gröbster Raster) und 0,050 (feinster Raster). Diese Spannweite entspricht einer Testpunktzahl des Rasters von 16–400 (Tabelle 7.6). Zwischen dem Testpunktabstand und der Testpunktzahl besteht folgende Beziehung:

$$d = \frac{D}{\sqrt{P_{(T)} \cdot K_2}} \tag{7.32}$$

K_2: Flächenbezogene Rasterkonstante (s. Tabelle 3.11): Bei quadratischen Rastern beträgt $K_2 = 1$
D: Kantenlänge des Rasters: $D = \sqrt{A_{(T)}}$
d: Testpunktabstand.

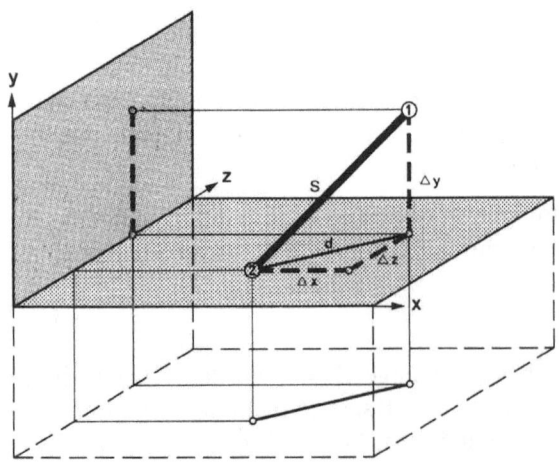

Abb. 7.5. Computermodell: Erklärung zur Gl. (7.31)

$P_{(T)}$	$\dfrac{d}{D}$
400	0,050
361	0,053
324	0,056
289	0,059
256	0,062
225	0,067
196	0.072
169	0,077
144	0,083
121	0,091
100	0,100
81	0,111
64	0,125
49	0,143
36	0,167
25	0,200
16	0,250

Tabelle 7.6. Zusammenhang zwischen Anzahl Testpunkte und Dichte (d/D) der verwendeten Testraster

Pro Gesichtsfeld wurden als *Primärparameter* bestimmt:

$P_{(x)}$: Trefferpunkte über den Kugelanschnitten
$N_{(x)}$: Anzahl Kugelanschnitte.

Aus diesen Primärparametern wurden folgende *Hauptparameter* berechnet:

$$V_{V(x/B)} = A_{A(x/B)} = \frac{\sum P_{(x)}}{n \cdot P_{(T)}} \tag{7.33}$$

$$\bar{P}_{(x)} \cdot D^2 / \bar{N}_{(x)} = \frac{\sum P_{(x)} \cdot D^2}{\sum N_{(x)}} \tag{7.34}$$

Die Analysen wurden an 3 *Modellen mit verschiedenen Volumenanteilen der Kugeln am Kubus* durchgeführt:

Modell A: Volumenanteil aller Kugeln am Kubus = 0,058
Modell B: Volumenanteil aller Kugeln am Kubus = 0,092
Modell C: Volumenanteil aller Kugeln am Kubus = 0,146.

7.3.2.2 Beziehung zwischen Testrasterdichte und mittlerer Anzahl Trefferpunkte über den Strukturanschnitten (s. Frage 1)

Pro Modell werteten wir für diese Untersuchung 200 zufällig ausgewählte Gesichtsfelder aus. Die mathematische Funktion zwischen der unabhängigen Variablen d/D und der abhängigien $\bar{P}_{(x)}/\bar{N}_{(x)}$ wurde mit Hilfe einer Curve-

Fitting-Analyse[G] ermittelt. Es resultierte daraus Gl. (7.35), die einer Potenz-
funktion entspricht:

$$\frac{\bar{P}_{(x)} \cdot D^2}{\bar{N}_{(x)}} = a \left[\frac{d}{D}\right]^b \tag{7.35}$$

Die empirisch bestimmten Werte für den Faktor a und den Exponenten b
sind Tabelle 7.7 zu entnehmen.

Tabelle 7.7. Resultate für den Faktor *a* und Exponenten *b* der Gl. (7.35)

Modell	a	b
A	0,008	− 2,011
B	0,008	− 2,007
C	0,007	− 2,041

Diese hergeleitete, in Gl. (7.35) wiedergegebene Beziehung kann theoretisch postuliert werden. Die einzelnen Schritte dazu sind folgende:

$$V_{V(x/T)} = \frac{\sum P_{(x)}}{n \cdot P_{(T)}} \tag{7.36}$$

$$D^2 = P_{(T)} \cdot d^2 \cdot K_2 \tag{7.37}$$

Da K_2 für quadratische Raster = 1 beträgt, resultiert für $\sum P_{(x)}$ aus Gl. (7.36)
und Gl. (7.37):

$$\sum P_{(x)} = V_{V(x/T)} \cdot n \cdot \left[\frac{D}{d}\right]^2 \tag{7.38}$$

Nach Division durch $\bar{N}_{(x)}/D^2 \cdot n \, (= N_{A(x/B)} \cdot n)$ lautet Gl. (7.38):

$$\frac{\bar{P}_{(x)} \cdot D^2}{\bar{N}_{(x)}} = \frac{V_{V(x/B)} \cdot D^2}{\bar{N}_{(x)}} \cdot \left[\frac{D}{d}\right]^2 \tag{7.39}$$

D^2 beträgt im vorliegenden Modell = 1

oder verallgemeinert:

$$\frac{\bar{P}_{(x)}}{N_{A(x/B)}} = \frac{V_{V(x/B)}}{N_{A(x/B)}} \cdot \left[\frac{d}{D}\right]^{-2} \tag{7.40}$$

Der Faktor a in Gl. (7.35) entspricht somit dem Quotienten $V_{V(x/B)} \cdot D^2/\bar{N}_{(x)}$.
Der empirisch berechnete Wert des Exponenten b (s. Tabelle 7.7) ist praktisch gleich groß wie der theortisch ermittelte (− 2,000).
    Wie Gl. (7.40) zeigt, hat die Größe der Stichproben (n) keinen Einfluß auf
die Beziehung zwischen Testpunktdichte und mittlerer Anzahl Testpunkte

pro Anschnittsfläche. Diese Hypothese konnten wir ebenfalls empirisch bestätigen, da sowohl für eine Stichprobe von der Größe n = 10 als auch für eine der Größe n = 200 die gleiche Abhängigkeit zwischen beiden Parametern nachweisbar war.

Wird konkreten Untersuchungen die Bedingung von Hilliard u. Cahn (1961) zugrundegelegt, daß im Mittel ein Testpunkt auf einen Strukturanschnitt fallen sollte [$\bar{P}_{(x)} \cdot D^2/\bar{N}_{(x)} = 1$], kann die dazu notwendige Testrasterdichte aus der erwarteten Volumendichte und der mittleren Anzahl Strukturanschnitte pro Gesichtsfeld abgeleitet werden:

$$\frac{d}{D} = \sqrt{\frac{V_{V(x/B)} \cdot D^2}{\bar{N}_{(x)}}} \tag{7.41}$$

oder allgemeiner formuliert:

$$\frac{d}{D} = \sqrt{\frac{V_{V(x/B)}}{N_{A(x/B)}}} \tag{7.42}$$

In den Abb. 7.6a und b ist die Gleichung (7.35) für die Modelle A und C dargestellt. Für Modell A wird demnach eine Rasterdichte von 0,090, für Modell C eine von 0,085 benötigt, um die Bedingung von Hilliard u. Cahn (1961) zu erfüllen. Eine Rasterdichte von 0,090 entspricht einem quadratischen Testraster mit 121 Punkten, eine solche von 0,085 einem Raster mit 144 Punkten (s. Tabelle 7.6).

Die Untersuchungen zeigten ferner, daß bei genügend großen Stichproben (n ⩾ 40) mit verschieden dichten Testrastern, deren Punktdichte innerhalb der Grenzen von 0,050–0,125 liegen, gleiche Wert für die Volumendichte $V_{V(x/B)}$ resultieren.

7.3.2.3 Beziehung zwischen Testrasterdichte, Volumendichte und Stichprobenumfang (s. Frage 2)

Der Umfang der Stichprobe (Anzahl Gesichtsfelder) für die Berechnung von Volumendichten hängt ab von der minimal erforderlichen Anzahl Trefferpunkte über den Anschnitten des Bezugskompartimentes einerseits (s. 7.2.1) und der Testrasterqualität andererseits.

Beide Größen: Testrasterdichte (d/D) und minimal notwendige Anzahl Trefferpunkte über Anschnitten des Bezugskompartimentes [$P_{(B)}^*$] sind folgendermaßen miteinander verknüpft:

$$P_{(B)}^* \leqslant n \cdot A_{A(B/T)} \cdot P_{(T)} \quad \text{[s. Gl. (7.26a)]} \tag{7.43}$$

$$P_{(T)} = \frac{D^2}{d^2} \cdot \frac{1}{K_2} \tag{7.44}$$

K_2: Flächenbezogene Rasterkonstante (= 1 für Quadratraster, wie im vorliegenden Modell)

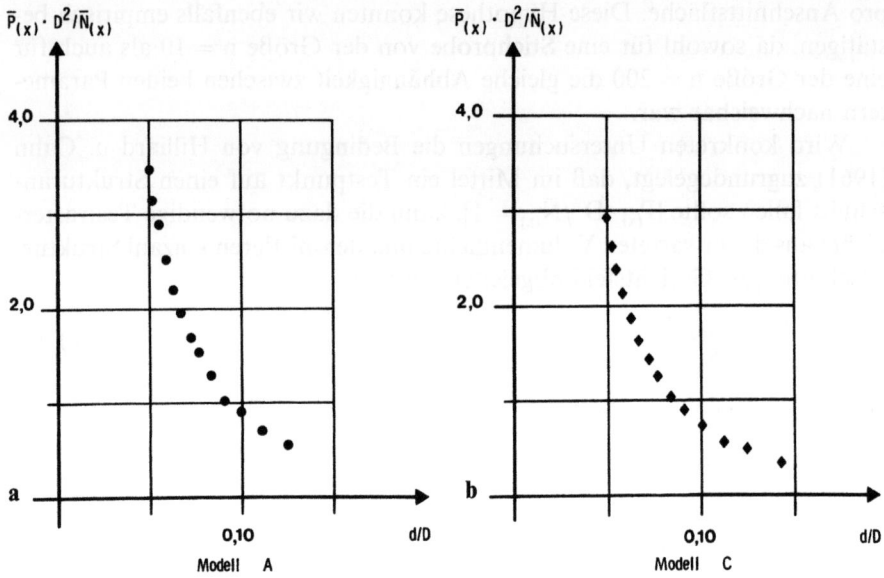

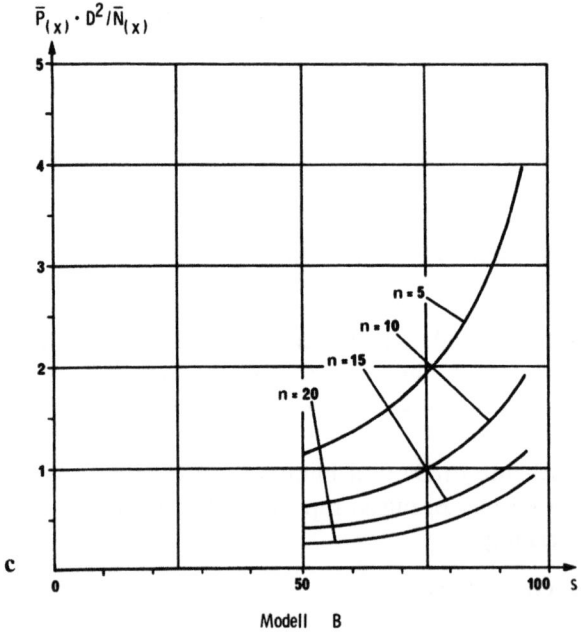

Abb. 7.6 a, b. Computermodell: Beziehung zwischen der mittleren Anzahl Trefferpunkte über den Strukturanschnitten und der Testrasterdichte. **c** Computermodell:
Beziehung zwischen der mittleren Anzahl Trefferpunkte über den Strukturanschnitten und der statistischen Sicherheit

Aus Gl. (7.43) und Gl. (7.44) resultiert für $d/D = f[n, P^*_{(B)}]$:

$$\frac{d}{D} \leqslant \sqrt{\frac{n \cdot A_{A(B/T)}}{P^*_{(B)} \cdot K_2}} \tag{7.45}$$

Wird Gl. (7.5) in Gl. (7.45) eingesetzt, ergibt sich:

$$(d/D)_{max} = \frac{E}{z} \sqrt{\frac{n \cdot A_{A(B/T)} \cdot V_{V(x/B)}}{K_2 (1 - V_{V(x/B)})}} \tag{7.46}$$

Interpretation von Gl. (7.46): Wird eine große statistische Sicherheit angestrebt und soll der mittlere Fehler klein sein, muß ein feiner Testraster
gewählt werden. Das gleiche trifft logischerweise zu, wenn kleine Volumendichten zu erwarten sind. Stichprobengröße (n) und Rasterdichte
sind ebenfalls direkt proportional zueinander.

Die von Gl. (7.46) aufgezeigte theoretische Beziehung überprüften wir
mit unserem Computer-Simulationsmodell empirisch. Wir nahmen einen
mittleren Fehler von 10% (E = 0,1) an und legten den Untersuchungen
verschiedene 2seitige statistische Sicherheiten (s) zugrunde: 50% (z = 0,675),
70% (z = 1,036), 80% (z = 1,282) und 90% (z = 1,645). Die Größe der
Stichprobe (Anzahl der Gesichtsfelder) schwankte zwischen n = 5 und
n = 40. In jeder Stichprobe wurde der Parameter $\bar{P}_{(x)} \cdot D^2/\bar{N}_{(x)}$ nach Gl. (7.34)
unter Verwendung sämtlicher 17 Testraster berechnet.

Die Analyse erfolgte in 4 Schritten:

Schritt 1: Für alle 3 Modelle wurde die minimal erforderliche Testpunktzahl in Abhängigkeit der 4 verschiedenen statistischen Sicherheiten und
der jeweiligen Werte der Volumendichten berechnet. Die minimal benötigte Anzahl Gesichtsfelder [nach Gl. (7.26a) berechnet] in Abhängigkeit
von d/D und s ist z. B. für das Modell B aus Tabelle 7.8 ersichtlich.

Schritt 2: Festlegen der Stichprobengrößen, die ausgewertet wurden:
n = 5, n = 7, n = 10, n = 13, n = 15, n = 20.

Schritt 3: Wahl der Testraster, mit denen bei den vorgegebenen statistischen Sicherheiten und Stichprobengrößen die minimal erforderliche Anzahl Testpunkte über Anschnitten des Bezugskompartimentes erstmals
erreicht wurde. Diese Wahl erfolgte mit Hilfe der Tabelle 7.8. (Beispiel:
Die Auswertung von 10 Gesichtsfeldern mit einem Raster, der 169 Testpunkte aufwies, reichte aus, um einer statistischen Sicherheit von 90% zu
genügen).

Schritt 4: Ermittlung des Parameters: $\bar{P}_{(x)} \cdot D^2/\bar{N}_{(x)}$ für die 3 Modelle A – C,
die (gemäß Schritt 3) gewählten Testraster und die festgelegten Stich-
probengrößen. Die Stichproben wurden jeweils – wie oben erwähnt – aus
dem Pool der 1000 Schnittebenen ausgewählt.

Tabelle 7.8. Minimal benötigte Anzahl Gesichtsfelder (Modell B, s. Text). s Statistische Sicherheit; $P_{(B)}^*$ minimal erforderliche Anzahl Trefferpunkte

$P_{(T)}$	$\dfrac{d}{D}$	50% 666	70% 1023	80% 1265	90% 1624	s $P_{(B)}^*$
400	0,050	2	3	4	5	
361	0,053	2	3	4	5	
324	0,056	3	4	4	6	
289	0,059	3	4	5	6	
256	0,062	3	4	5	7	
225	0,067	3	5	6	8	
196	0,072	4	6	7	9	
169	0,077	4	7	8	10	
144	0,083	5	8	9	12	
121	0,091	7	9	11	14	
100	0,100	7	11	13	17	
81	0,111	9	13	16	21	
64	0,125	11	16	20	–	
49	0,143	14	21	–	–	
36	0,167	19	–	–	–	
25	0,200	27	–	–	–	
16	0,250	–	–	–	–	

Die Beziehung zwischen s und $\bar{P}_{(x)} \cdot D^2/\bar{N}_{(x)}$ für das Modell B ist in Abb. 7.6c graphisch dargestellt. Soll die Bedingung von Hilliard u. Cahn (1961) erfüllt sein, daß im Mittel 1 Testpunkt auf einen Strukturanschnitt fällt, und soll der Wert für die Volumendichte des Modells B eine zweiseitige statistische Sicherheit von 75% aufweisen, sind 10 Gesichtsfelder auszuwerten. Ist also die Größe der Stichprobe in Abhängigkeit des Parameters $\bar{P}_{(x)} \cdot D^2/\bar{N}_{(x)}$ bekannt, kann mit Hilfe der Gl. (7.46) die benötigte Testrasterdichte berechnet werden. Für unser Beispiel gilt:

$$(d/D) \approx \frac{0,10}{1,10} \cdot \sqrt{\frac{10 \cdot 1^a \cdot 0,10}{1^b \cdot 0,90}}$$

$$\approx 0,104$$

[a] Im vorgegebenen Modell beträgt $A_{A(B/T)} = 1$
[b] Im vorgegebenen Modell beträgt $K_2 = 1$

Dieser Schätzung zufolge wird für die stereologische Berechnung einer Volumendichte mit dem Wert von 0,100 ein quadratischer Raster mit 100 Testpunkten benötigt. Es sind mindestens 10 Gesichtsfelder auszuwerten, wenn das Endresultat eine 2seitige statistische Sicherheit von 75% haben soll.

Auf der Basis dieser empirisch festgestellten Abhängigkeiten (s. Abb. 7.6) konnten wir mit Hilfe einer multiplen Regressionsanalyse folgende allgemeine Beziehung zwischen den beurteilten Parametern formulieren:

$$\frac{\bar{P}_{(x)} \cdot D^2}{\bar{N}_{(x)}} = \frac{\bar{P}_{(x)}}{N_{A(x/B)}} = \frac{1}{(c^{-2})[1,34 + 0,18\,(n) - 0,06\,(s) + 23,30\,(V_{V(x/B)})]}$$

$$c^{-2}: \frac{1}{\text{Dimension der Bezugsfläche}}, \quad \text{z. B.} \quad mm^{-2}; \; cm^{-2} \qquad (7.47)$$

D^2: Mittlere Fläche des Anschnittes des Bezugskompartimentes pro Gesichtsfeld. Im vorliegenden Modell beträgt $D^2 = 1$.

Gl. (7.40) beschreibt den Zusammenhang zwischen $\bar{P}_{(x)} \cdot D^2 / \bar{N}_{(x)}$ resp. $\bar{P}_{(x)} / N_{A(x/B)}$ sowie d/D und lautet:

$$\frac{\bar{P}_{(x)}}{N_{A(x/B)}} = \frac{V_{V(x/B)}}{N_{A(x/B)}} \left[\frac{d}{D}\right]^{-2}$$

Wird Gl. (7.40) in Gl. (7.47) eingesetzt, resultiert für $(d/D)_{max}$:

$$(d/D)_{max} = \sqrt{\frac{V_{V(x/B)}}{N_{A(x/B)}} (c^{-2})[1,34 + 0,18\,(n) - 0,06\,(s) + 23,30\,(V_{V(x/B)})]}$$

$$(7.48)$$

Ein Vergleich dieser empirisch gefundenen mit der theoretisch hergeleiteten Gleichung [s. Gl. (7.46)] zeigt formale Unterschiede. So erscheint der relative Fehler in Gl. (7.48) nicht, da er im Computermodell als Konstante eingesetzt wurde. Inhaltlich aber sind beide Gleichungen identisch. Gl. (7.48) ist zur Schätzung der notwendigen Testrasterdichte nur anwendbar, wenn der Ausdruck der Wurzel größer als 0 ist. Ist dieser Ausdruck ≤ 0, müssen vorerst einmal die Parameter n und s entsprechend geändert werden: n ist größer und s kleiner zu wählen.

Beispiel: Gesucht wird die maximale Dichte eines quadratischen Testrasters für eine Volumendichte von 0,04, einen Stichprobenumfang n = 10, eine 2seitige statistische Sicherheit von 70%. Die mittlere Zahl der kugelähnlichen Strukturanschnitte pro Bezugsflächeneinheit betrage 4,0.

$(d/D)_{max}$ kann nach Gl. (7.48) berechnet werden:

$$(d/D)_{max} = \sqrt{\frac{0,04}{4}[1,34 + 0,18\,(10) - 0,06\,(70) + 23,30\,(0,04)]}$$

$$(d/D)_{max} = \sqrt{-0,00128}.$$

Dieses Resultat besagt, daß die Bedingungen ungenügend sind: Der geschätzte Stichprobenumfang ist zu klein und/oder die Sicherheit zu groß. Für einen neuen Stichprobenumfang n = 15 und eine gleichbleibende statistische Sicherheit von 70% folgt:

$$(d/D)_{max} = 0,088.$$

Diesem Resultat entsprechend ist ein quadratischer Testraster von 144 Testpunkten erforderlich (s. Tabelle 7.6). Wird zusätzlich s auf 80% erhöht, wäre unter den gleichen übrigen Bedingungen ein Testraster von mehr als 400 Punkten nötig.

Diese Befunde sind mit den nach Gl. (7.46) berechneten durchaus vergleichbar. Für das Beispiel: n = 15 und s = 70 % resultiert für d/D ein Wert von 0,076, was einem 196-Punkte-Quadratraster entsprechen würde.

Die praktische Anwendung von Gl. (7.48) beschränkt sich streng genommen auf kugelähnliche Strukturen, während Gl. (7.46) unabhängig von der Form der Strukturelemente eingesetzt werden kann.

In den diskutierten Gleichungen wurde unter der Rasterdichte immer die Dichte quadratischer Testraster verstanden. Die Definition der Testrasterdichte (TRD) lautet allgemein – ungeachtet des Rastertyps –:

$$TRD = \sqrt{\frac{d^2 \cdot K_2}{A_{(T)}}} \tag{7.49}$$

d: Testlinienabstand
K_2:   Flächenbezogene Rasterkonstante (s. Tabelle 3.11)
$A_{(T)}$: Testrasterfläche.

Wird mit Vielzweck- oder Wellenrastern gearbeitet, ist d/D in den entsprechenden Formeln dem Begriff TRD gleichzusetzten.

Zusammenfassend sind in Abb. 7.7 die Werte des Parameters $\bar{P}_{(x)} \cdot D^2/\bar{N}_{(x)}$ für verschiedene untersuchte Bedingungen: 3 Grössen der Volumendichten, 6 Stichprobengrößen und 4 statistische Sicherheiten graphisch wiedergegeben ($\blacksquare$ $\bar{P}_{(x)} \cdot D^2/\bar{N}_{(x)} > 8$; $\boxplus$ $8 \geqslant \bar{P}_{(x)} \cdot D^2/\bar{N}_{(x)} > 2$; $\square$ $\bar{P}_{(x)} \cdot D^2/\bar{N}_{(x)} < 2$). Wenn wiederum von der Bedingung ausgegangen wird, daß im Durchschnitt ungefähr 1 bis maximal 2 Testpunkte auf einen Strukturanschnitt fallen sollen, sind bei einer Volumendichte von 0,058 mindestens 10 Gesichtsfelder auszuwerten, um einer 2seitigen statistischen Sicherheit von 70 % zu genügen; für eine Sicherheit von 90 % sind mindestens 15 Gesichtsfelder auszuwerten.

n	S			V_V=0,058	V_V=0,092	V_V=0,146
5	90			■		
5	80			■		
5		70		■		
5			50			
7	90			■		
7	80			■		
7		70		▨		
7			50			
10	90			■		
10	80			▨		
10		70				
10			50			
13	90			▨		
13	80					
13		70				
13			50			

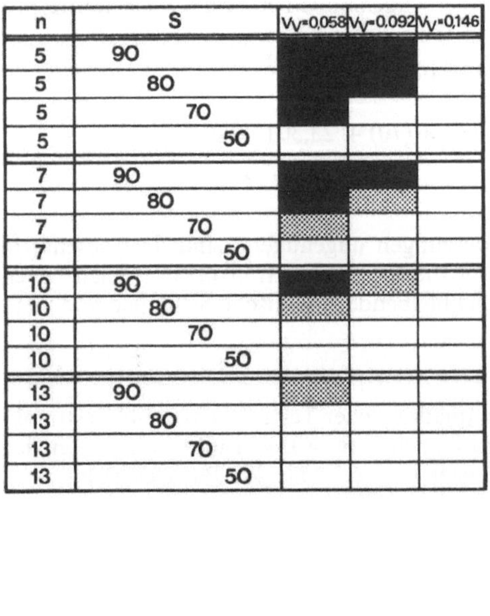

Abb. 7.7. Computermodell: Zusammenhang zwischen Stichprobenumfang (n), statistischer Sicherheit (S) und verschieden großen Volumendichten (Bedeutung der Schraffierung s. Text)

Bei einer Volumendichte von 0,146 dagegen genügen für diese Sicherheit theoretisch bereits 5 Gesichtsfelder. Wir haben analoge Untersuchungen in Angriff genommen mit dem Ziel, auch die Zusammenhänge zwischen den Oberflächen- und numerischen Flächendichten und der Testrasterdichte zu analysieren.

7.2.4 Berechnung des Stichprobenumfanges mit Hilfe von Dispersionsmassen[G]

Die gebräuchlichsten Dispersionsmassen sind: Variationskoeffizient und relativer Standardfehler. Sie lassen Aussagen über die Streuung der Werte innerhalb einer Stichprobe und somit über die Qualität der Stichprobe zu. Die Qualität einer Stichprobe ist groß, wenn sie eine große Homogenität aufweist. Der Grad der Homogenität wiederum hängt mit dem Umfang und den biologischen Eigenschaften der Stichprobe zusammen.

Verschiedene Autoren verwenden den Variationskoeffizienten oder den relativen Standardfehler als Kriterium für die Beurteilung, ob eine Stichprobe genügend groß ist (Dunnill 1964, 1968; Sitte 1967; Matsuba u. Thurlbeck 1971; Bolender 1978). So schlägt Bolender (1978) vor, die Stichprobe so lange zu vergrößern, bis der relative Standardfehler gleich oder kleiner als 10% ist. Nach Weibel (1979) sollte der Variationskoeffizient 20% nicht überschreiten oder mindestens 95% der berechneten stereologischen Parameter einen Wert aufweisen, der größer als 0 ist. Die Anwendung dieser Kriterien ist nur dann sinnvoll, wenn die Streuung der Werte hauptsächlich durch den Umfang der Stichprobe hervorgerufen wird und nicht durch biologische Faktoren.

Wir verwenden für die Bestimmung der erforderlichen Anzahl Zellen oder Patienten eines Untersuchungskollektivs Gl. (7.50) (im folgenden als Methode A bezeichnet):

$$n = \left[\frac{SD \cdot 100}{Var_{(rel)} \cdot \bar{x}} \right]^2 + 1 \qquad (7.50)$$

Gl. (7.50) leitet sich von der Gleichung für den relativen Variationskoeffizienten [$Var_{(rel)}$] ab. Darin ist der Wert des Variationskoeffizienten frei wählbar, SD und $\bar{x}$ müssen in einem Vorversuch geschätzt werden, z als Parameter für die statistische Sicherheit fehlt jedoch.

Der relative Variationskoeffizient läßt alleine keine Rückschlüsse auf die statistische Sicherheit zu. Deshalb suchten wir eine neue Beziehung zwischen n, SD, $\bar{x}$ und z. Wir gingen dabei von der Definition der Vertrauensschranken[G] (A) einer angenäherten Normalverteilung aus:

$$A = \bar{x} \pm z \cdot \frac{SD}{\sqrt{n}} \qquad (7.51)$$

$$A - \bar{x} = \left| z \cdot \frac{SD}{\sqrt{n}} \right| \tag{7.52}$$

$|\ |$: Absolutwert (keine Berücksichtigung des Vorzeichens).

Für n resultiert:

$$n = \left[\frac{z \cdot SD}{A - \bar{x}} \right]^2 \tag{7.53}$$

Die Vertrauensschranken können auch mit Hilfe des noch tolerierten maximalen Fehlers (q/100) festgelegt werden. Die Beziehung zwischen A und $\bar{x}$ lautet dann:

$$A = \bar{x} \pm \frac{q}{100} \cdot \bar{x} \tag{7.54}$$

$$A - \bar{x} = \left| \frac{q}{100} \cdot \bar{x} \right| \tag{7.55}$$

q (oder E): Tolerierter maximaler Fehler in % (z.B. 10%). Für q oder E
             wird oft der relative Variationskoeffizient eingesetzt.

Aus Gl. (7.53) und Gl. (7.55) folgt:

$$n = \frac{z^2}{q^2} \cdot \left[\frac{SD \cdot 100}{\bar{x}} \right]^2 \tag{7.56a}$$

oder

$$n = \frac{z^2}{E^2} \cdot \left[\frac{SD \cdot 100}{\bar{x}} \right]^2 \tag{7.56b}$$

Dieses zweite Verfahren wird als Methode B bezeichnet. Gl. (7.56b) zeigt eine große Ähnlichkeit mit den in Tabelle 7.5 zusammengestellten Gleichungen für die Berechnung von $P^*_{(B)}$, $L^*_{(B)}$ und $A^*_{(B)}$.

Verschiedene Autoren haben sich mit der Berechnung der minimalen Anzahl Testpunkte über Anschnitten der Bezugsfläche [$P^*_{(B)}$] und der Anzahl für eine Untersuchung benötigter Gesichtsfelder, Zellen oder Patienten befaßt. Die wichtigsten Gleichungen sind in Tabelle 7.9 zusammengestellt. Ein *Vergleich der Werte*, die man mit den *eigenen Gleichungen* und z.B. mit derjenigen von Baur (1969c) erhält, wird im folgenden Beispiel angestellt.

Beispiel: In einem Vorversuch wurden je 10 Gesichtsfelder einer zufällig ausgewählten Lunge der Kontroll- (K) und Vergleichsgruppe (T) ausgewertet und die Volumendichte des Strukturelementes x am respiratorischen Gewebe im weiteren Sinne (RSP1) (s. 5.5) bestimmt:

$$V_{V(x/RSP1)K} = 0,312 \pm 0,271 \, (SD)$$
$$V_{V(x/RSP1)T} = 0,186 \pm 0,173 \, (SD).$$

Tabelle 7.9. Gleichungen zur Berechnung der minimalen Stichprobengröße. [a]) $A\,V_{V(x/B)}$; [b]) $SD_{(Pp)}$ Standardabweichung der Punktdichte; [c]) $\Delta\,(\%)\,\sum P_{(x)}$ Genauigkeit der Trefferpunkte über den Anschnitten der Struktur x

Autoren	Objekt	Gleichung	Nr.
Gladman und Woodhead (1960)	Anzahl Testpunkte	$P^*_{(B)} = \dfrac{A^{a)}(1-A)}{SD^2}$	(7.57)
De Hoff (1968)	Anzahl Testpunkte (95% Vertrauensbereich)	$P^*_{(B)} = \left[\dfrac{200\,SD_{(Pp)}{}^{b)}}{\Delta\,(\%)\,\sum P_{(x)}{}^{c)}}\right]^2$	(7.58)
Baur (1969c)	Anzahl Gesichtsfelder	$n = z\cdot\dfrac{SD\,100}{\bar{x}}$	(7.59)
Sachs (1978)	Anzahl Patienten	$n = 2[z_\alpha - z_\beta]^2\dfrac{SD^2}{[\Delta\bar{x}]^2}$	(7.60)
Eigene Untersuchungen			
Methode A:	Anzahl Gesichtsfelder, Zellen oder Patienten	$n = \left[\dfrac{SD\cdot 100}{Var_{(rel)}\cdot\bar{x}}\right]^2 + 1$	(7.50)
Methode B:	Anzahl Gesichtsfelder, Zellen oder Patienten	$n = \dfrac{z^2}{E^2}\left[\dfrac{SD\cdot 100}{\bar{x}}\right]^2$	(7.56b)
Methode C:	Anzahl Gesichtsfelder [aus $P^*_{(B)}$]	$n \geq \dfrac{P^*_{(B)}}{A_{A(B/T)}\cdot P_{(T)}}$	(7.26a)

Die Frage lautet nun: Wieviele Gesichtsfelder müssen pro Lunge minimal ausgewertet werden, wenn die Untersuchungen eine generelle 2seitige statistische Sicherheit von 80% ($z = 1,282$) aufweisen und/oder der relative Variationskoeffizient maximal 10% betragen soll? Die Resultate der Berechnungen sind in Tabelle 7.10 zusammengestellt. Die Berechnung der notwendigen Anzahl Gesichtsfelder mit den in Tabelle 7.9 festgehaltenen Gleichungen ist nur erlaubt, wenn die Bezugsfläche pro Gesichtsfeld gleich groß bleibt (s. 3.9). Erwartungsgemäß sind die nach der eigenen Methode B berechneten Werte am größten, da darin sowohl statistische Sicherheit als auch relativer Fehler berücksichtigt sind. Die eigene Methode C führt zu den kleinsten Werten. Dies kann dadurch erklärt werden, daß die verwendete Gl. (7.26a) auf relative Häufigkeiten und nicht – wie die übrigen Gleichungen – auf stetige Zahlen[G] bezogen ist. Für die Berechnung der Anzahl Zellen, die für eine Untersuchung benötigt werden, verwenden wir üblicherweise Gl. (7.56b) (Berechnungsmethode B).

Das Verfahren von Sachs (1978) [Gl. (7.60) in Tabelle 7.9)] wird zur Beantwortung der Frage angewendet, *wieviele Patienten* in eine geplante Studie aufgenommen werden müssen.

$\Delta\bar{x}$ sei die Differenz zwischen den Volumendichten des Strukturelementes in der Kontrollgruppe (K) und Vergleichsgruppe (T):

$$\Delta\bar{x} = V_{V(x/B)K} - V_{V(x/B)T} \tag{7.61}$$

Tabelle 7.10. Resultate der Berechnung der Anzahl Gesichtsfelder für das auf S. 182 und 183 angeführte Beispiel

Autoren	Gl. Nr.	Anzahl Gesichtsfelder	
		Kontrollgruppe (n)	Vergleichsgruppe (n)
Baur (1969c)	(7.59)	112	120
Eigene Untersuchungen			
Methode A:	(7.50)	77	88
Methode B:	(7.56b)	124	143
Methode C:	(7.26a)	23	45
$[P_{(T)} = 16,$			
$A_{A(B/T)} = 1]$			

Die Gesamtvarianz (SD^2) beider Kollektive, die für die Berechnung benötigt wird, kann nach Gl. (7.62) berechnet werden (Sachs 1978):

$$SD^2 = \frac{[n_{(K)} - 1] \cdot SD^2_{(K)} + [n_{(T)} - 1] \cdot SD^2_{(T)}}{n_{(K)} + n_{(T)} - 2} \qquad (7.62)$$

$n_{(K)}$:   Anzahl Patienten der Kontrollgruppe
$n_{(T)}$:   Anzahl Patienten der Vergleichsgruppe
$SD_{(K)}$: Standardabweichung der Kontrollgruppe
$SD_{(T)}$: Standardabweichung der Vergleichsgruppe.

Beispiel: In einer Voruntersuchung mit 3 Patienten pro Gruppe werden pro Gruppe Mittelwert und Standardabweichung des Parameters $S_{V(x/RSP1)}$ bestimmt:

$$S_{V(x/RSP1)\,K} = 0,320\ cm^{-1} \pm 0,142\ cm^{-1}\ (SD)$$

$$S_{V(x/RSP1)\,T} = 0,240\ cm^{-1} \pm 0,138\ cm^{-1}\ (SD)$$

$\Delta\bar{x}$ beträgt $= 0,080$, $SD^2 = 0,0196$ [s. Gl. (7.62)]. Als β-Fehler (s. 3.10) wird üblicherweise eine einseitige Irrtumswahrscheinlichkeit von 20% gewählt; als α-Fehler soll im vorliegenden Beispiel eine 2seitige Irrtumswahrscheinlichkeit von 20% festgelegt werden. Für den β-Fehler resultiert ein $z_{(\beta)}$ von $-0,842$, für den α-Fehler ein $z_{(\alpha)}$ von 1,282. Die pro Gruppe minimal benötigte Anzahl Patienten (oder auch Biopsien) kann nun geschätzt werden:

$$n \geqslant 2\,[1,282 - (-0,842)]^2 \cdot \frac{0,0196}{0,0064} \approx 28$$

Jede der beiden Gruppen sollte demzufolge mindestens 28 Patienten (oder Biopsien) umfassen.

Beide besprochenen Beispiele vermitteln einen Eindruck von der Größe der Stichproben, die für morphometrische Untersuchungen benötigt wird. Oft ist es nicht möglich, die Analysen an der theoretisch geforderten Anzahl Patienten oder Biopsien vornehmen zu können, weil Kollektive dieses Umfanges nicht zur Verfügung stehen. Unter diesen Bedingungen wird es notwendig, entsprechend „strengere" statistische Prüfverfahren anzuwenden, um weder fälschlicherweise Unterschiede von Parametern zu postulieren noch fälschlicherweise Unterschiede zu übersehen.

Verschiedene Fragestellungen erfordern eine bedeckende Auswertung von ganzen Zellanschnitten, häufig in Form eines „nucleus-biased-sampling". Unter diesen Voraussetzungen stellt sich die Frage nach der *minimal benötigten Anzahl Zellanschnitte*. Zur Beantwortung dieser Frage verwenden wir jeweils ebenfalls Gl. (7.56b) (s. Tabelle 7.9). Diese Gleichung erlaubt neben einer Schätzung der Stichprobengröße auch eine Berechnung der statistischen Sicherheit der an einer Stichprobe vorgegebener Größe ermittelten Primärparameter.

Werden die morphometrischen Analysen manuell durch Zählen von Trefferpunkten, Durchstoßpunkten und Anzahl Strukturanschnitte durchgeführt, können gleichzeitig auch die minimal erforderliche Anzahl Trefferpunkte [$P^*_{(B)}$] und minimale Länge der Testlinien [$L^*_{(B)}$] über Anschnitten der Bezugsfläche sowie die Größe der Bezugsfläche [$A^*_{(B)}$] berechnet oder die statistische Sicherheit der Parameter aus der ausgewerteten Anzahl Trefferpunkte [$\hat{P}_{(B)}$], Länge der Testlinien [$\hat{L}_{(B)}$] und Größe der Bezugsfläche [$\hat{A}_{(B)}$] geschätzt werden.

Beispiel: Es wurden 50 menschliche Fibroblasten einer mit Phenacetin behandelten Kultur untersucht. Für den Anteil des Volumens der Mitochondrien am Zytoplasma resultierte ein Wert von 0,034 $\pm$ 0,026 (SD: Standardabweichung). Als Maximalfehler des Mittelwertes wird ein Wert von $\pm$ 15% ($\pm$ 0,15; relativer Variationskoeffizient) eingesetzt. 13 010 Trefferpunkte über Anschnitten des Zytoplasmas wurden ausgewertet.

Wird eine 2seitige statistische Sicherheit von mindestens 90% vorgegeben, müßten bei der bekannten Streuung und beim festgelegten Maximalfehler mindestens 71 Zellanschnitte analysiert werden. Aus dem Blickwinkel der Anzahl Trefferpunkte betrachtet, würden jedoch schon 3418 Punkte genügen.

Dieser Unterschied ist damit zu erklären, daß bei einer Schätzung der minimalen Zahl der einzelne Fibroblast, bei der Schätzung der minimalen Testpunktzahl, Testlinienlänge und Größe der Bezugsfläche dagegen die einzelne Versuchsgruppe als Stichprobeneinheit betrachtet wird.

7.3 Beurteilung der Stichproben- oder Parameterqualität

Die Beurteilung der Stichprobenqualität ergibt sich aus dem Vergleich zwischen theoretisch geforderter und praktisch zur Verfügung stehender Größe der Stichprobe und der Analyse des methodischen Fehlers (s. Kap. 6). In der praktischen Arbeit ist es anhand der in 7.2.1 und 7.2.4 hergeleiteten Gleichungen möglich – von der konkret ausgewerten Anzahl Trefferpunkte [$P^*_{(B)}$] und Länge der Testlinien über der Bezugsfläche [$L^*_{(B)}$] sowie Größe der Bezugsfläche [$A^*_{(B)}$] oder von Mittelwert ($\bar{x}$) und festgestellter Standardabweichung (SD) ausgehend –, *statistische Sicherheit und mittlerer Fehler der einzelnen Parameter* zu ermitteln.

Beispiel: Die berechnete Oberflächendichte weise einen Wert von 2,13 cm^{-1} auf. Soll die 2seitige statistische Sicherheit 80 % (z = 1,282) betragen und der mittlere Fehler 10 % nicht übersteigen, sollte die Länge der Testlinien über den Anschnitten der Bezugsfläche mindestens 154 cm ausmachen. Die effektive Länge der Testlinien, die für die Bestimmung der Durchstoßpunkte verwendet wurde, beträgt jedoch nur 91 cm. Die statistische Sicherheit des Wertes der Oberflächendichte kann nun nach Gl. (7.63) berechnet werden:

$$z = E \cdot \sqrt{\frac{L^*_{(B)} \cdot S_{V(x/B)}}{2}} \qquad (7.63)$$

Wenn E weiterhin 10 % des Endresultates ausmachen soll, lautet Gl. (7.63):

$$z = 0,1 \cdot \sqrt{\frac{91 \text{ cm} \cdot 2,13 \text{ cm}^{-1}}{2}} = 0,984$$

Ein Wert von 0,984 für z entspricht einer 2seitigen statistischen Sicherheit von 67 %. Wird ein mittlerer Fehler von 15 % toleriert (E = 0,15), resultiert unter den gleichen übrigen Bedingungen für z ein Wert von 1,477, was einer 86 %igen 2seitigen statistischen Sicherheit entspricht.

Für das oben angeführte Beispiel mit den 50 Fibroblasten beträgt z für den Parameter $V_{V(M/CYT)}$ = 1,387 (2seitige statistische Sicherheit: 83 %), wenn z nach Gl. (7.56 b) (aus Standardabweichung und Mittelwert) berechnet wird; wird dagegen z nach Gl. (7.5) geschätzt, resultiert ein Wert von 3,210 (2seitige statistische Sicherheit: > 90 %). Der Unterschied wurde am Schluß des erwähnten weiter oben angeführten Beispiels bereits erklärt.

Um die Qualität der Parameter einer Untersuchung, die an Einzelzellen vorgenommen wird, zuverlässig beurteilen zu können, sollten 1) minimale Zellzahl und 2) minimale Anzahl Testpunkte, Länge der Testlinien und Größe der Anschnittsfläche berechnet werden. Wenn aus den beiden Schätzungen ähnliche oder gleiche Ergebnisse resultieren, darf die gewählte Größe der Stichprobe als genügend betrachtet werden. Das Ausmaß der statistischen Sicherheit sollte sich nach den Versuchsbedingungen und der Fragestellung richten.

In die Beurteilung der Meßresultate – besonders kleiner und seltener Strukturen – sollte immer der *Vertrauensbereich* miteinbezogen werden. Er wird limitiert durch eine untere und eine obere Vertrauensschranke, die die Werte definieren, innerhalb derer der berechnete morphometrische Parameter mit einer vorgegebenen Wahrscheinlichkeit zu erwarten ist. Für angenähert normal verteilte Kollektive können diese Schranken nach Gl. (7.51) berechnet werden. Es gilt: Je größer die Streuung, desto größer der Bereich, in dem der Meßwert der Struktur vorkommen kann; je größer der Stichprobenumfang, desto enger dieser Vertrauensbereich. Liegt nun eine der beiden Schranken im Bereich negativer Werte, so bedeutet dies, daß ein Teil der

Werte des beurteilten Parameters theoretisch negativ ist. Da jedoch morphometrische Parameter nie – weder theoretisch noch praktisch – negative Werte annehmen können, ist die Qualität einer solchen Stichprobe als ungenügend zu bezeichnen: Über den Parameter sind aus diesem Grund keine Aussagen möglich.

Beispiel: Eine morphometrische Untersuchung an 16 Biopsien ergab für den Parameter $V_{V(x/B)}$ einen Wert von 0,0107, für den Standardfehler einen von 0,0063. Die 95%-Vertrauensschranken ($z = 1,960$) betragen nach Gl. (7.51): A_0 (obere Schranke) = 0,0230, A_u (untere Schranke) = − 0,0016. Die untere Vertrauensschranke liegt in einem für stereologische Parameter irrealen Bereich: Über den Parameter $V_{V(x/B)}$ können demzufolge keine Aussagen gemacht werden, weil das Meßresultat zu ungenau und zu mangelhaft ist.

Die *Meßgenauigkeit* (*Präzision*) oder der *methodische Fehler* kann anhand 2 oder mehrerer Messungen der gleichen Parameter an der gleichen Stichprobe bestimmt werden. Die Meßgenauigkeit oder der methodische Fehler ist, wie folgt, definiert (Harbitz 1973; Wahlin et al. 1976):

$$E = \sqrt{\frac{\sum [x_{i(1)} - x_{i(2)}]^2}{2\,n}} \tag{7.64}$$

n: Anzahl Gesichtsfelder oder Messungen

$x_{i(1)}$: Wert des stereologischen Parameters x im i-ten Gesichtsfeld bei der ersten Messung

$x_{i(2)}$: Wert des stereologischen Parameters x im i-ten Gesichtsfeld bei der zweiten Messung.

Der relative methodische Fehler beträgt:

$$E_{rel} = \frac{E}{\bar{x}} \cdot 100 \quad (\text{in } \%) \tag{7.65}$$

$\bar{x}$: Mittelwert der ersten oder zweiten Messung.

In unseren Untersuchungen verzichteten wir auf die Berechnung des methodischen Fehlers, da er bei standardisierter morphometrisch-stereologischer Technik klein ist und nicht ins Gewicht fallen dürfte.

Ein weiterer Parameter für die Qualität der Methode ist die Streuung der Resultate zwischen 2 Untersuchungen eines einzigen Beobachters („Intra-Observer-Differenz") und zwischen 2 oder mehreren Beobachtern („Inter-Observer-Differenz"). Können die Meßresultate mit stetigen Zahlen ausgedrückt werden, ist es möglich, die „Observer-Differenz" mit Gl. (7.64) zu berechnen: Mit (1) in Gl. (7.64) wird z.B. die Meßreihe des ersten, mit (2) diejenige des zweiten Beobachters bezeichnet. Liegen nur semiquantitative Meßresultate vor, muß das Verfahren von Lambourne u. Lederer (1973) angewandt werden.

Tabelle 7.11. Gleichungen zur Berechnung des Fehlers des Endresultates bei Fehlerfortpflanzung

Rechenoperation		Fehler des Endresultates Q	Gleichung Nr.
Addition und Subtraktion	$Q = a \pm b$	$\pm \sqrt{S E_{(a)}^2 + S E_{(b)}^2}$	(7.66)
Multiplikation	$Q = a \cdot b$	$\pm \sqrt{[a \cdot S E_{(b)}]^2 + [b \cdot S E_{(a)}]^2}$	(7.67)
Division	$Q = \dfrac{a}{b}$	$\pm \dfrac{1}{b^2} \sqrt{[a \cdot S E_{(b)}]^2 + [b \cdot S E_{(a)}]^2}$	(7.68)

Werden aus gemessenen oder berechneten Parametern Quotienten, Produkte oder Summen gebildet und wird nach dem Fehler des Endresultates gefragt, dürfen – streng genommen – die ursprünglichen Fehler der Ausgangsparameter nicht einfach vernachlässigt werden: Sie fließen in den Gesamtfehler des Endresultates mit ein. Dieser Vorgang wird als *„Fehlerfortpflanzung"* bezeichnet. Fenner (1931) hat die Fehler für die verschiedenen Rechenoperationen in Abhängigkeit der involvierten Parameter a und b formuliert; sie sind in Tabelle 7.11 zusammengestellt. Stichprobenauswahl, Stichprobenqualität und Präzision stellen Hauptpfeiler morphometrischer Arbeiten dar. Wird ihnen zu wenig Beachtung geschenkt, kann das ganze Gebäude der Untersuchung ins Wanken kommen. Eine Korrektur solcher Fehleinschätzungen oder Fehlansätze ist – im Gegensatz zu anderen Artefakten (s. Kap. 6) – nicht mehr möglich. Das Ausmaß eines sich fortpflanzenden Fehlers wird im folgenden Beispiel veranschaulicht.

Beispiel: Gesucht wird die numerische Volumendichte $N_{V(x/B)}$ nach dem Verfahren von Ebbeson u. Tang (1965) (s. 5.2.6). $N_{A(x/B)1}$ betrage 1046 mm^{-2}, $N_{A(x/B)2}$ 710 mm^{-2}. $N_{A(x/B)1}$ wurde bei einer Schnittdicke $t_1 = 5$ μm, $N_{A(x/B)2}$ bei einer Schnittdicke $t_2 = 3$ μm bestimmt. Der Standardfehler (SE) von $N_{A(x/B)1}$ und $N_{A(x/B)2}$ betrage $\pm 5\%$ des Mittelwertes, derjenige der Schnittdickenbestimmung $\pm 10\%$. Für $N_{V(x/B)}$ resultiert bei den erwähnten Vorgaben ein Wert von $16{,}8 \cdot 10^4$ mm^{-3}. Der Fehler dieses Wertes kann, wie folgt berechnet werden (Gleichungen s. Tabelle 7.11):

Nach Gl. (7.66) die Fehler von $\Delta N_{A(x/B)}$ und Δt:

$$\Delta N_{A(x/B)} = N_{A(x/B)1} - N_{A(x/B)2} = 336 \pm Q_1 \quad (\text{mm}^{-2})$$

$$\Delta t = t_1 - t_2 = 2 \pm Q_2 \quad (\text{μm})$$

$$Q_1 = \sqrt{(1046 \cdot 0.05)^2 + (710 \cdot 0.05)^2} \quad (\text{mm}^{-2})$$

$$= 63{,}2 \quad (\text{mm}^{-2})$$

$$Q_2 = \sqrt{(5 \cdot 0{,}10)^2 + (3 \cdot 0.10)^2} \quad (\text{μm})$$

$$= 0{,}58 \quad (\text{μm})$$

$$= 0.58 \cdot 10^{-3} \quad (\text{mm})$$

Nach Gl. (7.68) der Fehler von $N_{V(x/B)}$:

$$N_{V(x/B)} = \frac{336}{2 \cdot 10^{-3}} \pm Q_3 \qquad (mm^{-3})$$

$$Q_3 = \frac{1}{(2 \cdot 10^{-3})^2} \sqrt{(336 \cdot 0,58 \cdot 10^{-3})^2 + (2 \cdot 10^{-3} \cdot 63,2)^2} \quad (mm^{-3})$$

$$= 5,8 \cdot 10^4 \qquad (mm^{-3})$$

Der Fehler des Parameters $N_{V(x/B)}$ beträgt demzufolge endgültig $\pm 58 \cdot 10^3$ mm^{-3}. Er macht also $\pm 34,5\%$ des Endresultates ($168 \cdot 10^3$ mm^{-3}) aus. Im Vergleich dazu waren die Fehler der Ausgangwerte mit $\pm 5\%$ resp. $\pm 10\%$ bedeutend kleiner.

Vollständig „repräsentative" Stichproben sind nach Nicholson (1978) in der Biologie Utopie. Insofern werden auch morphometrische Daten – trotz z. B. sorgfältiger Analyse der Tropie der Strukturelemente und darauf ausgerichteter Auswahl der Stichprobe – von vorneherein immer ein gewisses Maß an Falschheit (Popper 1974) aufweisen. Mit diesem damit verbundenen ständigen Infragestellen erhobener Befunde hat der Morphometer im Alltag zu leben und fertigzuwerden.

8 Statistische Analysen in der Morphometrie

„Statistik ist die Kunst, die erhobenen Daten darzustellen und zu analysieren, um zu neuem Wissen zu gelangen" (Sachs 1978). Analysieren heißt konkret, folgende Fragen beantworten:

1) Sind die festgestellten Unterschiede (z. B. Mittelwerte) oder Abhängigkeiten (z. B. Korrelationskoeffizienten) zwischen 2 Größen x und y zufällig?
2) Wie groß ist die Wahrscheinlichkeit, sich zu irren, wenn ein Unterschied oder eine Abhängigkeit angenommen wird?

Die Kunst besteht nun darin, den richtigen Weg zu den Antworten auf diese Fragen zu finden.

Statistische Aussagen sind nie sicher. Sie erlauben nur, die Größe der Wahrscheinlichkeit anzugeben, mit der die formulierten und erforschten Hypothesen richtig oder falsch sind. Und sie lassen primär keine Rückschlüsse auf kausale Verknüpfungen von festgestellten Zusammenhängen zu. Von einer statistisch erkennbaren („signifikanten") Korrelation aus darf z. B. erst dann eine kausale Abhängigkeit zwischen den beiden Variablen x und y angenommen werden, wenn eine methodische, eine Inhomogenitäts- oder eine Gemeinsamkeitskorrelation ausgeschlossen sind (Sachs 1978; Dalquen u. Oberholzer 1983). Mit den statistischen Werkzeugen läßt sich weder die Sicherheit der Befunde vermehren noch der Wahrheitsgehalt der Aussagen endgültig festlegen.

Die Statistik umfaßt 4 Teilgebiete: Stichprobentheorie, beschreibende Statistik, Schätztheorie und Prüftheorie. Die Stichprobentheorie hat Art der Auswahl und Größe der Stichprobe zum Gegenstand (s. Kap. 7). Die Schätztheorie zeigt die Zusammenhänge zwischen den charakteristischen Kennwerten einer Grundgesamtheit (z. B. Mittelwert, Varianz) und denjenigen der Stichprobe auf. Die Prüftheorie befaßt sich mit den theoretischen Grundlagen und Anwendungsbedingungen der einzelnen Tests. Eng mit dem Begriff „Statistik" verbunden ist der Begriff „Stochastik". Darunter versteht man denjenigen Wissenschaftsbereich, in dem die mathematischen Aspekte von Zufallserscheinungen und die Wahrscheinlichkeitstheorie behandelt werden.

Im vorliegenden Kapitel werden einzelne Aspekte der „beschreibenden Statistik" und „Prüftheorie" aufgezeigt und besprochen, die sich in der praktischen Arbeit mit Morphometrie als wichtig erwiesen haben.

8.1 Deskriptive Statistik in der Morphometrie

Bevor mit Hilfe statistischer Tests Unterschiede oder Abhängigkeiten zweier Parameter (Variablen) geprüft werden, sollten die beiden Parameterkollektive umfassend beschrieben, d. h. die Daten müssen „enthüllt und zur Schau gestellt" werden (Sachs 1977). Dazu dienen Histogramme, Darstellung der Einzelwerte in 2dimensionalen Koordinatensystemen, Lokalisations- und Dispersionsmasse (s. unten). Zu einer Beschreibung der Daten gehört auch die Beantwortung der Frage, ob die einzelnen Kollektive Meßwerte umfassen, die nicht ausgewertet werden können, weil sie völlig atypisch sind („Ausreißer", z. B. durch Fehlmessungen).

8.1.1 Histogramme

Histogramme sind ein gut geeignetes Hilfsmittel, um einen Überblick über die Verteilung der Stichprobenwerte zu bekommen. Dabei ist darauf zu achten, daß die Klassenbreiten gleich groß sind. Ist dies nicht möglich, sind die pro Klasse festgestellten Häufigkeiten durch Division mit der jeweiligen Klassenbreite zu normieren.

8.1.2 Lokalisationsmaße

Die Lokalisationsmaße charakterisieren den „Schwerpunkt" des Kollektivs. Wichtigste Lokalisationsmaße sind Mittelwerte und Median. Der Median ist derjenige Wert, welcher die Fläche unter der Verteilungskurve – oder anders ausgedrückt – die der Größe nach geordnete Reihe der Einzelwerte halbiert. Er wird – im Gegensatz zum arithmetischen Mittel (Mittelwert) – von Extremwerten nicht beeinflußt (Sachs 1978). Der Median sollte aus diesem Grunde in den Resultattabellen zusätzlich zum Mittelwert aufgeführt werden. Die Differenz zwischen beiden Lokalisationsmaßen gibt einen Hinweis auf die Verteilungsform: Ist sie klein, liegt wahrscheinlich eine Normalverteilung vor.

8.1.3 Dispersionsmaße

Die wichtigsten Dispersionsmaße sind: *Spannweite* (Differenz zwischen größtem und kleinstem Wert), *Interdezilbereich 80*; und bei angenähert normal verteilten Meßwerten: Standardabweichung, Standardfehler und relativer Variationskoeffizient. Der *Standardfehler des arithmetischen Mittels (SE)* kann aus Standardabweichung (SD) und Umfang (n) der Stichprobe berechnet werden:

$$SE = \frac{SD}{\sqrt{n}} \tag{8.1}$$

Der *Standardfehler des Medians* beträgt nach Tamarin u. Sreebny (1963) für angenähert normalverteilte Werte:

$$SE_{Med} = \sqrt{\frac{\pi}{2}} \cdot \frac{SD}{\sqrt{n}} \approx 1{,}25 \cdot SE \tag{8.2}$$

Er läßt sich für nicht normalverteilte Werte aus der geordneten Reihe der Beobachtungen (Einzelwerte) bestimmen (Sachs 1978):

$$SE_{Med} = \frac{a - b}{2} \tag{8.3}$$

a: Wert der $[n + \sqrt{n}/2]$-ten Messung
b: Wert der $[n + \sqrt{n}/2]$-ten Messung.

Der *relative Variationskoeffizient* ist folgendermaßen definiert:

$$Var_{(rel)} \text{ oder } Var\,(\%) = \frac{SD}{\bar{x}\sqrt{n-1}} \cdot 100 \tag{8.4}$$

Er sollte für angenähert normalverteilte Kollektive den Wert 30% nicht überschreiten.

8.1.4 „Ausreißer"

Zur Prüfung der Frage, ob im Meßwertkollektiv Extremwerte (Ausreißer) vorhanden sind, stehen 4 Verfahren zur Verfügung:

8.1.4.1 Die *Methode von Dixon (1953)* setzt eine angenäherte Normalverteilung der Daten voraus. Für die praktische Durchführung werden alle Meßwerte der Größe nach geordnet. Sind die Stichproben relativ klein ($n < 25$), hängt die Prüfgröße vom Stichprobenumfang ab (Tabellen bei Sachs 1978); für Stichproben mit $n > 25$, lautet die Prüfgröße (Pearson u. Hartley 1954):

$$T = \frac{x_0 - \bar{x}}{SD} \tag{8.5}$$

x_0: Als „Ausreißer" verdächtigter Meßwert
$\bar{x}$: Mittelwert ohne den „Ausreißer"
SD: Standardabweichung ohne den „Ausreißer".

Sofern die Stichprobe „Ausreißer" enthält, sollten die statistischen Tests einmal mit und einmal ohne den Extremwert durchgeführt werden. Die

Interpretation der Resultate hat mit großer Sorgfalt zu erfolgen, wenn bei diesem Vergleich Unterschiede festgestellt werden. Denn Extremwerte können durchaus auch Repräsentanten einer großen biologischen Streubreite sein und sollten dann als solche erkannt und gedeutet werden.

8.1.4.2 Eine zweite, ebenfalls einfache Möglichkeit, „Ausreißer" zu erkennen, besteht darin, zu überprüfen, ob der vermeintliche Extremwert außerhalb der *Schranken* $\bar{x} \pm 4\,SD$ liegt. Trifft dies zu, kann der Wert aus dem Kollektiv ausgeschlossen werden.

8.1.4.3 Tukey (1962) schlägt vor, die Meßwerte der Größe nach zu ordnen und die „Ausreißer" nicht zu verwerfen, sondern durch unmittelbar benachbarte Werte zu ersetzen.

8.1.4.4 „Ausreißer" können auch eliminiert werden, indem die Meßwerte in beiden Extrembereichen (oben und unten) abgetrennt und verworfen werden. Das für statistische Analysen zur Verfügung stehende Kollektiv umfaßt dann nur noch die Meßwerte innerhalb eines *Interdezilbereiches* (z. B. 80 oder 70). Wir verwendeten dieses Verfahren zur Normierung der Bronchusbiopsiegröße.

8.2 Prüftheorie

Die wichtigsten Prüf- und Testverfahren, mit denen wir arbeiten, sind in Tabelle 8.1 a, b zusammengestellt. Die Wahl des geeigneten Prüfverfahrens hängt wesentlich von der Verteilung der Meßwerte ab: Sind die Daten normalverteilt, können *parametrische Tests* verwendet werden; sind die Daten nicht normalverteilt, müssen *nichtparametrische Tests* verwendet werden. Als praktische Faustregel gilt, daß statistisch erkennbare Unterschiede, die mit nichtparametrischen Testverfahren erfaßt worden sind, sicherer sind als solche, die auf einem parametrischen Test basieren, da nichtparametrische Verfahren verteilungsunabhängig sind. Allerdings sind die nichtparametrischen Tests schwächer als die parametrischen, so daß z. B. beim Vorliegen einer Normalverteilung ein vorhandener Unterschied übersehen werden kann, wenn nichtparametrisch getestet wird. In den eigenen Untersuchungen verwendeten wir aus 2 Gründen meistens nichtparametrische Prüfverfahren:

1) weil dadurch eine zusätzliche Analyse der Verteilung (normal oder nichtnormal) umgangen werden kann, und
2) weil nichtparametrische Tests bei kleinen Stichprobenumfängen parametrischen vorzuziehen sind.

Tabelle 8.1 a. Statistische Tests für nichtgepaarte Werte

	Normalverteilt		Nicht normalverteilt	
	Zwei Stichproben	Mehrere Stichproben	Zwei Stichproben	Mehrere Stichproben
Mittelwert- und Median- wertver- gleiche	Student-t [1] (E = 100%)		U-Test (Mann- Whitney) [2] (E = 95%) Median-Test [3] (E = 64%)	H-Test (Kruskal-Wallis) [4] (E = 95%) Median-Test (E = 64%)
Varianz- analytische Verfahren	F-Test Ver- gleich von Variations- koeffizienten	ANOVA [5] Cochran- [6] Test Bartlett-Test [7]	Rangdisper- sionstest nach Siegel u. Tukey [8]	Nemenyi-Test [9]
Vergleiche re- lativer Häufig- keiten	z-Test [10]		Chi²-Test	

[1] Fisher (1939)   [5] Klassische Varianzanalyse   [9] Nemenyi (1963)
[2] Mann u. Whitney (1947)   [6] Cochran (1941)   [10] cf. Sachs (1978)
[3] Bauer (1962)   [7] Bartlett (1937)   E Effizienz des Testes [G]
[4] Kruskal u. Wallis (1952)   [8] Siegel u. Tukey (1960)

Tabelle 8.1 b. Statistische Tests für gepaarte Werte

	Normalverteilt	Nicht normalverteilt	
		Zwei Stichproben	Mehrere Stichproben
Mittelwertvergleiche	Student-t [1]	Wilcoxon-Test [2]	
Varianzanalytische Verfahren	Test für [3] „repeated measurements"	Friedman-Test [4]	Friedman-Test Test von Wilcoxon u. Wilcox [5]
Korrelationsanalyse	Pearsons Produkt- Moment-Korrela- tionskoeffizient [6] Partieller Korrela- tionskoeffizient [6]	Spearmans Rangkorrelationskoeffizient [7]	

[1] Fisher (1939)   [4] Friedman (1937)   [7] Spearman (1904)
[3] Wilcoxon (1945)   [5] Wilcoxon u. Wilcox (1964)
[3] cf. Winer (1971)   [6] cf. Sachs (1978)

Weiterhin muß unterschieden werden zwischen Tests für *nichtverbundene* und solche für *verbundene Stichproben*. Zwei Stichproben werden dann als verbunden bezeichnet, wenn Messungen am gleichen Objekt unter verschiedenen Bedingungen vorgenommen werden (z.B. Messung des Atemwiderstands eines Patientenkollektivs bei ruhiger Atmung vor und nach Gabe eines Bronchodilatators).

Der Auswahl der richtigen (der Fragestellung sowie der Art der Stichprobe und der Datenverteilung angepaßten) Testverfahren kommt große Bedeutung zu. Bei der Interpretation der Testresultate ist aber zu beachten, daß mit statistischen Analysen methodische Mängel, Fehler in der Planung und Stichprobenauswahl sowie Durchführung der Untersuchung gewöhnlich nicht aufgedeckt werden (Lutz u. Nimmo 1977; Hornung 1977).

Im folgenden wird auf die wichtigsten Punkte der Prüftheorie, wie sie bei statistischen Analysen morphometrischer Daten in Erscheinung treten können, eingegangen. Dies sind: Informationsgehalt oder Daten, Prüfung auf Normalverteilung, Transformationen, Curve-Fitting-Analyse, Regressionsanalyse 2dimensionaler Häufigkeitsverteilungen, multivariate Analysen, Maß für die Stärke des Zusammenhangs von Merkmalen, Prüfung von Sensitivität und Spezifität einer Methode sowie Vergleich zweier Variationskoeffizienten.

8.2.1 Informationsgehalt von Daten

Für die Beurteilung der einzelnen Prüfverfahren und die Interpretation der Testresultate ist es notwendig, den Informationsgehalt der Daten zu kennen. Meßwerte, die innerhalb eines bestimmten Intervalls sämtliche Werte annehmen können (stetige Zahlen), weisen den größten Informationsgehalt auf, gefolgt von rangierten Werten und relativen oder absoluten Häufigkeiten. In statistischen Tests, die eine Rangierung der Werte voraussetzen, geht nicht der volle Informationsgehalt der Einzelmessungen in das Prüfverfahren ein. Solche Tests aber sind robuster als Tests, die an stetigen Zahlen vorgenommen werden.

8.2.2 Prüfung auf Normalverteilung und Verteilungsvergleiche

Ein einfacher Parameter, der eine genügend klare Antwort auf die Frage zuläßt, ob eine Normal- oder Nicht-Normalverteilung vorliegt, ist der Quotient zwischen Spannweite (R) und Standardabweichung (SD), R/SD-Quotient genannt (David et al. 1954). Kritische obere und untere Schranken für den Quotienten bei vorgegebenen Stichprobenumfängen können Tabellen entnommen werden (Sachs 1978). Übersteigt der berechnete R/SD-Quotient einen der beiden Schrankenwerte, ist anzunehmen, daß die analysierten Werte nicht normalverteilt sind.

Ein ähnliches Verfahren schlagen Cembrowski et al. (1979) vor: Sie vergleichen die empirisch gefundene kumulative Häufigkeit mit jener einer Normalverteilung und bringen das Resultat dieses Vergleichs mit dem R/SD-Quotienten in Beziehung.

Für den Vergleich zweier beliebiger Verteilungen verwenden wir üblicherweise den Kolmogorov-Smirnov-Test (Kolmogorov 1933; Smirnov 1939).

8.2.3 Transformationen

Sind die Werte einer Stichprobe nicht normalverteilt, setzen die benötigten Prüfverfahren aber eine Normalverteilung voraus, müssen die Daten entsprechend transformiert werden. Meistens werden die umgerechneten Werte mit einem Punkt als Index bezeichnet (z. B. $x^{.}$, $y^{.}$). Die hauptsächlichsten Transformationen zur Bildung normalverteilter Kollektive sind in Tabelle 8.2 zusammengestellt (nach Sachs 1978).

8.2.4 Curve-Fitting-Analyse

Die Curve-Fitting-Analyse ermöglicht es, die Abhängigkeit zweier Variablen x und y durch eine Funktionsgleichung modellhaft zu beschreiben. Sie ist ein wichtiges Hilfsmittel zur Interpretation festgestellter Korrelationen.

Tabelle 8.2. Transformationen in Abhängigkeit von Art und Verteilung der Daten

Daten/Verteilung	Transformation	Transformierter Wert
Relative Häufigkeiten	Winkeltransformation (zwischen den Werten 0,3 und 0,7 ist keine Transformation notwendig)	$x^{.} = \arc \sin \sqrt{\dfrac{x}{n}}$
Häufigkeiten oder Meßwerte	Quadratwurzeltransformation	$x^{.} = \sqrt{x}$ oder $x^{.} = \sqrt{x + 0{,}4}$
Meßwerte (stetige Zahlen)	Logarithmische Transformation Werte zwischen 0 und 1 Reziproker-Wert – Transformation	$x^{.} = \log x$ $x^{.} = \log (x + 1)$ $x^{.} = 1/x$
Links-schiefe Verteilung	Logarithmische Transformation	$x^{.} = \log (x + 0{,}4)$

Rechts-schiefe Verteilung
  schwach
  stark
	Potenztransformation	$x^{.} = x^{3/2}$
		$x^{.} = x^{2}$

Tabelle 8.3. Curve-Fitting-Analyse: Verwendete Funktionen

Modell	Funktionsgleichung	Modell Tabelle 8.4
Linear	$y = a + b\,x$	A
Quadratisch	$y = a + b\,x + c\,x^2$	–
Parabolisch	$y = a\,x^b$	D
Exponentiell	$y = a\,e^{bx}$ oder $y = a\,b^x$	C
Logarithmisch	$y = a + b\,\ln(x)$	–
Hyperbolisch	$y = a + \dfrac{b}{x}$	B
„Variiert linear"	$y = \dfrac{1}{a + b\,x}$	–

Die Curve-Fitting-Analyse basiert auf mathematischen Modellen; sie dient dazu, dasjenige Modell zu finden, das den Zusammenhang zwischen x und y am besten wiedergibt. Die von uns verwendeten mathematischen Modelle sind in Tabelle 8.3 zusammengestellt; eine ausführliche Übersicht über weitere Modelle und die Methode geben Hoerl (1954) und Sachs (1978).

Die Analyse erfolgt in 4 Schritten:

Schritt 1: Transformation der x- und y-Werte entsprechend den verschiedenen Modellen. Das Modell „parabolisch" verlangt z.B. eine logarithmische Transformation beider Variablen: $x^{\cdot} = \log x$; $y^{\cdot} = \log y$.

Schritt 2: Analyse der Korrelation zwischen $x^{\cdot}$ und $y^{\cdot}$ der einzelnen Modelle mit dem Produkt-Moment-Korrelationskoeffizienten r (auch Pearson-Korrelationskoeffizient genannt). Dieser Korrelationskoeffizient ist nur dann aussagekräftig und weist nur dann auf eine Abhängigkeit hin, wenn eine lineare Beziehung zu erwarten ist. Eine lineare Abhängigkeit wiederum resultiert, wenn x und y je normalverteilt sind. Umgekehrt kann demzufolge der Produkt-Moment-Korrelationskoeffizient auch herangezogen werden, um die „Linearität" einer Beziehung zu überprüfen: Beträgt r = 1, ist die analysierte Beziehung sicher linear; eine Beziehung mit einem r = 0,824 ist „linearer" als eine solche mit einem r = 0,578.

Schritt 3: Die für die einzelnen Modelle berechneten r werden miteinander verglichen. Dasjenige Modell, für das der Produkt-Moment-Korrelationskoeffizient r am größten ist, umschreibt die Beziehung zwischen x und y am besten.

Schritt 4: Die Konstanten a und b der in Tabelle 8.3 aufgeführten Modelle können mit Hilfe der Konstanten a˙ und b˙ der geschätzten Regressionsgeraden y˙ = a˙ + b˙x˙ ermittelt werden. Die Beziehungen zwischen a˙ und a sowie zwischen b˙ und b der wichtigsten Modelle sind in Tabelle 8.4 zusammengestellt.

Beispiel: In Abb. 8.1a sind x- und y-Werte einer Messung gegeneinander aufgetragen (kartesisches Koordinatensystem). Die Frage lautet: Welche Form hat die Beziehung zwischen diesen beiden Variablen? oder: Wie sieht die Gleichung aus, mit der diese Beziehung am besten wiedergegeben werden kann? Zur Beantwortung dieser Fragen wird – wie oben erwähnt – vorgegangen: Bei Schritt 1 werden z.B. folgende Transformationen vorgenommen:

Modell A: $x˙ = x$; $y˙ = y$ (linear; s. Tabelle 8.3)
Modell B: $x˙ = 1/x$; $y˙ = y$ (hyperbolisch)
Modell C: $x˙ = x$; $y˙ = \log y$ (exponentiell)
Modell D: $x˙ = \log x$; $y˙ = \log y$ (parabolisch).

Die Resultate der Korrelationsanalyse für die einzelnen Modelle sind in Tabelle 8.5 festgehalten (Schritt 2): Der Produkt-Moment-Korrelationskoeffizient nach Pearson ist für das Modell D am größten. [Dies bedeutet, daß die Beziehung zwischen den transformierten Variablen $x˙ = \log x$ und $y˙ = \log y$ am besten mit dem Modell D angenähert werden kann und einer Geraden am nächsten kommt (Abb. 8.2)]. Die Regressionsgerade entspricht der Gleichung $y˙ = -0,975 + 1,964 x˙$. Aus den in Tabelle 8.4 zusammengestellten Beziehungen folgt für a ein Wert von 0,106

Tabelle 8.4. Curve-Fitting-Analyse: Berechnung von a und b aus a˙ und b˙ der empirisch ermittelten Regressionsgeraden

Modell	a =	b =	Modell Tabelle 8.3
Linear	a˙	b˙	A
Parabolisch	$10^{a˙}$	b˙	D
Exponentiell	$e^{a˙}$	b˙	–
oder	$10^{a˙}$	$10^{b˙}$	C
Hyperbolisch	a˙	b˙	B
„Variiert linear"	a˙	b˙	–

Tabelle 8.5. Curve-Fitting-Analyse: Werte der Korrelationskoeffizienten in Abhängigkeit der verwendeten Funktionen

Modell	Korrelationskoeffizienten	
	nach Pearson	nach Spearman
A	0,972	1,000
B	– 0,522	– 1,000
C	0,933	1,000
D	0,998	1,000

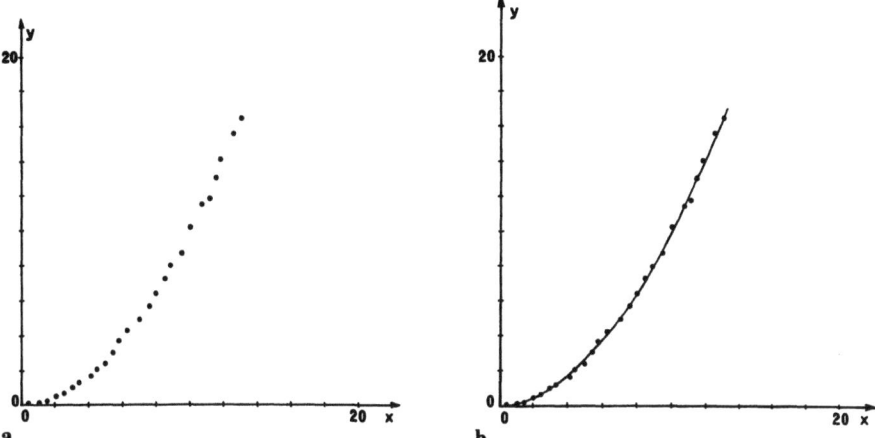

Abb. 8.1 a, b. Curve-Fitting-Analyse. **a** Darstellung der Einzelwerte. **b** Gefunde optimale Regressionskurve: $y = 0{,}106 \cdot x^{1{,}964}$ ($\sim y = 0{,}1 \cdot x^2$)

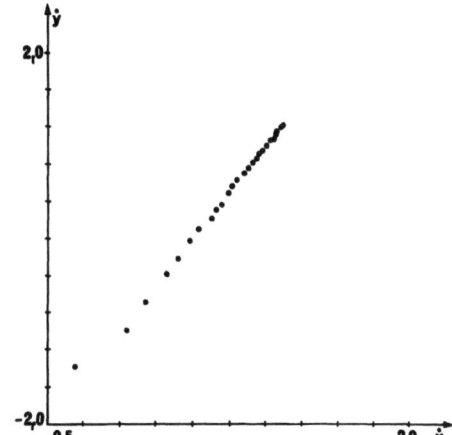

Abb. 8.2. Curve-Fitting-Analyse: Darstellung der nach Modell D (s. Tabelle 8.3) transformierten Werte ($y^{\cdot} = -0{,}975 + 1{,}964\,x^{\cdot}$)

($= 10^{-0{,}975}$) und für b ein Wert von 1,964. Die eingangs gestellten Fragen können nun beantwortet werden: 1) Die Beziehung zwischen beiden Variablen entspricht einer Parabel. 2) Die Beziehung wird am besten durch die Gleichung $y = 0{,}106 \cdot x^{1{,}964}$ oder $0{,}1 \cdot x^2$ beschrieben. Erwartungsgemäß zeigen die Rangkorrelationskoeffizienten für alle 4 Modelle den gleichen Wert. Dieser Maximalwert von 1,000 resp. $-1{,}000$ deutet auf eine äußerst enge, sichere Korrelation hin.

Die Curve-Fitting-Analyse ist für Vergleiche zwischen morphologischen und funktionellen Daten von großer Bedeutung. Sie kann aber auch zur Beurteilung der Wertigkeit verschiedener morphometrischer Verfahren herangezogen werden. So stellten wir uns die Frage, ob die von Dunnill (1962)

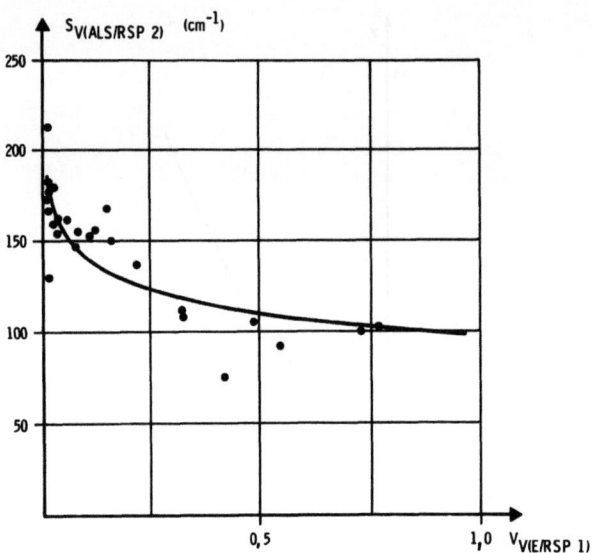

Abb. 8.3. Zusammenhang zwischen der Oberflächendichte der Alveolarsepten und dem mittels Punktzählverfahren ermittelten Emphysemgrad (s. Text)

zur Erfassung des Emphysemgrades vorgeschlagene Volumendichte der Emphysemblasen am Lungenparenchym [$V_{V(E/RSP1)}$] für den effektiven Verlust der Alveolarsepten repräsentativ genug ist. Die Bestimmung von $V_{V(E/RSP1)}$ ist – verglichen mit der Berechnung der Oberflächendichte der Alveolarsepten [$S_{V(ALS/RSP2)}$] – weniger aufwendig. Mit Hilfe der Curve-Fitting-Analyse fanden wir zwischen beiden Parametern die in Abb. 8.3 dargestellte logarithmische Beziehung. Steigt der nach Dunnill (1962) berechnete Emphysemgrad – wiedergegeben durch den Parameter $V_{V(E/RSP1)}$ – von 0,000 auf 0,100, reduziert sich die Oberflächendichte der Alveolarsepten um ca 30 % des Ausgangswertes; nimmt $V_{V(E/RSP1)}$ weiter von 0,200 auf 0,300 zu, beträgt die Abnahme von $S_{V(ALS/RSP2)}$ nur noch ca 8 % des Wertes der Oberflächendichte bei einem Emphysemgrad von 0,100. Im Bereich eines Emphysemgrades von 0,000 bis 0,200 wird der effektive Alveolarseptenverlust also stark unterschätzt. Daraus muß der Schluß gezogen werden, daß der Parameter „Volumendichte der Emphysemblasen am Lungenparenchym" im Bereich von Werten zwischen 0,000 und 0,200 für den effektiven Verlust der Alveolarsepten nicht repräsentativ genug ist.

8.2.5 Multivariate Analysen

Die biologische Abhängigkeit zwischen 2 Variablen wird oft durch zusätzliche Variablen mitbeeinflußt. Diese Variablen und das Ausmaß ihres Ein-

Tabelle 8.6. Zusammenhänge zwischen morphologischen Befunden an Nierenbiopsien und Parametern der Nierenfunktion: Resultate der Hauptkomponentenanalyse

Parameter	Hauptkomponenten			
	1	2	3	4
Nierenrindenfläche [a]			(+)	
├ Interstitium	(+)			
├ Tubuli	(−)			
└ Glomerula				
├ hyalinisiert	(+)			
└ nichthyalinisiert	(−)			
├ Halbmonde	(+)			
├ Bowman-Kapselraum	(−)			
├ Kapillaren	(−)			
└ Mesangium		(+)		
Mittlere Anschnittsfläche				(+)
Anteil der hyalinisierten Glomerula an der Gesamtglomerulazahl	(+)			
Anzahl Kernanschnitte pro Glomerulum			(+)	
mit Halbmonden		(+)		
ohne Halbmonde		(+)		
Anzahl Kernanschnitte pro Halbmond	(+)			
Alter	(+)			
Geschlecht				
Serum-Kreatinin-Konzentration	(+)			
Serum-Harnstoff-Konzentration	(+)			
Kreatininclearence	(−)			
Blutdruck	(+)			

[a] Für die in dieser „Hierarchie" geordneten Kompartimente wurden die stereologischen Parameter „Flächenanteil an der Nierenrindenfläche" und teilweise „Anzahl pro mm^2 Nierenrindenfläche" (Glomerula) berechnet

flusses sind mit Hilfe komplizierter statistischer Analysen eruierbar: Diskriminanz-, Faktoren- und Hauptkomponentenanalyse (Blackith u. Reyment 1971; Marriott 1974; Marinell 1977; Moosbruger 1978).

In den eigenen Untersuchungen verwendeten wir als multivariate Methode vorwiegend die Hauptkomponentenanalyse. Mit dieser Methode wird versucht, aus einer Vielzahl von Einflußgrößen, die auf eine Zielgröße einwirken, die „wesentlichen", voneinander unabhängigen Variablen (Einflußgrößen) zu eruieren (Ueberla 1971). Sie stellt eine spezielle Form der

Faktorenanalyse dar. Ihre praktische Bedeutung wird im folgenden Beispiel veranschaulicht.

Beispiel: Wir untersuchten 142 Nierenbiopsien mit der Fragestellung, welche Zusammenhänge zwischen 15 morphologischen und 6 klinischen Parametern bestehen (s. 6.3.2). Wir fanden, daß 4 Hauptkomponenten genügen, um ca. 80% sämtlicher statistisch erfassbarer Korrelationen zwischen den morphologischen und klinischen Variablen zu erklären. Die Zusammensetzung der einzelnen Hauptkomponenten, die mathematisch-statistisch voneinander unabhängig sind, ist aus Tabelle 8.6 ersichtlich. Die erste Komponente besteht aus den morphologischen Kompartimenten: Interstitium (Tubuli), hyalinisierte und nichthyalinisierte Glomerula (Flächenanteil und Anzahl), Halbmonde, Bowman-Kapselraum und Kapillaren der nichthyalinisierten Glomerula, dem Alter sowie den funktionellen Parametern. Es fällt auf, daß die klinischen Parameter nur als Teil der ersten Hauptkomponente in Erscheinung treten. Zwischen den morphologischen Parametern dieser Komponente und den klinischen Variablen darf demnach eine kausale Abhängigkeit postuliert werden.

Unterschiede der Biopsiegröße als mögliche Fehlerquellen (s. 6.3.2) wurden durch eine klassische Normierung der Biopsiegröße ausgeschaltet. Dies hat denn auch zur Folge, daß der Parameter „Nierenrindenfläche" keine Korrelation mit der ersten Hauptkomponente aufweist und ihr also nicht angehört.

Zwischen den Parametern „Blutdruck" und „Flächenanteil des Interstitiums an der Nierenrinde" z.B. ist eine kausale Abhängigkeit zu postulieren, da beide mit der ersten Hauptkomponente statistisch nachweisbare Korrelationen zeigen. Diese Beziehung konnte mit Hilfe der einfachen Korrelationsanalyse – wie in 6.3.2 festgehalten wurde – nicht sicher nachgewiesen werden: Eine kausale Verknüpfung beider Variablen war sehr zweifelhaft, da die Irrtumswahrscheinlichkeit des Resultates der Korrelationsanalyse eine Funktion der Biopsiegröße zu sein schien.

Ein einfacheres, weniger genaues Verfahren als die Hauptkomponentenanalyse stellt die Berechnung des partiellen Korrelationskoeffizienten dar. Bei dieser Methode wird der Zusammenhang zwischen einer Ziel- und Einflußgröße untersucht, indem der Einfluß weiterer bekannter Variabler konstantgehalten wird. Sie setzt eine angenäherte Normalverteilung der analysierten Parameter voraus. Der Korrelationskoeffizient zwischen 2 Variablen 1 und 2 beträgt unter Konstanthalten des Einflusses der Variablen 3 auf die Variable 1 und/oder 2:

$$r_{12,3} = \frac{r_{12} - r_{13} \cdot r_{23}}{\sqrt{(1 - r_{13}^2)(1 - r_{23}^2)}} \tag{8.6}$$

r_{12}: Korrelationskoeffizient zwischen den beiden Variablen 1 und 2 (nach Spearman)

r_{13}: Korrelationskoeffizient zwischen den beiden Variablen 1 und 3 (nach Spearman)

r_{23}: Korrelationskoeffizient zwischen den beiden Variablen 2 und 3 (nach Spearman).

Analoge Gleichungen existieren für die Berechnung partieller Korrelationskoeffizienten, wenn mehrere Einflußgrößen gleichzeitig in Frage kom-

Tabelle 8.7. Zusammenhänge zwischen der Volumendichte der Bronchusdrüsen bezogen auf Bronchus, Alter und Atemwiderstand: partielle Korrelationskoeffizienten. RV Residualvolumen; FEV_1 Atemwiderstand bei forcierter Exspiration; RAW Atemwiderstand bei ruhiger Atmung: $2P \leqslant 0{,}05$; $r \geqslant 0{,}282$ ($n = 50$, $v = 47$), $2P \leqslant 0{,}01$; $r \geqslant 0{,}365$ ($n = 50$, $v = 47$)

Konstantgehaltene Einflußgröße (x)	$V_{V(GL/B)} = f(x)$	$RV = f(x)$	$V_{V(GL/B)} = f(RV)$
–			0,316*
Alter	0,089	0,463*	0,388*
FEV_1 (% Soll)	– 0,401*	– 0,680*	0,065
RAW	0,283*	0,693*	0,174

men. Der ursprüngliche Freiheitsgrad ($v = n - 2$) wird jeweils um die Zahl ausgeschalteter Einflußgrößen reduziert (cf. Sachs 1978).

Beispiel: Zwischen dem Residualvolumen und dem Volumenanteil der Drüsen an zentralen Bronchien besteht eine statistisch erkennbare Korrelation ($r = 0{,}316$, $2P < 0{,}05$, Tabelle 8.7, Dalquen u. Oberholzer 1983). Die Frage lautet: Ist diese Korrelation kausal oder durch die Einflußgrößen: Alter, FEV_1 (% Soll) (Atemwiderstand bei forcierter Exspiration) oder RAW (Atemwiderstand bei ruhiger Atmung) vermittelt?
Um diese Frage zu beantworten, muß man sich Rechenschaft über die Zusammenhänge zwischen diesen Einflußgrößen, dem Residualvolumen und der Bronchialdrüsenvolumendichte geben. Die Korrelationskoeffizienten der entsprechenden Beziehungen sind Tabelle 8.7 zu entnehmen (*: statistisch erfaßbare Korrelation). Eine Korrelation zwischen RV und $V_{V(GL/B)}$ ist nicht mehr nachweisbar, wenn der Einfluß der Meßgrößen des Atemwiderstandes konstantgehalten wird. Dies besagt, daß die ursprünglich erkennbare Korrelation zwischen RV und $V_{V(GL/B)}$ ($r = 0{,}316$) durch FEV_1 und RAW vermittelt wird und deshalb nicht als kausal bezeichnet werden darf. Dieser Befund überrascht nicht, da die Korrelationskoeffizienten für den Zusammenhang zwischen RV und FEV_1 resp. RAW große Werte aufweisen und auf eine enge Abhängigkeit zwischen diesen Größen hinweisen. Das Alter scheint keinen Einfluß auf die Abhängigkeit des Residualvolumens von den morphologischen Bronchialdrüsenveränderungen zu haben.

8.2.6 Prüfung der Stärke des Zusammenhanges zweier Variablen oder Merkmale

Die Stärke des Zusammenhanges zweier Variablen wird durch das „Bestimmtheitsmaß" wiedergegeben. Das Bestimmtheitsmaß entspricht für lineare Funktionen dem Quadrat des Produkt-Moment-Korrelationskoeffizienten (r^2) (Sachs 1978). Es beschreibt den Anteil der Streuung der Wertepaare, die auf der berechneten Geraden liegen, an der Streuung aller Wertepaare.

Ist die Abhängigkeit zwischen den Variablen x und y nicht linear, gilt für das Bestimmtheitsmaß B (Sachs 1978):

$$B = 1 - \frac{\sum [y_{(x)} - \hat{y}_{(x)}]^2}{\sum [y_{(x)} - \bar{y}]^2} \tag{8.7}$$

$y_{(x)}$: Theoretisch erwarteter y-Wert für einen vorgegebenen x-Wert
$\hat{y}_{(x)}$: Empirisch gemessener y-Wert für den vorgegebenen x-Wert
$\bar{y}$: Mittelwert der y-Werte.

In der Morphometrie kann es notwendig sein, nicht nur stetige Zahlen, sondern auch Häufigkeiten von Merkmalen miteinander zu vergleichen. Die Straffheit des Zusammenhanges der geprüften Merkmalshäufigkeiten kann mit Hilfe des Kontingenzkoeffizienten (CC) beschrieben werden (Pawlik 1959):

$$CC = \sqrt{\frac{Chi^2\text{-Wert}}{n + Chi^2\text{-Wert}}} \tag{8.8}$$

Der für eine vorgegebene Kombination von Merkmalen berechnete Kontingenzkoeffizient wird mit dem größtmöglichen verglichen. Dieser „relative Kontingenzkoeffizient" beträgt maximal = 1:

$$CC_{rel} = \frac{CC}{CC_{max}} \tag{8.9}$$

Der größtmögliche Wert für den Kontingenzkoeffizienten hängt von der Anzahl Merkmalszeilen (mit r bezeichnet) ab (Pawlik 1959):

$$CC_{max} = \sqrt{1 - \frac{1}{r}} \tag{8.10}$$

Es ist Ermessenssache, ab welchen Werten für CC_{rel} von einem engen Zusammenhang der Merkmalshäufigkeiten gesprochen wird (z. B. ab 0,60 oder 0,75).

8.2.7 Sensitivität und Spezifität einer Methode

In neuerer Zeit hat die Morphometrie in die zytologische Diagnostik Eingang gefunden (Boon et al. 1981 b). Verbunden mit diesem neuen Applikationsgebiet kann die Frage nach der Sensitivität und Spezifität der Morphometrie in der zytologischen Diagnostik auftauchen.

Unter Sensitivität einer Methode wird der Anteil der durch die Methode als positiv bezeichneten Ereignisse an allen positiven Ereignissen des untersuchten Kollektivs verstanden; unter Spezifität die Anzahl der als negativ bezeichneten Ereignisse an allen negativen Ereignissen des Kollektivs.

Beispiel (Tabelle 8.8): Gefragt wird nach Sensitivität und Spezifität der Morphometrie für urinzytologische Diagnosen von Urothelkarzinomen der Harnblase. Untersucht wurden 120 Patienten ohne und 70 mit verifizierten Urothelkarzinomen der Harnblase. Die Resultate der morphometrischen Analysen bestätigten bei 96 der 120 Patienten ohne Karzinom und bei 65 der 70 Patienten mit Karzinom die Diagnose. Die Sensitivität der Morphometrie für die Karzinomdiagnostik in der Urinzytologie würde in diesem Beispiel 0,93 (65/70), die Spezifität 0,80 (96/120) betragen.

Tabelle 8.8. Ausgangswerte für das oben angeführte Beispiel

| | | Verifizierte Diagnose | |
		Kein Karzinom	Karzinom
Morphometrie	Kein Karzinom	96	65
	Karzinom	24	5
		120	70

8.2.8 Vergleich zweier Variationskoeffizienten (nach Sachs 1978)

Morphologische Veränderungen brauchen sich nicht zwingend in den üblichen Lokalisationsmaßen (Mittelwert, Median) niederzuschlagen. Sie können auch durch Veränderungen der Streuung (Variationskoeffizienten) bei gleichbleibenden Mittel- oder Medianwerten zum Ausdruck kommen. Das von uns am häufigsten verwendete Dispersionsmaß ist der relative Variationskoeffizient. Für die Variationskoeffizienten läßt sich ein mittlerer Vertrauensbereich angeben:

$$\gamma_{o,u} = \frac{V}{1 \pm z \sqrt{\dfrac{1 + 2V^2}{2(n-1)}}} \qquad (8.11)$$

γ_o: Obere Vertrauensschranke
γ_u: Untere Vertrauensschranke
V: Absoluter oder relativer Variationskoeffizient
n: Anzahl Messungen
z: Standardnormalvariable (in Abhängigkeit der statistischen Sicherheit).

Zusätzlich können die Variationskoeffizienten auf Gleichheit oder Verschiedenheit hin geprüft werden, sofern beide Stichproben genügend groß sind (n_1 und $n_2 \geqslant 30$):

$$z = \frac{|V_1 - V_2|}{\sqrt{\dfrac{V_1^2}{2 \cdot n_1} + \dfrac{V_2^2}{2 \cdot n_2}}} \qquad (8.12)$$

V_1: Variationskoeffizient der Stichprobe 1
V_2: Variationskoeffizient der Stichprobe 2
n_1: Anzahl Messungen der Stichprobe 1
n_2: Anzahl Messungen der Stichprobe 2.

8.3 Schlußfolgerungen

Zu einer vollständigen morphometrischen Untersuchung gehört eine exakte statistische Auswertung. In Kap. 8 wurden einige weniger bekannte Werkzeuge herausgegriffen und besprochen.

Trotz aller methodischen Sorgfalt bleibt für jeden Befund eine Irrtumswahrscheinlichkeit übrig; eine vollständige Sicherheit kann nie erreicht werden. Die Irrtumswahrscheinlichkeit läßt sich allerdings zusätzlich reduzieren, wenn die richtigen und spezifischen Tests verwendet werden.

Die Wahl der geeigneten statistischen Prüfverfahren hängt von 2 Bedingungen ab:

1) Sie setzt fundierte Kenntnisse über den Aufbau, die Eigenheiten und Randbedingungen der Tests voraus. So ist ein Mittelwertvergleich relativer Häufigkeiten – wie sie z. B. Volumendichten darstellen – mit dem parametrischen Student-t-Test streng genommen nur nach einer Arc-sin-Transformation der Ausgangswerte erlaubt. Nichtparametrische Verfahren sind wohl weniger stark als parametrische, erfordern jedoch keine Kenntnisse über die Art der Verteilung. Aus diesem Grunde und weil sie zusätzlich bei kleinen Stichproben ($n < 20$) parametrischen Tests vorzuziehen sind, empfehlen wir, in morphometrischen Untersuchungen nur nichtparametrische Prüfverfahren zu verwenden. Der dazu erforderliche rechnerische Aufwand ist in Anbetracht der zur Verfügung stehenden Hilfsmittel (Taschenrechner, Microcomputer) kein limitierender Faktor mehr.

2) Die Wahl des geeigneten Testverfahrens steht in engem Zusammenhang mit der biologischen Fragestellung. So ist es sehr wichtig, zwischen gepaarten und nichtgepaarten Daten zu unterscheiden. Wenn diese Trennung nicht gemacht und sie bei der Wahl des Prüfverfahrens nicht berücksichtigt wird, kann es zu schwerwiegenden Fehlern kommen.

Beispiel: In Abb. 8.4 ist die 17-β-Oestradiol-Plasmakonzentration von 4 Probanden vor und nach Behandlung mit einem Medikament aufgetragen. Die beiden Mittel-

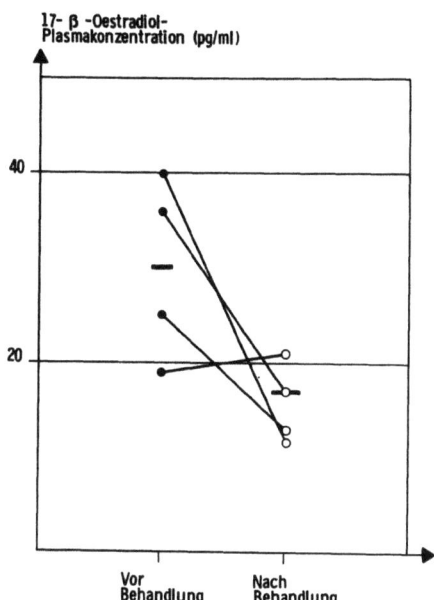

17- β -Oestradiol-
Plasmakonzentration (pg/ml)

Abb. 8.4. Beispiel zur Wahl des geeigneten statistischen Testverfahrens (s. Text)

Vor Behandlung   Nach Behandlung

werte sind mit einem Querbalken markiert. Mit dem Mann-Whitney- oder Mediantest (für nichtgepaarte Stichproben) geprüft, muß eine deutliche Reduktion der 17-β-Oestradiol-Plasmakonzentration nach Therapie postuliert werden ($2P < 0,01$). Wird dagegen richtigerweise der Wilcoxon-Test für Paardifferenzen verwendet, kann der fälschlicherweise vermutete Unterschied nicht bestätigt werden, da die Aussage: „Die Therapie führt zu einer Abnahme der 17-β-Oestradiol-Plasmakonzentration" mit einer zu großen Irrtumswahrscheinlichkeit behaftet ist.

Bei Anwendung statistischer Verfahren muß man stets berücksichtigen, daß diese nur eine Antwort auf die Frage zu geben vermögen, in welchem Ausmaß oder mit welcher Wahrscheinlichkeit die an einer Stichprobe gemachten empirischen Beobachtungen (Unterschiede, Zusammenhänge) verallgemeinert werden dürfen. Bevor Beziehungen als miteinander kausal verknüpft betrachtet werden, müssen methodische Gründe oder eine zufällige Koinzidenz als Ursache der erkennbaren Zusammenhänge ausgeschlossen werden. Diese Bedingung schließt die Notwendigkeit mit ein, sämtliche Resultate – „signifikante" und „nichtsignifikante" – kritisch zu überprüfen und sorgfältig zu interpretieren.

9 Allgemeine Wertung morphometrischer Analysen in der klinischen Pathologie

Die Morphometrie hat unbestrittenermaßen in der klinischen Pathologie nicht nur eine Berechtigung, sondern ihre eigene Bedeutung. Bedeutung kommt ihr zu in den Bereichen 1) Qualitätskontrolle diagnostischer Kriterien, 2) Untersuchung pathogenetischer Zusammenhänge durch Vergleiche zwischen Morphologie und Funktion und 3) – in sehr beschränktem Ausmaß – Diagnostik.

Dem ersten Bereich der *Qualitätskontrolle diagnostischer Kriterien* sind die eigenen Untersuchungen über die diagnostische Aussagekraft der einzelnen Gewebekompartimente in Bronchusbiopsien (unpubliziert), über die Treffsicherheit der verschiedenen Methoden, die zur Bestimmung des Emphysemgrades eingesetzt werden (unpubliziert), und über den Reid-Index[G] (Reid 1960; Oberholzer et al. 1978) (Abb. 1 Glossar) zuzuordnen. In dieser Studie konnten wir empirisch beobachten, daß der Reid-Index ein zu wenig zuverlässiges diagnostisches Kriterium ist, indem wir den Reid-Index und den stereologischen Parameter „Volumenanteil der Bronchialdrüsen an der Bronchuswand ohne Knorpel" mit dem Funktionsparameter Sekundenkapazität (Atemwiderstand bei forzierter Exspiration) verglichen. Die Resultate sind aus Tabelle 9.1 ersichtlich. Wir schlossen aus diesen Befunden auf einen ungenügenden Informationsgehalt des Reid-Index. Dieses Faktum konnten wir auch theoretisch – wie folgt – erklären und begründen: Um Bronchusdrüsenveränderungen mit Hilfe des Reid-Index repräsentativ zu erfassen, wäre es notwendig, für alle Drüsenacini das Längenverhältnis A/B (s. Abb. G.1)

Tabelle 9.1. Zusammenhänge zwischen Reid-Index, Volumendichte der Bronchusdrüsen bezogen auf Bronchuswandgewebe ohne Knorpel und Atemwiderstand bei forcierter Exspiration. R_{Sp} Rangkorrelationskoeffizient nach Spearman; FEV_1 Atemwiderstand bei forcierter Exspiration; VC Vitalkapazität; GL Bronchialdrüsen; BST Bronchuswandgewebe ohne Knorpel; R Reid-Index

Funktion	R_{Sp}	n	
FEV_1 (in % VC) $= f[V_{V(GL/BST)}]$	$-0,3962$	34	$p < 0,03$
FEV_1 (in % Soll) $= f[V_{V(GL/BST)}]$	$-0,4625$	34	$p < 0,001$
FEV_1 (in % VC) $= f(R)$	$-0,2426$	34	n.s.
FEV_1 (in % Soll) $= f(R)$	$-0,2710$	34	n.s.

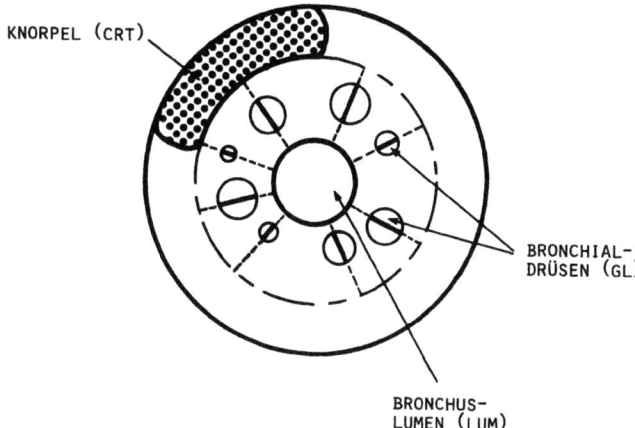

Abb. 9.1. Analyse des Reid-Index: Verhältnis zwischen Durchmessern der Drüsenläppchen und Breite der Bronchuswand ohne Knorpel (s. Text)

zu berechnen und die Resultate zu mitteln. Die Stereologie trägt dieser Bedingung Rechnung. Denn bei dieser Methode wird für jeden Acinus theoretisch ein dem Reid-Index analoges Längenverhältnis berechnet (Rosiwal 1898; Glagoleff 1933) (Abb. 9.1). Die pro Bronchusquerschnitt ermittelte Volumendichte der Bronchusdrüsen entspricht somit einem mittleren Reid-Index $\bar{R}$:

$$\bar{R} = \frac{\sum\limits_{i=1}^{N} \dfrac{L_{(GL)i}}{L_{(BST)i}}}{N} = V_{V(GL/BST)} \qquad (9.1)$$

N: Anzahl der Drüsenacinusanschnitte pro Bronchusquerschnitt
i: i-ter Drüsenacinusquerschnitt
GL: Drüsenacini
BST: Brochuswand ohne Knorpel.

Zwischen dem Reid-Index R und $V_{V(GL/BST)}$ postulierten wir – wiederum basierend auf den Axiomen von Rosiwal (1898) und Glagoleff (1933) – die in Gl. (9.2) festgehaltene Abhängigkeit:

$$R = \frac{V_{V(GL/BST)}}{V_{V(GL/BST)} + V_{V(CT/BST)}} \qquad (9.2)$$

CT: Bindegewebe

und fanden empirisch zwischen R und $V_{V(GL/BST)}$ folgende Beziehung:

$$R = 0{,}820 \, \frac{V_{V(GL/BST)}}{V_{V(GL/BST)} + 0{,}118} \qquad (9.3)$$

Tabelle 9.2. Stereologische Parameter für quantitative Analysen an Knochengewebe

Parameter	Dim	Strukturelemente	Bezugsvolumen	Abkürzungen
Statik				
Volumendichte	–	Spongiosabalken (mineralisierter Knochen)	Knochengewebe	$V_{V(SPO/BONE)}$
Oberflächendichte	mm^{-1}	Spongiosabalken (mineralisierter Knochen)	Knochengewebe	$S_{V(SPO/BONE)}$
Knochenanbau				
Volumendichte	–	Osteoidsäume	Knochengewebe	$V_{V(OS/BONE)}$
Oberflächendichte	mm^{-1}	Osteoidsäume	Knochengewebe	$S_{V(OS/BONE)}$
Volumen/ Oberflächen- Verhältnis	mm	Osteoidsäume	–	$V/S_{(OS)}$
Relative Osteoid- oberfläche	–	Osteoidsäume	Spongiosa	$S_{(OS)}/S_{(SPO)}$
Knochenanbau				
Relative Grenz- fläche der Howship-Lakunen	–	Howship- Lakunen mit Osteoklasten	Spongiosa	$S_{(HO)}/S_{(SPO)}$

Die Abhängigkeit zwischen den beiden Parametern ist – entgegen der von Takizawa u. Thurlbeck (1971) vertretenen Meinung – nicht linear, was sowohl theoretisch als auch empirisch bestätigt werden konnte. Dieser Befund bedeutet, daß die beiden Meßgrößen nicht gleichwertig sind. Eine genaue Analyse der in Gl. (9.3) festgehaltenen Funktion besagt, daß in einem Bereich, in dem der Volumenanteil der Drüsenacini größer geworden ist, weitere Bronchialdrüsenveränderungen mit dem Reid-Index nicht mehr genügend

Tabelle 9.3. Vergleiche zwischen stereologischen Knochenparametern an verschiedenen Stellen des Skelettsystems (2 P < tabellierte Werte). *n.s.* Nicht signifikant

	Wirbel			Rippen	
	$V_{V(SPO/BONE)}$	$S_{V(OS/BONE)}$	$S_{(HO)}/S_{(SPO)}$	$V_{V(SPO/BONE)}$	$S_{V(OS/BONE)}$
Becken	n.s.	< 0,10	< 0,001	n.s.	< 0,05
Wirbel	–	–	–	n.s.	< 0,01
Rippen	–	–	–	–	–

sicher erfaßt werden können. Diese geringere Qualität des Reid-Index – verglichen mit $V_{V(GL/BST)}$ – war zu erwarten, da der Reid-Index auf einer Einzelmessung beruht.

Gegenwärtig sind wir daran, die Repräsentativität morphologischer Veränderungen des Knochengewebes am Beckenkamm für Veränderungen am ganzen Skelett zu analysieren, da Beckenkammbiopsien zur Diagnose generalisierter Skeletterkrankungen eingesetzt werden. Wir verglichen dazu Biopsien aus Beckenkamm, Wirbelkörper, Rippen und Femur von 25 verstorbenen Patienten, die an einer manifesten, morphologisch bestätigten renalen Osteopathie litten. Ursache der renalen Osteopathie waren: chronische interstitielle Nephritis bei Analgetikaabusus (14 Patienten), chronische Pyelonephritis (8 Patienten), chronische Glomerulonephritis (2 Patienten) und Arteriolonekrose (1 Patient). Das Kollektiv umfaßte 18 Frauen und 7 Männer; das Durchschnittsalter betrug 62 Jahre. Als Morphometriemodell verwendeten wir die von Schenk et al. (1969) publizierte Methode mit einem „Wellenraster" von Merz (1967), der 36 Testpunkte aufwies. Die stereologischen Parameter, die wir benützten, sind in Tabelle 9.2 zusammengestellt. Die bis jetzt vorliegenden Resultate ergeben folgendes Bild:

1) Knochenveränderungen am Beckenkamm, die sich hauptsächlich in den „statischen" Parametern niederschlagen, sind bei der renalen Osteopathie nicht repräsentativ für Veränderungen an Wirbelkörper, Rippen und Femur. Diese These darf formuliert werden, weil zwischen den an den erwähnten Stellen des Skelettsystems ermittelten Werten der statischen Parameter [$V_{V(SPO/BONE)}$] keine Beziehung nachweisbar war (Tabelle 9.3).
2) Knochenveränderungen am Beckenkamm, die sich auf „dynamische" Parameter auswirken, dürfen – mindestens bei der renalen Osteopathie – als repräsentativ für Veränderungen des Skelettsystems betrachtet werden. Diese These stützt sich auf die festgestellten, auch statistisch erkennbaren Korrelationen der an den erwähnten Stellen gemessenen Parameter ab [Tabelle 9.3; $S_{V(OS/BONE)}$ und $S_{(HO)}/S_{(SPO)}$: Angegeben sind die 2seitigen Irrtumswahrscheinlichkeiten]. Die Curve-Fitting-Analyse zeigte, daß die Abhängigkeiten linear waren.

Tabelle 9.3 (Fortsetzung)

Rippen	Femur		
$S_{(HO)}/S_{(SPO)}$	$V_{V(SPO/BONE)}$	$S_{V(OS/BONE)}$	$S_{(HO)}/S_{(SPO)}$
< 0,01	n.s.	< 0,10	< 0,001
< 0,001	n.s.	< 0,10	< 0,001
–	n.s.	< 0,05	< 0,01

Krempien et al. (1978) kamen zu ähnlichen, jedoch weniger deutlichen Ergebnissen. Die Unterschiede sind darauf zurückzuführen, daß sie nur die Mittelwerte der Kollektive verglichen und keine Korrelations- und Regressionsanalysen durchführten.

Ein ebenso großes Gewicht wie im Bereich „Qualitätskontrolle diagnostischer Kriterien" hat die Morphometrie im *Bereich „Untersuchung pathogenetischer Zusammenhänge durch Vergleiche zwischen Morphologie und Funktion"*. Unseres Erachtens werden solche Untersuchungen – ergänzt durch morphologische Charakterisierungen von Krankheitsbildern wie z.B. die Non-A, Non-B-Hepatitis (Shimizu et al. 1979) – Haupteinsatzgebiet der Morphometrie in der klinischen Pathologie bleiben.

Im dritten Bereich – dem *Bereich „Diagnostik"* – konnte die Morphometrie bislang noch nicht Fuß fassen. Dies ist vor allem darauf zurückzuführen, daß die Methode nach wie vor – auch trotz der zunehmenden Automatisierung – einen relativ großen Arbeits- und Zeitaufwand erfordert. Ansätze zu einer direkten Anwendung der Verfahren in der pathologisch-anatomischen oder auch funktionellen Diagnostik markieren die in Kap. 2 erwähnten Arbeiten von Schmassmann et al. (1979), Baak et al. (1981a, b) und Boon et al. (1981a, b). Uns fehlen eigene Erfahrungen. Auch wenn ein direkter Einsatz der Morphometrie in der Diagnostik sich – entgegen verschiedener Wunschvorstellungen – nicht häufig verwirklichen läßt, wird die Methode dennoch indirekt über die zunehmende Möglichkeit, die Qualität diagnostischer Parameter zu objektivieren, an Bedeutung für die pathologisch-anatomische Diagnostik gewinnen (s. dazu Collan u. Romppanen 1982).

Während der intensiven Auseinandersetzung mit der Morphometrie, wie sie diese Arbeit zum Ziele hatte, kristallisierten sich einige Schwerpunkte heraus, die ich zusammenfassend in den folgenden Thesen wiedergeben möchte:

1) Morphometrie, die größtenteils auf stereologischen Axiomen beruht, ist eine dynamische Methode, die sich innerhalb vorgegebener Schranken einer klar formulierten biologischen Fragestellung anpassen läßt.

2) Diese Schranken werden bestimmt durch das zur Verfügung stehende Untersuchungsmaterial und die benützbare Infrastruktur.

3) Die Methode setzt ein gewisses mathematisches Verständnis voraus, das teilweise für die Beurteilung der Parameterqualität und der Stichprobengröße, teilweise zur Interpretation festgestellter mathematisch formulierbarer Zusammenhänge benötigt wird.

4) Die Entwicklung jeder Methode wächst an der praktischen Auseinandersetzung mit ihr. Es wäre auch der Morphometrie abträglich, wenn von den einzelnen Arbeitsteams keine individuellen Akzente gesetzt und methodi-

sche Eigenheiten gepflegt würden. Dennoch sollte auf eine möglichst große Standardisierung, vor allem der Terminologie und der für die Gegenüberstellung von Daten wichtigen Angaben – wie z.B. Stichprobengröße, Vergrößerung, Schnittdicke, Testraster – geachtet werden.

5) Der Systemfehler morphometrischer Untersuchungen wird wohl mehr oder weniger klein gehalten, aber wahrscheinlich nie vollständig eliminiert werden können. Aus diesem Grund ist es – ebenfalls in der Absicht einer möglichst großen Vergleichbarkeit der Daten – unerläßlich, das Ausmaß des Systemfehlers durch eine sorgfältige Analyse der möglichen Artefakte abzuschätzen.

Die Morphometrie ist eine dynamische Methode: dynamisch, weil sie sich an die verschiedensten Fragestellungen anpassen läßt; dynamisch aber auch, weil sie durch immer wieder erforderliche methodische „Kompromisse" zwischen theoretischen Bedingungen und praktischen Grenzen beeinflußt werden kann. Dieser dynamische Charakter der Morphometrie kommt einer ständigen Herausforderung zu einer intensiven kritischen Auseinandersetzung mit ihr gleich. Eine solche direkte Beschäftigung mit dem Werkzeug muß sich indirekt in irgendeiner Art und Weise auch auf das Objekt, das bearbeitet wird, auswirken. Dieses Objekt ist in erster Linie ein konkretes Problem in einem konkreten biologischen Zusammenhang, aber dann auch – gleichsam in der Verlängerung – die grundsätzliche Frage nach der Objektivität unserer Erkenntnis (Popper 1974). Und diese Fragen reichen mitten ins Zentrum des Spannungsfeldes zwischen Theorie und Praxis, zwischen der „Interpretatio Naturae" und „Anticipatio Mentis" Bacons (1620). Popper (1974) hat aufgezeigt, wie und auf welcher Basis derjenige, der von der Wissenschaft angetan ist, sich in diesem Feld bewegen soll:

„Wir können unsere·Theorien nicht rechtfertigen, aber wir können sie rational kritisieren und diejenigen vorläufig annehmen, die unserer Kritik am besten standzuhalten scheinen und die die größte Erklärungskraft haben. –
Der Gang der Wissenschaft besteht im Probieren, Irrtum und Weiterprobieren. –
Die Enttäuschung von Erwartungen, mit denen wir an die Wirklichkeit herantreten, ist ein sehr bedeutsames Moment. Sie gleicht der Erfahrung eines Blinden, der gegen ein Hindernis läuft und dadurch von dessen Existenz erfährt. Durch die Falsifikation unserer Annahmen bekommen wir tatsächlich Kontakt mit der ‚Wirklichkeit'. Die Widerlegung unserer Irrtümer ist die ‚positive' Erfahrung, die wir aus der Wirklichkeit gewinnen".

Anhang: Glossar (Begriffserklärungen)

Axiom: Als Axiom wird eine Gesetzesmäßigkeit oder eine Aussage bezeichnet, aus der andere Gesetze oder Aussagen ableitbar sind, die aber selber nicht in der gleichen Theorie oder Beweisführung zu beweisen und zu begründen sind.

Check-Valve-Phänomen: Atypischer Verlauf der Exspirationskurve [Vitalkapizität (VC) (ml) = f (Zeit)] bei forzierter Exspiration: Nach einer Phase kontinuierlicher Abnahme des Luftflusses kommt es zu einer plötzlichen, massiven Verminderung des Luftflusses (Dalquen et al. 1978). Ursache des Check-Valve-Phänomens ist eine präalveolär gelegene Stenose der peripheren Luftwege: Die unter einem Überdruck stehenden Alveolen komprimieren bei forzierter Exspiration die Bronchiolen proximal der Stenose (im Bereich des niedrigen intrabronchiolären Druckes).

Curve-Fitting-Analyse: Mathematisches Verfahren, mit dem diejenige Funktionsgleichung y = f (x) evaluiert wird, welche die Beziehung zwischen der abhängigen Variablen y und der unabhängigen x mathematisch am besten beschreibt.

Dispersionsmaße: Dispersionsmaße sind: Varianz (SD^2), Standardabweichung (SD), Standardfehler (SE), Spannweite (Differenz zwischen größtem und kleinstem Wert) (R) und Interdezilbereich [G] (ID).

Effizienz eines nichtparametrischen statistischen Tests: Verhältnis zwischen der Größe der Stichprobe, um mit dem entsprechenden parametrischen Test eine vorgegebene Stufe der Sicherheit zu erreichen, und der Größe der Stichprobe, um mit dem analogen nichtparametrischen Test auf die gleiche Stufe der Sicherheit zu gelangen (Pitman 1949).

Fc-Fragment: Region der leichten und schweren Ketten der IgG-Moleküle, die konstant (c für „constant") ist.

Freiheitsgrad: Die Anzahl Freiheitsgrade (v) ist definiert durch die Anzahl „frei" verfügbarer Beobachtungen. Diese hängt ab vom Stichprobenumfang (n) und von der Anzahl der aus der Stichprobe geschätzten Parameter (a) (Sachs 1978).

$$v = n - a \qquad (G.1)$$

HBsAg: Teil des Hepatitis-B-Virus. Als infektiöses Vollagens wird der Dane-Partikel betrachtet (Dane et al. 1970; Kaplan et al. 1973). Die Dane-Partikel sind aus 2 Elementen aufgebaut (Purcell 1978): aus einem Kern (Core) mit dem antigenen Eigenschaften HBc und einer äußeren Hülle (Surface) mit den antigenen Eigenschaften HBs. Diese äußere Hülle enspricht dem Australiaantigen (Blumberg et al. 1965) und besteht hauptsächlich aus Lipoproteinen, die im endoplasmatischen Retikulum infizierter Leberzellen synthetisiert und auch gespeichert werden (Blumberg et al. 1979).

Interdezilbereich: Der Interdezilbereich x einer Stichprobe ist jener Bereich, der übrigbleibt, wenn $x/2\%$ der kleinsten und $x/2\%$ der größten Werte der Stichprobe eliminiert werden.

Kaliberdurchmesser (mittlerer): Der mittlere Kaliberdurchmesser ist definiert als mittlere Distanz zwischen parallelen Ebenen, die die Partikeloberfläche tangential berühren (sog. Ferets-Durchmesser; Feret 1931). Davon zu unterscheiden ist der mittlere tangentiale Durchmesser ($\bar{D}$), der der mittleren Distanz zwischen beliebigen (nichtparallelen) Ebenen, die die partikeloberfläche tangential berühren, gleichgesetzt wird.

Klassische Normierung: Normierungsverfahren, bei dem die Differenz zwischen den einzelnen Meß-

werten (x_i) und des Kollektivmittelwertes ($\bar{x}$) gebildet und diese anschließend durch die Standardabweichung (SD) dividiert wird:

$$x_{i(norm)} = \frac{x_i - \bar{x}}{SD} \qquad (G.2)$$

Korrelationsanalyse (einfache): Statistisches Verfahren zur Beantwortung der Frage, ob zwischen 2 Variablen x und y eine Beziehung besteht.

Lokalisationsmaße: Für das Kollektiv repräsentative Werte: Mittelwert, Median oder Zentralwert und Modus (Wert der Klasse des Histogrammes mit der größten Häufigkeit).

Orientierung der Strukturanschnitte (auf die Testlinien bezogen): Lage der Hauptachsen oder -richtung der Anschnitte der Strukturelemente[G] in Bezug auf die Richtung der Testlinien eines quadratischen oder Mehrzweck-Rasters. Die testlinienbezogene Orientierung der Strukturelemente wird mit dem Winkel α bezeichnet.

Partikel: Strukturelemente[G], die als „Individuen" einzeln identifiziert und mit definierten geometrischen Körpern verglichen werden können (z.B. Zellen, Kerne, Mitochondrien).

Poisson-Verteilung: Verteilung einer durchschnittlichen Anzahl Ereignisse, die in großem Ausmaß möglich sind, aber mit einer eher geringen Wahrscheinlichkeit auftreten. Sie beschreibt isolierte, zufällige und voneinander unabhängige Ereignisse in einem Kontinuum (Zeit-, Längen-, Flächen- oder Raumeinheit). Verteilungen von Ereignissen, die voneinander abhängig sind (z. B. Anzahl Anschnitte inhomogen verteilter Partikel pro Flächeneinheit), weisen Abweichungen von der Poisson-Verteilung auf. Die Poisson-Verteilung ist nach dem französischen Mathematiker Poisson (1781 bis 1840), der sie mathematisch formulierte, benannt.

Regressionsanalyse: Statistisches Verfahren zur Beantwortung der Frage, welche Form eine festgestellte Abhängigkeit zwischen 2 Variablen x und y aufweist (linear, logarithmisch etc.). Liegen mehrere Variablen als Einflußgrößen vor, muß eine multiple Regressionsanalyse verwendet werden.

Reid-Index (Reid 1960): Quotient zwischen maximalem Bonchialdrüsenläppchen-Durchmesser im Bereich der Knorpelspange und der Distanz: lumenwärts gelegenes Perichondrium – Basalmembran der Bronchialschleimhaut (Abb. G. 1). Werte für R, die größer als 0,4 sind, weisen auf eine chronische Bronchitis hin.

Relativer Fehler des Mittelwertes: Fehler in % des Mittelwertes (m̄)

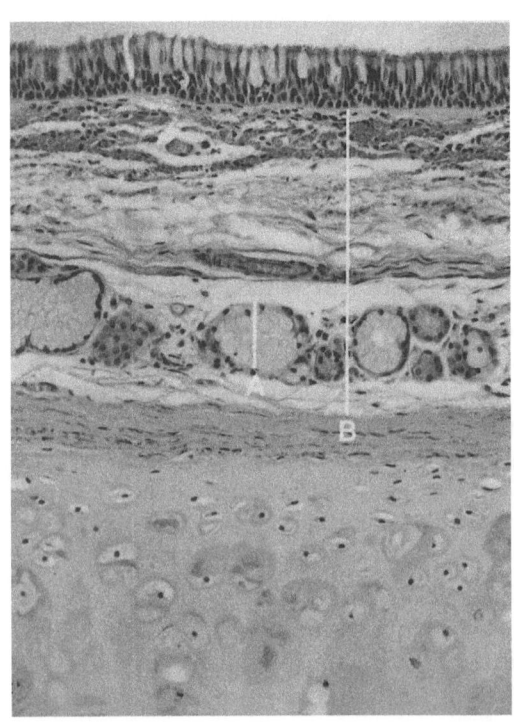

Abb. G. 1 a. Reid-Index: R = 0,217 (Alcian-Blau-PAS, Vergr. 180:1).

(Beispiel: E = ± 10% = ± 0,1 m̄).
E wird oft durch den relativen Variationskoeffizienten ersetzt.

Relativer Standardfehler (RSE): Auf den Mittelwert (m̄) bezogener Standardfehler (SD):

$$RSE = \frac{SE}{\bar{m}} \cdot 100 \, (\%) \qquad (G.3)$$

Residualvolumen (RV): Luftvolumen, das nach maximaler Ausatmung noch in den Lungen verbleibt.

Sensitivität immunzytochemischer Reaktionen: Parameter zur Beurteilung der Qualität immunzytochemischer Darstellungsmethoden bei nachgewiesener Spezifität der Reaktion zwischen Antiserum und Antigen. Die Sensitivität ist direkt proportional zur Verdünnung des primären Antiserums, das gerade noch eine einwandfreie Darstellung des entsprechenden Antigens erlaubt.

Standardnormalvariable (z): Zahl, die indirekt die Wahrscheinlichkeit angibt, mit der ein Wert eines standardisiert normalverteilten Kollektivs, der größer als z ist, vorkommt. Für eine Wahrscheinlichkeit von 5% (1seitig) beträgt z = 1,645; 95% aller Werte liegen zwischen (− 1,645) und + 1,645, 5% außerhalb.

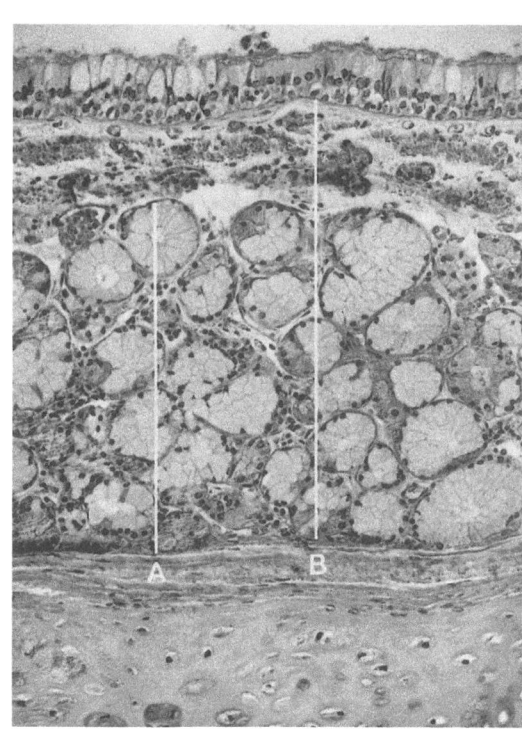

Abb. G.1b. Reid-Index:
R = 0,797 (Alcain-Blau-PAS,
Vergr. 180:1)

Statistische Sicherheit (s) (in %): Differenz zwischen 100 (resp. 1) und der Irrtumswahrscheinlichkeit P (in %), die für eine bestimmte Aussage gilt:

$$s\,(\%) = 100 - P\,(\%) \qquad (G.4)$$

Zwischen s und der Standardnormalvariablen z besteht ein Zusammenhang: Eine Sicherheit von 95% entspricht einem z-Wert von ± 1,645. Wenn Meßwerte eines Vergleichskollektivs gegenüber einem Kontrollkollektiv größer, kleiner oder unverändert sein können, ist die Gesamtirrtumswahrscheinlichkeit „aufzuteilen", nämlich auf die Möglichkeit, daß die Meßwerte kleiner oder größer sind. Man spricht unter solchen Umständen von einer „2seitigen" statistischen Sicherheit.

Stetige Zahlen oder Variablen: Werte, die direkt aus einer Messung resultieren und – innerhalb eines gewissen Intervalls – sämtliche möglichen Zahlen annehmen können (Beispiele: Körpergewicht, Alter).

Strukturelemente: Kompartimente und Partikel[G]. Kompartimente sind Strukturelmente, die als „Räume" oder „Areale" in Erscheinung treten (z.B. endoplasmatisches Retikulum).

Testrasterdichte (TRD): Quadratwurzel aus dem Verhältnis zwischen dem „Flächenwert" der Testpunkte eines Rasters (= $d^2 \cdot$

K_2) und der Rasterfläche [$A_{(T)}$]:

$$TRD = \sqrt{\frac{d^2 \cdot K_2}{A_{(T)}}} \qquad (G.5)$$

Tight junction: Interzelluläre Verbindung mit vorwiegend physiologischer und nur geringgradiger morphologischer Bedeutung. Tight junctions bilden eine undurchlässige Barriere und kommen an Stellen vor, wo 2 physiologische Räume voneinander abgetrennt werden müssen (Taussig 1979). Sie bestehen aus Membranproteinen und wurden erstmals von Farquhar u. Palade (1963) beschrieben.

Totale Lungenkapazität (TLC): Summe aus Residualvolumen[G] und Vitalkapazität. Als *Vitalkapazität* wird dasjenige Luftvolumen bezeichnet, das nach maximaler Ausatmung durch maximale Einatmung in die Lunge eingesogen werden kann.

Varianz (SD²): Quadrat der Standardabweichung (Dispersionsmaß[G]).

Variationskoeffizient (Var): Quotient zwischen Standardabweichung (SD) und Mittelwert ($\bar{m}$):

$$Var = \frac{SD}{\bar{m}} \qquad (G.6)$$

Der *relative Variationskoeffizient* (Var (%) oder Var_{rel}) ist auf die Stichprobengröße (n) bezogen (standardisiert):

$$Var\,(\%) = \frac{SD}{\bar{m}\sqrt{n-1}} \cdot 100\,(\%)$$
$$(G.7)$$

Vertrauensschranken: Werte einer Verteilung, jenseits derer weitere Werte mit der entsprechenden Wahrscheinlichkeit zu erwarten sind. Die zu 1 komplimentäre Wahrscheinlichkeit gilt für das Auftreten von Werten innerhalb der Schranken. Beispiel: Schranken für den 90%-Vertrauensbereich stellen diejenigen Grenzen dar, jenseits derer noch 10% der Werte liegen können. 90% der Werte liegen innerhalb der Schranken.

Vitalkapazität (VC): s. Totale Lungenkapazität [G].

Literatur

Abercrombie M (1946) Estimation of nuclear population from microtome sections. Anat Rec 94:239

Aherne W (1967) Methods of counting discrete tissue components in microscopical sections. J Roy Microsc Soc 87:493

Amsler B, Mihatsch MJ (1977) Spezialfärbungen an Epon-Semidünn-Schnitten für die Lichtmikroskopie. Schweiz Z Med Techn Lab Pers 4:424

Anton HJ, Thelen R (1979) Die Darstellung von Kernvolumen, DNS-Gehalte und Kernform an Gewebeschnitten. Microsc Acta 3 (Suppl): 161

Arnold W, Von Mayersbach H (1972) Changes in solubility of immunoglobulins after fluorescent technics. J Histochem Cytochem 20:975

Askenazi SS, Perlman M (1979) Pulmonary hypoplasia: Lung weight and radial alveolar count as criteria of diagnosis. Arch Dis Child 54:614

Baak, JPA, Kurver PHJ, Diegenbach PC, Delemarre JFM, Brekelmans ECM, Nieuwlaat JE (1981 a) Discrimination of hyperplasia and carcinoma of endometrium by quantitative microscopy – a feasibility study. Histopathology 5:61

Baak JPA, Agrafojo Blanco A, Kurver PHJ, Langley FA, Boon ME, Lindeman J, Overdiep SH, Nieuwlaat A, Brekelmans E (1981 b) Quantitation of borderline and malignant mucinous ovarian tumors. Histopathology 5:353

Bach G (1967) Kugelgrößenverteilung und Verteilung der Schnittkreise; ihre wechselseitigen Beziehungen und Verfahren zur Bestimmung der einen aus der andern. In: Weibel ER, Elias H (eds) Quantitative methods in morphology. Springer, Berlin Heidelberg New York, p 23

Bacon F (1858) Pars secunda operis quae dicitur NOVUM ORGANUM, sive indicia vera de interpretatione naturae: Praefatio. In: Spedding J, Ellis RL, Heath DD (eds) The works of Francis Bacon, Vol I, London. Faksimile-Neudruck: Friedrich Frommann-Verlag, Stuttgart-Bad Cannstatt 1963

Bacus JW, Gose EE (1972) Leucocyte pattern recognition. IEEE Trans Sys Man Cybernet 2:513

Baetens D, Rufener C, Srikant BC, Dobbs R, Unger R, Orci L (1976) Identification of glucagon-producing cells (Acells) in dog gastric mucosa. J Cell Biol 69:455

Bahr GF, Bloom G, Friberg U (1957) Volume changes of tissues in physiological fluids during fixation in osmium tetroxide or formaldehyde and during subsequent treatment. Exp Cell Res 12:342

Bartlett MS (1937) Some examples of statistical methods of research in agriculture and applied biology. J Roy Statist Soc 4 (Suppl): 137

Bartsch G, Frick J, Rüegg I, Bucher M, Holliger O, Oberholzer M, Rohr HP (1979 a) Electron microscopic stereological analysis of the normal human prostate and of benign prostatic hyperplasia. J Urol 122:481

Bartsch G, Müller HR, Oberholzer M, Rohr HP (1979 b) Light microscopic sterological analysis of the normal human prostate and of human benign prostatic hyperplasia. J Urol 122:487

Bartsch G, Litzistorf Y, Oberholzer M, Rohr HP (1981) The effect of antihormones (anti-estrogen, antiandrogen and prolactin inhibitor) on the stromal tissue of human benign prostatic hyperplasia (combined ultrastructural stereological analysis and endocrine investigation). Unveröffentlicht

Barzanji AJ, Emery JL (1977) Quantitative study of the lymphatic tissue and germinal centres in the spleen in infants dying from expected and unexpected causes (cot deaths). Histopathology 1:445

Bauer RK (1962) Der „Median-Quartile-Test": Ein Verfahren zur nichtparametrischen Prüfung zweier unabhängiger Stichproben auf unspezifizierte Verteilungsunterschiede. Metrika 5:1

Baur R (1969a) Fehlerkorrekturen bei stereologischen Messungen an menschlichen Plazenten: 1. Die Schrumpfung. Experientia 25:1172

Baur R (1969b) Fehlerkorrekturen bei stereologischen Messungen an menschlichen Plazenten: 2. Die Schnittstauchung. Experientia 25:1173

Baur R (1969c) Zur Schätzung des kleinsten zulässigen Stichprobenumfanges für stereologische Messungen an histologischen Schnitten. Experientia 25:554

Bignon J. Khoury F, Even P, André J, Brouet G (1969) Morphometric study in chronic obstructive bronchopulmonary disease. Pathologic, clincial, and physiologic correlations. Am Rev Resp Dis 99:669

Bitterli M (1980) Stereologisches Kugel-Simulationsmodell (Texas Instruments 990-Computer). Unveröffentlicht

Blackith RE, Reyment RA (1971) Multivariate morphometrics. Academic Press, London New York

Blinkov SM, Glezer II (1968) Techniques of quantitative measurements of morphological structures of the central nervous system. In: Blinkov SM, Glezer II (eds) The human brain in figures and tables. A quantitative handbook. Basic Books Inc., Plenum Press, New York

Blumberg BS, Alter HJ, Visnich S (1965) A "new" antigen in leukemia sera. JAMA 191:541

Blumberg BS, Sutnick AI, London WT (1970) Australia antigen as a hepatitis virus. Variation in host response. Am J Med 48:1

Bok ST (1934) Messungen an den Ganglienzellen der Großhirnrinde. I. Die Einheitlichkeit der einzelnen Hauptzonen. Z Mikrosk Anat Forsch 36:645

Bolender RP (1978) Correlation of morphometry and stereology with biochemical analysis of cell fractions. Int Rev Cytol 55:247

Bolender RP (1979a) Surface area ratios. I. A stereological method for estimating average cell changes in membrane surface areas. Anat Rec 194:511

Bolender RP (1979b) Surface area ratios. II. A stereological method for estimating changes in average cell volume and frequency. Anat Rec 195:257

Boon ME, Kurver PHJ, Baak JPA, Ooms ECM (1981a) Morphometric differences between urothelial cells in voided urine of patients with grade I and grade II bladder tumours. J Clin Pathol 34:612

Boon ME, Kurver PHJ, Baak JPA, Thompson HT (1981b) The application of morphometric in gastric cytological diagnosis. Virchows Arch Pathol Anat 393:159

Bowie JE, Young IT (1977) An analysis technique for biological shape: II. Acta Cytol 21:455

Buffon GLL (1777) Essai d'arithmétique morale. Suppl à l'Histoire Naturelle (Paris) Vol 4

Burck H (1973) Histologische Technik. Leitfaden für die Herstellung mikroskopischer Präparate in Unterricht und Praxis. Thieme, Stuttgart

Burns WA, Bretschneider AM, Morrison AB (1979) Embedding in large plastic blocks. Arch Pathol Lab Med 103:177

Cahn JW (1967) The significance of average mean curvature and its determination by quantitative metallography. Trans AIME 239:610

Cahn JW, Nutting J (1959) Transmission quantitative metallography. Trans AIME 215:526

Cambier JL, Wheeless LL (1978) Binucleate cell recognition in automated gynecologic cytopathology. Acta Cytol 22:523

Carson Fl, Martin JH, Lynn JA (1973) Formalin fixation for electron microscopy: A re-evaluation. AM J Clin Pathol 59:365

Casley-Smith JR, Crocker KWJ (1975) Quantitative electron microscopy, with special references to the estimation of section thickness, directly in the microscope and from plates. J Microsc 103, 351

Cembrowski GS, Westgard JO, Conover WJ, Toren EC (1979) Statistical analysis of method comparison data. Testing normality. Am J Clin Pathol 72:21

Chalkley HW (1943) Methods for quantitative morphological analysis of tissue. J Natl Cancer Inst 4:47

Chalkley HW, Cornfield J, Park H (1949) A method for estimation volume-surface ratios. Science 110:295

Chayes F (1956) Petrographic modal analysis. John Wiley and Sons, New York

Cheli R, Aste H (1976) Duodenitis. Thieme, Stuttgart

Cochran WG (1941) The distribution of the largest of a set of estimated variances as a fraction of their total. Ann Eugen (Lond) 11:47

Collan Y (1969) Staining of epoxy-embedded tissue sections for light microscopy. Exp Pathol 3:147

Collan Y, Romppanen T (eds) (1982) Morphometry in morphological diagnosis. Kuopio University Press, Kuopio

Coons AH, Kaplan MH (1950) Localisation of antigens in tissue cells. II. Improvement in a method for the detection of antigen by means of fluorescent antibody. J Exp Med 91:1

Crivelli O, Pera A, Ferrari A, Rizzetto M, Lombardo L, Babando G, Verme G (1977) G-cell counts in antral endoscopic biopsies by immunofluorescence. Scand J Gastroenterol 12:721

Crivelli O, Pera A, Lombardo L, Vernero S, Varetto H, Fruttero B, Giorcelli G, Babando G, Verme G (1979) Antral G- and D-cell counts in chronic renal failure. Scand J Gastroenterol 14:327

Crofton MW (1885) Probability. In: Encyclopedia Britannica 9th edn, Vol 19, p 768

Cruz-Orive LM (1976a) Quantifying "pattern": A stereological approach. J Microsc 107:1

Cruz-Orive LM (1976b) Correction of stereological parameters from biased samples on nucleated particle phases. I. Nuclear volume fraction. J Microsc 106:1

Cruz-Orive LM (1976c) Correction of stereological parameters from biased samples on nucleated particle phases. II. Specific surface area. J Microsc 106:19

Cruz-Orive LM (1978) Particle size-shape distributions: The general spheroid problem. II. Stochastic model and practical guide. J Microsc 112:153

Cruz-Orive LM (1979) Estimation of sheet thickness distributions from linear and plane sections. Biom J 21:717

Cruz-Orive LM (1980) On the estimation of particle number. J Microsc 120:15

Cruz-Orive LM, Weibel ER (1981) Sampling designs for stereology. J Microsc 122:235

Curran RC, Gregory J (1980) Effects of fixation an processing on immunohistochemical demonstration of immunoglobulin in paraffin sections of tonsil and bone marrow. J Clin Pathol 33:1047

Dalquen P, Oberholzer M (1979) Morphologische Veränderungen bei "Small airways disease" und Möglichkeiten der quantitativen Analyse. Atemwegs- und Lungenkrankheiten 3:200

Dalquen P, Oberholzer M (1983) Correlations between functional and morphometrical parameters in chronic obstructive lung disease. In: Grundmann E, Kirsten WH (eds) Curr Top Pathol, Springer-Verlag, Berlin, Heidelberg, New York

Dalquen P, Oberholzer M, Von Segesser L, Perruchoud A, Herzog H, Rohr HP (1978) Zum Problem des Atemwegskollapses beim Lungenemphysem. Schweiz Med Wochenschr 108:293

Dalquen P, Oberholzer M, Perruchoud A, Herzog H, Hauser R (1983) Bronchioli and emphysema in "Small airways disease". Clinical and pathological correlations. In preparation

Dane DS, Cameron CH, Briggs M (1970) Virus-like particles in serum of patients with Australia-antigen-associated hepatitis. Lancet I:695

David H, Hartley HO, Pearson ES (1954) The distribution of the ratio, in a single normal sample, of range to standard deviation. Biometrika 41:482

Davies DJ, Brewer DB, Hardwicke J (1978) Urinary proteins and glomerular morphometry in protein overload proteinuria. Lab Invest 38:232

De Campos Vidal B, Schlüter G, Morre GW (1973) Cell nucleus pattern recognition: Influence of staining. Acta Cytol 17:510

De Hoff RT (1967) The quantitative estimation of mean surface curvature. Trans AIME 239:617

De Hoff RT (1968) Quantitative microstructural analysis. In: 5th year of progress in metallographic techniques. American Society for Testing Materials, Philadelphia, p 63

De Hoff RT (1980) Stereological information contained in the integral mean curvature Makroskopie (Wien) 37 (Suppl): 32

De Hoff RT, Rhines FN (1961) Determination of the number of particles per unit volume from measurements made on random plane sections. The general cylinder and the ellipsoid. Trans AIME 221:975

De Hoff RT, Rhines FN (1968) Quantitative microscopy. McGraw-Hill, New York

De Klerk DP, Coffey DS (1978) Quantitative determination of prostatic epithelial and stromal hyperplasia by a new technique. Biomorphometrics. Invest Urol 16:240

De Klerk DP, Heston WDW, Coffey DS (1976) Studies on the role of macromolecular synthesis in the growth of the prostate. In: Grayhack JT, Wilson JD, Scherbenske MJ (eds) Benign prostatic hyperplasia. DHEW Publication, U.S. Government Printing Office, Washington

Delesse MA (1847) Procéde mécanique pour déterminer la composition des roches. CR Acad Sci (Paris) 25:544

Dempster DW, Elder HY, Moos VA (1980) Quantitative SEM studies of normal and pathological bone. Proc Roy Microsc Soc 15:18

Depierre A, Bignon J, Lebeau A, Brouet G (1972) Quantitative study of parenchyma and small conductive airways in chronic nonspecific lung disease. Use of histologic stereology and bronchial casts. Chest 61:699

Dixon WJ (1953) Processing data for outliers. Biometrics 9:74

Discroll SG, Smith (1962) Neonatal pulmonary disorders. Pediatr Clin North Am 9:325

Dunnill MS (1962) Quantitative methods in the study of pulmonary pathology. Thorax 17:328

Dunnill MS (1964) Evaluation of a simple method of sampling the lung for quantitative histological analysis. Thorax 19:443

Dunnill MS (1968) Quantitative methods in histology. Rec Adv Clin Pathol 5:401

Ebbeson SOE, Tang D (1965) A method for estimating the number of cells in histological sections. J Microsc 84:449

Eisenberg BR, Kuda AM, Peter JB (1974) Stereological analysis of mammalian skeletal muscle. I. Soleus muscle of the adult guinea pig. J Cell Biol 60:732

Eisler P, Reich T, Binswanger U (1977) Zur Morphometrie von Beckenkammbiopsien. J Microsc Acta 79:393

Emery JL, Mithal A (1960) The number of alveoli in the terminal respiratory unit of man during late intrauterine life and childhood. Arch Dis Child 35:544

Ericsson JLE, Brunk UT, Arborgh B (1978) Fixation. In: Johannessen JV (ed) Electron microscopy in human medicine. Vol 1: Instrumentation and techniques. McGraw-Hill, New York San Francisco Düsseldorf London Sydney Tokyo Toronto, p 99

Ernst SA, Hootman S, Schreiber JH, Riddle CV (1981) Freeze-fracture and morphometric analysis of occluding junctions in rectal glands of elasmobranch fish. J Membr Biol 58:101

Farquhar MG, Palade GE (1963) Junctional complexes in various epithelia. J Cell Biol 17:375

Fenner G (1931) Das Genauigkeitsmaß von Summen, Produkten und Quotienten der Beobachtungsreihen. Naturwissenschaften 19:310

Feret LR (1931) La grosseur des grains. Assoc Internat Essais Math 2D, Zürich

Fisher C (1971) The new Quantimet 720. Microscope 19:1

Fisher RA (1939) The comparison of samples with possibly unequal variances. Ann Eugen 9:174

Floderus S (1944) Untersuchungen über den Bau der menschlichen Hypophyse mit besonderer Berücksichtigung der quantitativen mikromorphologischen Verhältnisse. Acta Pathol Microbiol Scand (A) 53 (Suppl):1

Fowler MR (1979) Human adenohypophyseal quantitative histochemical cell classification. 1. Morphologic criteria and cell type distribution. Arch Pathol Lab Med 103:613

Franklin CD, Craig GT, Smith CJ (1979) Quantitative analysis of histological parameters in giant cell lesions of the jaws and long bones. Histopathology 3:511

Franks LM (1954) Benign nodular hyperplasia of the prostate: A review. Ann Roy Coll Surg Engl 14:92

Freedman LS (1974) A note on Aherne's method of counting tissue components in relatively thick sections. J Microsc 100:219

Frei, JV (1978) Objective measurement of basement membrane abnormalities in human neoplasms of colorectum and of breast. Histopathology 2:107

Friedman M (1937) The use of ranks to avoid the assumption of normality implicit in the analysis of variance. J Am Statist Assoc 32:675

Fritsch RS (1975) Die Morphometrie in der experimentellen Cytologie. Grundlagen – Probleme – Lösungswege. Nova Acta Leopold (NF) 41:205

Fritsch RS (1977) Quantitative stereologische Untersuchungen an heterogenen und inhomogenen Zellpopulationen: Das Problem der berechneten „Durchschnittszelle". Verh Anat Ges 71:363

Fullman RL (1953) Measurement of particle sizes in opaque bodies. Trans AIME 197:447

Gallagher JC (1978) Quantitative nuclear-cytoplasmic ratios in human hepatomas. Arch Pathol Lab Med 102:189

Gehr P, Bachofen M, Weibel ER (1978) The normal human lung. Ultrastructure and morphometric estimation of diffusion capacity. Respir Physiol 32:121

Giacobini E (1959) Quantitative determination of cholinesterase in indiviudal spinal ganglion cells. Acta Physiol Scand 45:238

Giger H, Riedwyl H (1970) Bestimmung der Größenverteilung von Kugeln aus Schnittkreisradien. Biometr 12:156

Gil J, Weibel ER (1972) Morphological study of pressure-volume hysteresis in rat lungs fixed by vascular perfusion. Respir Physiol 15:190

Gillis JM, Wibo M (1971) Accurate measurement of the thickness of ultrathin sections by interference microscopy. J Cell Biol 49:947

Gladman T, Woodhead JH (1960) The accuracy of point counting in metallographic investigations. J Iron Steel Ins 194:189

Glagoleff AA (1933) On the geometrical methods of quantitative analysis of rocks. Trans Inst Econ Min (Moskow) 59:1

Götze H, Sidiropoulos D, Hess FA, Berthelot P (1972) Das Crigler-Najjar-Syndrom. Klinische biochemische, morphologische und therapeutische Aspekte. Helv Paediatr Acta 27:335

Goodenough DA, Revel JP (1970) A fine structural analysis of intracellular junctions in the mouse liver. J Cell Biol 45:272

Grimelius L, Akerström G, Johansson H, Lundquist H (1978) Estimation of parenchymal cell content of human parathyroid glands using the image analyzing computer technique. Am J Pathol 93:793

Gudat F, Bianchi L, Sonnabend W, Thiel G, Aenishänslin W, Stalder GA (1975) Pattern of core and surface expression in liver tissue reflects state of specific immune response in hepatitis B. Lab Invest 32:1

Guix M, Skinner JM, Whitehead R (1979) Morphomeric electron and light microscope analysis of lymphoid cells in coeliac disease. Scand J Gastroenterol 14:261

Gundersen HJG, Østerby R (1981) Optimizing sampling efficiency of stereological studies in biology: or "Do more less well!" J Microsc 121:65

Gundersen HJG, Jensen TB, Østerby R (1978) Distribution of membrane thickness determined by lineal analysis. J Microsc 113:27

Hajdu J, Friedrich P (1975) Reaction of glutaraldehyde with NH compounds. A spectrophotometric method for the determination of glutaraldehyde concentration. Anal Biochem 65:273

Harbitz TB (1973) Morphometric studies of the leydig cells in elderly men with special reference to the histology of the prostate. Acta Pathol Microbiol Scand (A) 81:301

Hasleton PS (1972) The internal surface area of the adult human lung. J Anat 112:391

Hasleton PS (1976) The internal surface area of the lung in emphysema. Pathol Europ 11:211

Hassel J, Hand AR (1974) Tissue fixation with diimidoesters as an alternative to aldehydes. I. Comparison of cross-linking and ultrastructure obtained with dimethylsuberimidate and glutaraldehyde. J Histochem Cytochem 22:223

Haug H (1958) Quantitative Untersuchungen an der Sehrinde. Thieme, Stuttgart

Haug H (1963) Proceedings of the first international congress for stereology Vienna. Congressprint, Wien

Haug H (1979) The evaluation of cell-densities and of nerve-cell-size distribution by stereological procedures in a layered tissue (cortex cerebri). Microsc Acta 82:147

Haug H (1980) The significance of quantitative stereologic experimental procedures in pathology. Pathol Res Pract 166:144

Haug H, Rast A (1972) Messung der Längen von Fasern in teilorientierten Strukturen (Untersuchungen am Nervus trigeminus als Beispiel). Microsc Acta 72:136

Heitz PU (1982) Immunocytochemistry. Theory and application. Acta Histochem 25 (Suppl):17

Heitz PU, Oberholzer M (1979) Immunocytochemie und Morphometrie. Instrument und Forschung 7:32

Heitz PU, Klöppel G, Häcki WH, Polak JM, Pearse AGE (1977) Nesidioblastosis: The pathologic basis of persistent hyperinsulinemic hypoglycemia in infants. Diabetes 26:632

Helmreich D, Altwein JE (1976) Effect of prolactin and the antiprolactin bromocriptine on the testosterone uptake and metabolism in androgen sensitive and insensitive canine organs. Urol Res 4:101

Hemon D, Bourgeois CA, Bouteille M (1981) Analysis of the spatial organization of the cell: A statistical method for revealing the non-random location of an organelle. J Microsc 121:29

Hennig A (1956) Fehler der Oberflächenbestimmung von Kernen bei endlicher Schnittdicke. Mikroskopie 12:7

Hennig A (1957) Zur Geometrie von Schnitten. Z Wiss Mikrosk 63:362

Hennig A (1963) Länge eines räumlichen Linienzuges. Z Wiss Mikrosk 65:193

Hennig A (1969) Fehler der Volumenermittlung aus der Flächenrelation in dicken Schnitten (Holmes-Effect). Mikroskopie 25:154

Hennig A, Elias H (1970) A rapid method for the visual determination of size distribution of spheres from the size distribution of their sections. J Microsc 93:101

Hilliard JE (1966) Applications of quantitative metallography in recrystallization studies. In: Margolin H (ed) Recrystallization, grain growth and textures. American Society for Metals Park Ohio, p 267

Hilliard JE (1967) The calculation of the mean calipar diameter of a body for use in the analysis of the number of particles per unit volume. In: Elias H (ed) Stereology. Proceedings of the second international congress for stereology. Springer, Berlin Heidelberg New York, p 219

Hilliard JE (1968) Direct determination of the moments of the size distribution of particles in an opaque sample. Trans AIME 242:1373

Hilliard JE (1972) Quantitative analysis of scanning electron micrographs. J Microsc 95:45

Hilliard JE, Cahn JW (1961) An evaluation of procedure in quantitative metallography for volume fraction analysis. Trans AIME 221:344

Hodes R, Peacock SM, Bodian (1949) Selective destruction of large motoneurons by poliomyelitis virus. II. Size of motoneurons in the spinal cord of rhesus monkeys. J Neuropathol Exp Neurol 8:400

Hoerl AE (1954) Fitting curves to data. In: Perry JH (ed) Chemical business handbook. McGraw-Hill, London, p 20

Holmes AH (1927) Petrographic methods and calculation. Murby, London

Hoppeler H, Lüthi P, Claassen H, Weibel ER, Howald H (1973) The ultrastructure of the normal human skeletal muscle. A morphometric analysis on untrained men, women and well-trained orienteers. Pflügers Arch 344:217

Horisberger M, Rosset J, Bauer H (1975) Colloidal gold granules as markers for cell surface receptors in the scanning electron microscope. Experientia 31:1147

Hornung J (1977) Kritik der Signifikanztests. Metamed 1:325

Horsfield K, Cumming G (1968) Morphology of the bronchial tree in man. J Appl Physiol 24:373

Hougardy HP (1976) Automatic image analysing instruments today. In: Underwood EE, De Wit R, Moore GA (eds) Proceedings of the fourth international congress for stereology. National Bureau of Standards, Special Publication 431, U.S. Government Printing Office, Washington, p 141

Ho-Yen DO, Slidders W (1978) Bone marrow cellularity assessed by point-counting. J Clin Pathol 31:753

Humbert F, Grandchamp A, Pricam C, Perrelet AS, Orci L (1976) Morphological changes in tight junctions of NECTURUS MACULOSUS proximal tubules undergoing saline diuresis. J Cell Biol 69:90

Hunziker O, Abdel'al S, Schulz (1979) The aging human cerebral cortex: A stereological characterization of changes in the capillary net. J Gerontol 34:345

Huth F, Weller-Boothe BM (1979) Histomorphologische und morphometrische Untersuchungen an Synovialmembranen von Kniegelenken zur Frage einer diabetischen Arthropathie. Z Orthop 117:287

Islam A, Catovsky D, Goldman JM, Galton DAG (1981) Histological study of the bone marrow in chronic granulocytic leukaemia in blast transformation. I. Serial observations before and after autografting. Histopathology 5:339

Jakob B, Borel B, Rousselot P, Mandard JC (1979) Evaluation morphométrique des ostéoblastes sur coupe d'os non décalcifié. Son intérêt dans le diagnostic de l'hyperparathyroïdie. Ann Anat Pathol (Paris) 24:87

James V, Jupe DML, Procter J (1980) Stereological studies on chronic lymphocytic leukaemia and hairy cell leukaemia. Scand J Haematol 24:263

Jarvis LR (1981) Microdensitometry with image analyser video scanners. J Microsc 121:337

Jaworski ZFG, Klosevych S, Cameron E (eds) (1976) Proceedings of the first workshop on bone morphometry. University of Ottawa Press, Ottawa

Jezequel AM, Koch MM, Orlandi F (1974) A morphometric study of the endoplasmic reticulum in human hepatocytes. Gut 15:737

Jones R, Reid L (1973a) The effect of pH on alcian blue staining of epithelial acid glycoproteins. I. Sialomucins and sulphomucins (singly or in simple combinations). Histochem J 5:9

Jones R, Reid L (1973b) The effect of pH on alcian blue staining of epithelial acid glcoproteines. II. Human bronchial submucosal gland. Histochem J 5:19

Jones R, Reid L (1978) Secretory cells and their glycoproteins in health and disease. Br Med Bull 34:9

Kalisnik M, Jakopin P, Sustarsic J (1977) On the methodology of the thyroid epithelial cell thickness determination. J Microsc 110:157

Kapanci Y, Weibel ER, Kaplan HP, Robinson FR (1969) Pathogenesis and reversibility of the pulmonary lesions of oxygen toxicity in monkeys. II. Ultrastructural and morphometric studies. Lab Invest 20:101

Kaplan HP, Robinson FR, Kapanci Y, Weibel ER (1969) Pathogenesis and reversibility of the pulmonary lesions of oxygen toxicity in monkeys. I. Clinical and light microscopic studies. Lab Invest 20:94

Kaplan PM, Greenman RL, Gerin JL, Purcell RH, Robinson WS (1973) DNA polymerase associated with human hepatitis B antigen. J Virol 12:995

Kaufmann P (1980) Der osmotische Effekt der Fixation auf die Placentastruktur. Verh Anat Ges 74:351

Kaufmann P, Schweikhart G (1978) Der Einfluß der Fixation auf die Struktur der menschlichen Placenta. Verh Anat Ges 72:309

Keller HJ, Friedli HP, Gehr P, Bachofen M, Weibel ER (1976) The effects of resolution on estimating stereological parameters. In: Underwood EE, De Wit R, Moore

GA (eds) Proceedings of the fourth international congress for stereology. National Bureau of Standards, Special Publication 431, U.S. Government Printing Office, Washington, p 409

Kerndrup G, Pallesen G, Melsen F, Mosekilde L (1980) Histomorphometrical determination of bone marrow cellularity in iliac crest biopsies. Scand J Haematol 24:110

Kiefer G, Kiefer R, Moore GW, Salm R, Sandritter W (1974) Nuclear images of cells in different functional states. J Histochem 22:569

Kirsch RA (1957) Processing pictorial information with digital computers. Trans Am Ins Elec Engrs 57:878

Kistler GS, Caldwell PRB, Weibel ER (1966) Pulmonary pathology of oxygen. Part II: Electron microscopic and morphometric study of rat lungs exposed to 97% oxygen at 258 torr. Aerospace Med Res Lab 66:103

Kistler GS, Caldwell PRB, Weibel ER (1967) Development of fine structural damage to alveolar and capillary lining cells in oxygen-poisoned rat lungs. J Cell Biol 32:605

Koga A, Todo S (1978) Morphological and functional changes in the tight junctions of the bile canaliculi induced by bile duct ligation. Cell Tiss Res 195:267

Kolmogorov AN (1933) Sulla determinazione empirica di una legge di distribuzione. G Instituto Italiano Attuari 4:83

Konwinski M, Koslowski I (1972) Morphometric study of normal and phytohemagglutinin-stimulated lymphocytes. Z Zellforsch 129:500

Kraehenbühl JP, Weibel ER, Papermaster DS (1978) Quantitative immunocytochemistry at the electron microscope. In: Knapp W, Holubar K, Wick G (eds) Immunofluorescence and related staining techniques. Elsevier, North-Holland Biomedical Press, Amsterdam, p 245

Krempien B, Lemminger FM, Ritz E, Weber E (1978) The reaction of different skeletal sites to metabolic bone disease. A micromorphometric study. Klin Wochenschr 56:755

Kruskal WH, Wallis WA (1952) Use of ranks in one-criterion variance analysis. J Am Statist Assoc 47:583

Kurth KH, Binder A, Jacobi GH, Schneider HM (1979) Histophotometry: A new method for automated histological examination of solid tissue samples demonstrated on bladder cancer. Urol Res 7:113

Lagarde S, Elias E, Wade JB, Boyer JL (1981) Structural heterogeneity of hepatocyte "tight" junctions: A quantitative analysis. Hepatology 1:193

Lambourne A, Lederer H (1973) Effects of observer variation in population screening for cervical carcinoma. J Clin Pathol 26:564

Landing BH, Wells TR, Claireaux AE (1980) Morphometric analysis of liver lesions in cystic diseases of childhood. Hum Pathol 11 (Suppl):549

Lawrence WD, Shingleton HM, Gore H, Soong SJ (1980) Ultrastructural and morphometric study of diethylstilbestrol-associated lesions diagnosed as cerivcal intraepithelial neoplasia III. Cancer Res 40:1558

Leibnitz L (1964) Das Punktzählverfahren als quantitative Methode in der Histochemie. Zugeich ein Beitrag zur Anwendung variationsstatistischer Prüfverfahren in der Histochemie. Histochemie 4:123

Leong AS, Balasubramaniam P (1978) The estimation of dermal collagen in osteoporotic patients by a histomorphometric method. Pathology 10:365

Lichnovsky V, Obrucnik M, Kraus J (1978) A quantitative morphometric study of capillary length and ventricular volume and surface area in the human embryonic and foetal heart. Folia Morphol (Praha) 26:187

Litovitz TL, Lutzner MA (1974) Quantitative measurements of blood lymphocytes from patients with chronic lymphocytic leukemia and the Sézary syndrome. J Natl Cancer Inst 53:75

Löw O, Köhler I, Löw I (1973) Untersuchungen zur quantitativen Morphologie. III. Zur Karyometrie an der Schilddrüse. Z Mikrosk Anat Forsch 87:619

Lord GW, Willis TF (1951) Calculation of air bubble size distribution from results of a Rosiwal traverse of aerated concrete. ASTM Bull 56:177

Losa G, Weibel ER, Bolender RP (1978) Integrated stereological and biochemical studies on hepatocytic membranes. III. Relative surface of endoplasmic reticulum membranes in microsomal fractions estimated on freeze-fracture preparations. J Cell Biol 78:289

Lothe K, Spycher MA, Rüttner JR (1979) Human articular cartilage in relation to age. A morphometric study. Exp Cell Biol 47:22

Loud AV (1962) A method for the quantitative estimation of cytoplasmic structures. J Cell Biol 15:481

Loud AV (1968) A quantitative stereological description of the ultrastructure of normal rat liver parenchymal cells. J Cell Biol 37:27

Loud AV, Barany WC, Pack BA (1965) Quantitative evaluation of cytoplasmic structures in electron micrographs. Lab Invest 14:996

Loud AV, Anversa P, Giacomelli F, Wiener J (1978) Absolute morphometric study of myocardial hypertrophy in experimental hypertension. I. Determination of myocyte size. Lab Invest 38:586

Lucas RB (1976) Pathology of tumours of the oral tissues. 3rd ed. Churchill-Livingstone, London

Lutz W, Nimmo IA (1977) The inadequacy of statistical significance. Eur J Clin Invest 7:77

Mall G, Kayser K, Rossner JA (1977) The loss of membrane images from oblique sectioning of biological membranes and the availability of morphometric principles – demonstrated by the examination of heart muscle mitochondria. Mikroskopie 33:246

Mall G, Schwarz F, Derks H (1982) Clinicopathologic correlations in congestive cardiomyopathy. A study on endomyocardial biopsies. Virchows Arch Pathol Anat 397:67

Manandhar MSP, Thomas JA (1976) Effect of prolactin on the metabolism of androgens by the rat ventral prostate gland in vitro. Invest Urol 14:20

Mandelbrot BB (1967) How long is the coast of Britain? Statistical self-similarity and fractional dimension. Science 155:636

Mandelbrot BB (1977) Fractals. Form, chance, and dimension. Freeman, San Francisco

Mann HB, Whitney DR (1947) On a test of whether one of two random variables is stochastically larger than the other. Ann Math Statist 18:50

Mardia KV (1972) Statistics of directional data. Academic Press, London

Marengo NP (1944) Paraffin section thickness: A direct method of measurement. Stain Technol 19:1

Marinell G (1977) Multivariate Verfahren. Eine Einführung für Studierende und Praktiker. Oldenbourg , München Wien

Marriott FHC (1974) The interpretation of multiple observations. Academic Press, London New York San Francisco

Mason DY, Labaume S, Preud'homme JL (1977) The detection of membrane and cytoplasmic immunogobulins in human leucocytes by immunoperoxidase staining. Clin Exp Immunol 29:413

Matsuba K, Thurlbeck WM (1971) The number and dimensions of small airways in nonemphysematous lungs. Am Rev Resp Dis 104:516

Matsuba K, Thurlbeck WM (1972) The number and dimensions of small airways in emphysematous lungs. Am J Pathol 67:265

Mayhew TM (1979a) Quantitative ultrastructural features of maturing mononuclear phagocytes in rat peritoneal fluids. Experientia 35:390

Mayhew TM (1979b) Basic stereological relationships for quantitative microscopical anatomy – a simple systematic approach. J Anat 129:95

Mayhew TM, Williams MA (1971) A comparison of two sampling for stereologic analysis of cell pellets. J Microsc 94:195

Mayhew TM, Cruz-Orive LM (1973) Stereological correction procedures for estimating true volume proportions from biased samples. J Microsc 99:287

Mayhew TM, Cruz-Orive LM (1974) Caveat on the use of the Delesse principle of areal analysis for estimating components volume densities. J Microsc 102:195

Mayhew TM, White FH (1980) Ultrastructural morphometry of isolated cells: Methods, models and applications. Pathol Res Pract 166:239

McLean IW, Nakane PK (1974) Periodate-lysine-paraformaldehyde fixative. A new fixative for immunoelectron microscopy. J Histochem Cytochem 22:1077

Meijer CJLM, Van der Loo EM, Van Vloten WA, Van der Velde EA, Scheffer E, Cornelisse CJ (1980) Early diagnosis of mycosis fungoides and Sézary's syndrome by morphometric analysis of lymphoid cells in the skin. Cancer 45:2864

Melsen F, Melsen B, Mosekilde L, Bergmann S (1978) Histomorphometric analysis of normal bone form the iliac crest. Acta Pathol Microbiol Scand (A) 86:70

Merz WA (1967) Die Streckenmessung an gerichteten Strukturen im Mikroskop und ihre Anwendung zur Bestimmung von Oberflächen-Volumen-Relationen im Knochengewebe. Mikroskopie 22:132

Metz T, Aoki A, Merlo M, Forssmann WG (1977) Morphological alterations and functional changes of interhepatocellular junctions induced by bile duct ligation. Cell Tiss Res 182:299

Micklewright HL, Kurnick NB, Hodes R (1953) The determination of cell volume. Exp Cell Res 4:151

Miles RE (1976) On estimating aggregate and overall characteristics from thick sections by transmission microscopy. J Microsc 107:227

Mobley BA, Page E (1972) The surface area of sheep cardiac Purkinje fibres. J Physiol (Lond) 220:547

Mollenhauer HH (1964) Plastic embedding mixture for use in electron microscopy. Stain Technol 39:111

Moosbrugger H (1978) Multivariate statistische Analyseverfahren. Kohlhammer, Stuttgart Berlin Köln Mainz

Moss VA (1981) Computer-linked planimeters. Some hints and algorithms. Proc Roy Microsc Soc 16:120

Moxey PC, Trier SJ (1979) Development of villus absorptive cells in the human fetal small intestine: A morpholgical and morphometric study. Anat Rec 195:463

Naeye RL (1973) Pulmonary arterial abnormalities in the sudden infant death syndrome. N Engl J Med 289:1167

Nakane PK, Pierce AJ (1966) Enzyme-labeled antibodies: Preparation and application for the localization of antigens. J Histochem Cytochem 14:929

Nakane PK, Pierce GB (1967) Enzyme-labeled antibodies for the light and electron microscopy localization of tissue antigens. J Cell Biol 33:307

Nicholson WL (1978) Application of statistical methods in quantitative microscopy. J Microsc 113:223

Nielsen HO, Halken S, Lorentzen M (1980) Quantitative studies of the gastrin-producing cells of the human antrum. A methodological study. Acta Pathol Microbiol Scand (A) 88:255

Nienhaus H, Brenner M (1977) Morphometrie des Brustdrüsengewebes. Microsc Acta 1 (Suppl):113

Oberholzer M, Dalquen P, Huber M, Rohr HP (1977) Stereology, a complement to respiration research. Bronchus morphometry: Methodology and base line data. Microsc Acta 79:205

Oberholzer M, Dalquen P, Rohr HP (1978) The applicability of the gland/wall ratio (Reid-Index) to clinicopathological correlation studies. Thorax 33:779

Oberholzer M, Dalquen P, Rohr HP (1979) Morphologic findings in central bronchi correlated to lung function data in obstructive airways disease. Pathol Res Pract 164:58

Oberholzer M, Heitz PU, Kayasseh L, Gyr K, Stalder GA, Rohr HP (1981) Immunzytochemie und Morphometrie am Modell der Gastrinzelle der normalen menschlichen Magenantrumschleimhaut und beim Ulcus duodeni. Acta Histochem 24 (Suppl): 283

Oberholzer M, Dalquen P, Zimmermann W (1983) Bronchioli and emphysema in "Small airways disease". Morphometrical model. In preparation

Olah AJ (1980) Effects of microscopic resolution on histomorphometrical estimates of structural and remodeling parameters in cancellous bone. Pathol Res Pract 166:313

Page E, McCallister LP, Power B (1971) Stereological measurements of cardiac ultrastructures implicated in excitation contraction coupling. Proc Natl Acad Sci USA 68:1465

Pauli BU, Friedell GH, Weinstein RS (1978a) Topography and numerical densities of intramembrane particles in chemical carcinogen-induced urinary bladder carcinomas in Fischer rats. Lab Invest 39:565

Pauli BU, Cohen SM, Alroy J, Weinstein RS (1978b) Desmosome ultrastructure and the biological behavior of chemical carcinogen-induced urinary bladder carcinomas. Cancer Res 38:3276

Paumgartner D, Losa G, Weibel ER (1981) Resolution effect on the stereological estimation of surface and volume and its interpretation in terms of fractal dimensions. J Microsc 121:51

Pawlik K (1959) Der maximale Kontingenzkoeffizient im Falle nichtquadratischer Kontingenztafeln. Metrika 2:150

Pearse AGE (1980) Histochemistry, theoretical and applied. Vol 1: Preparative and optical technology, 4th ed. Churchill-Livingstone, Edingburgh London New York

Pearson ES, Hartley HO (1954) Biometrika tables for statisticians. Cambridge University Press, Cambridge

Penttila A, McDowell EM, Trump BF (1975) Effects of fixation and postfixation treatments on volume of injured cells. J Histochem Cytochem 23:251

Petrzilka GE, Grad-de Beer M, Schroeder HE (1978) Stereological model system for free cells and base-line data for human peripheral blood derived small T-lymphocytes. Cell Tiss Res 192:121

Pfaller W, Rittinger M, Fischer WM (1979) A concept for stereological investigation of rat kidney. Microsc Acta 82:137

Pfeifer U (1976) Quantification of rarely occuring structures in electron microscopy. In: Underwood EE, De Wit R, Moore GA (eds) Proceedings of the fourth international congress for stereology. National Bureau of Standards, Special Publication 431, U.S. Government Printing Office, Washington, p 411

Pfeifer U (1980) The evaluation of large test fields for morphometric studies in electron microscopy. Pathol Res Pract 168:188

Piris J, Whitehead R (1979) Gastrin cells and fasting serum gastrin levels in duodenal ulcer patients. A quantitative study based on multiple biopsy specimens. J Clin Pathol 32:171

Pitman EJG (1949) Lecture notes on nonparametric statistics. Columbia University, New York

Pluta M (1971) On the accuracy of microinterferometric measurements of optical path differences by means of the half-shade methods. J Microsc 93:83

Popper K (1974) Objektive Erkenntnis. Ein evolutionärer Entwurf. 2. Aufl. Hoffmann & Campe, Hamburg

Purcell RH (1978) The viral hepatitides. Hosp Pract 7:51

Quintarelli G, Scott JE, Dellovo MC (1964) The chemical and histochemical properties of alcian blue. II. Dye binding of tissue polyanions. Histochemie 4:85

Reid L (1960) Measurement of the bronchial mucous gland layer: A diagnostic yardstick in chronic bronchitis. Thorax 15:132

Renau-Piqueras, J Cerdan F, Barbera E, Cervera J (1978) Electron microscopic morphometric analysis of human T and B peripheral blood lymphocytes. Virchows Arch Cell Pathol 28:47

Riede UN, Joachim H, Hassenstein J, Costabel U, Sandritter W, Augustin P, Mittermayer C (1978) The pulmonary air-blood barrier of human shock lungs. (A clinical, ultrastructural and morphometric study). Pathol Res Pract 162:41

Riley RL, Cournand A, Donald KW (1951) Analysis of factors affecting partial pressures of O_2 and CO_2 in gas and blood of lungs: Theory and methods. J Appl Physiol 4:77

Rink M (1970) Automatische morphometrische Bildanalyse mit Hilfe eines elektronischen Digitalrechners. Diss. Techn. Univ., Clausthal (BRD)

Rink M (1976) A computerized quantitative image analysis procedure for investigating features and an adapted image process. J Microsc 107:267

Ridson RA, Keeling JW (1974) Quantification of the histological changes found in small intestinal biopsy specimens from children with suspected coeliac disease. Gut 15:9

Robenek H, Grosser V, Kolde G, Themam H (1980) Freeze-fracture study of the morphology of cell membranes in hepatocytes following extrahepatic cholestasis. Pathol Res Pract 167:322

Rodning CB, Erlandsen SL, Coulter HD, Wilson ID (1978) Localization of immunoglobulin antigens (IgA) on epoxy embedded tissue. J Histochem Cytochem 26:223

Rohr HP (1977) A new system for opto-manual semiautomatic quantitative image analysis. Microsc Acta 79:246

Rohr HP, Oberholzer M, Bartsch G, Keller M (1976a) Morphometry in experimental pathology: Methods, baseline data and applications. Int Rev Exp Pathol 15:233

Rohr HP, Lüthy J, Gudat F, Oberholzer M, Gysin C, Bianchi L (1976b) Stereology of liver biopsies from healthy volunteers. Virchows Arch Pathol Anat 371:251

Rohr HP, Oberholzer M, Bartsch G (1979) Can quantitative statements be formulated on human biopsies? Pathol Res Pract 164:87

Romeis B (1943) Taschenbuch der mikroskopischen Technik. Oldenbourg, München Berlin

Romppanen T, Huttunen E, Helminen HJ (1980) An improved light microscopical histo-quantitative method for the stereological analysis for the rat ventral prostate lobe. Invest Urol 18:59

Rosekrans PCM, Meijer CJLM, Cornelisse CJ Van der Wal AM, Lindeman NDJ (1980) Use of morphometry and immunohistochemistry of small intestinal biopsy specimens in the diagnosis of food allergy. J Clin Pathol 33:125

Rosiwal A (1898) Über geometrische Gesteinsanalysen. Verh. K. K. Geol. Reichsanst., Wien, S 143

Roth J, Binder M (1978) Colloidal gold, ferritin and peroxidase for electron microscopic double labeling lectin technique. J Histochem Cytochem 26:163

Roth J, Bendayan M, Orci L (1978) Ultrastructural localization of intracellular antigens by the use of protein A-gold complex. J Histochem Cytochem 26:1074

Rother P, Krüger G, Machlitt J, Hunger H (1978) Histomorphometrische sowie regressions- und factor-analytische Untersuchungen von Altersveränderungen des Humerus. Anat Anz 144:346

Sachs L (1977) Graphische Methoden in der Datenanalyse. Klin Wochenschr 55:973

Sachs L (1978) Angewandte Statistik. Statistische Methoden und ihre Anwendungen. 5. Aufl. Springer, Berlin Heidelberg New York

Saito K, Takahashi T, Yaginuma N, Iwama N (1978) Islet morphometry in the diabetic pancreas of man. Tohoku J Exp Med 125:185

Sala MA, Matheus M, Valeri V (1980) Estimation of the average diameter of human placental villi by a stereologic method. Microsc Acta 82:339

Saltykov SA (1974) Stereometric metallography. 1st edn. State Publishing House for Metals Sciences, Moscow, 1945. Stereometrische Metallographie. VEB Deutscher Verlag für Grundstoffindustrie, Leipzig

Sandoz P (1981) Persönliche Mitteilung

Schade JP, Van Harreveld A (1961) Volume distribution of moto- and interneurons in the peroneus-tibialis neuron pool of the cat. J Comp Neurol 116:387

Schenk RK, Merz WA, Müller J (1969) A quantitative histological study on bone resorption in human cancellous bone. Acta Anat (Basel) 74:44

Schmassmann A, Mikuz G, Bartsch G, Rohr HP (1979) Quantification of human sperm morphology and motility by means of semi-automatic image analysis systems. Microsc Acta 82:163

Schmitz-Moormann P, Otte A, Ihm P, Schmidt G (1979) Vergleichende röntgenologische und morphologische Untersuchungen am menschlichen Pankreas. 3. Morphometrische Untersuchungen am Ductus pancreaticus major. Z Gastroenterol 17:256

Schmitz-Moormann P, Schmidt-Slordahl R, Peter JH, Massarrat S (1980) Morphometric studies of normal and inflamed duodenal mucosa. Pathol Res Pract 167:313

Schrek R (1972) Ultrastructure of blood lymphocytes from chronic lymphocytic and lymphosarcoma cell leukemia. J Natl Cancer Inst 48:51

Schwinger G, Lewerenz M, Weibel ER, Kaplan HP (1967) Electron microscopic and morphometric evaluation of lungs from animals exposed continuously for eight months to 5PSIA 100% oxygen. Proceedings of the third annual conference on atmospheric contamination in the confined spaces. AMRL-TR-67-200, Aerospace Res. Lab., Wright-Patterson AFB, Ohio, p 87

Schultz-Haudt SD (1973) Histochemistry of connective tissue ground substances. In: Graumann W, Lojda Z, Pearse AGE, Schiebler TH (eds) Progress in histochemistry and cytochemistry, Vol 5. Fischer, Stuttgart Portland (USA)

Scott JE (1979) Qualitative and quantitative changes in the histology of the human submandibular salivary gland during post natal growth. J Biol Buccale 7:341

Scott JE, Quintarelli G, Dellovo MC (1964) The chemical and histochemical properties of alcian blue. I. The mechanism of alcian blue staining. Histochemie 4:73

Scotto J, Opolon P, Etévé J, Vegoz D, Thormas M, Caroli J (1973) Liver biopsy and prognosis in acute liver failure. Gut 14:927

Seefeld U, Kreis GJ, Siebenmann RE, Blum AL (1977) Esophageal histology in gastroesophageal reflux. Morphometric findings in suction biopsies. Am J Dig Dis 22:956, 964

Shay J (1975) Economy of effort in electron microscopy morphometry. Am J Pathol 81:502

Shimizu YK, Feinstone SM, Prucell RH, Alter HJ, London WT (1979) Non-A, Non-B hepatitis: Ultrastructural evidence for two agents in experimentally infected chimpanzees. Science 205:197

Sholpo AE (1957) Results of measurement and true dimensions of various spherical histological structures. Arch Pathol 4:75

Siegel S, Tukey JW (1960) A nonparametric sum of ranks procedure for relative spread in unpaired samples. J Am Statist Assoc 55:429

Silverman L, Schreiner B, Glick D (1969) Measurement of thickness within sections by quantitative electron microscopy. J Cell Biol 40:768

Simon H, Kunze KD, Voss K, Herrmann WR (1975) Automatische Bildverarbeitung in Medizin und Biologie. Steinkopff, Dresden

Sitte H (1967) Morphometrische Untersuchungen an Zellen. In: Weibel ER, Elias H (eds) Quantitative methods in morphology. Springer, Berlin Heidelberg New York, p 167

Slavin G, Sowter C, Robertson K, McDermott S, Paton K (1980) Measurement in jejunal biopsies by computer-aided microscopy. J Clin Pathol 33:254, 261

Small JV (1968) Measurements of section thickness. In: Bocciarelli DS (ed) Procedings 4th european congress on electron microscopy, Vol 1. Tipografia Poliglotta Vaticana, Roma, p 609

Smirnov NW (1939) On the estimation of the discrepancy between empirical curves of distribution for two independent samples. Bull Univ Moskov Ser Internat Sect A2:3

Smit JW, Meijer CJLM, Decary F, Feltkamp-Vroom TM (1974) Paraformaldehyde fixation in immunofluorescence. Preservation of tissue and cell surface antigens. J Immunol Methods 6:93

Smith AF (1981) An ultrastructural and morphometric study of bladder tumours (I). Virchows Arch Pathol Anat 390:11

Smith CS, Guttman L (1953) Measurement of internal bounderies in three-dimensional structures by random sectioning. Trans AIME 197:81

Spearman C (1904) The proof and measurement of association between two things. Am J Psychol 15:72

Spicer SS, Charkin LW, Wardell JR, Kendrick W (1971) Histochemistry of mucosubstances in the canine and human respiratory tract. Lab Invest 25:483

Stahl K, Theman H, Dame WR (1978) Ultrastructural morphometric investigations on normal human platelets. Haemostasis 7:242

Steffes MW, Brown DM, Basgen JM, Matas AJ, Mauer SM (1979) Glomerular basement membrane thickness following islet transplantation in the diabetic rat. Lab Invest 41:116

Stenkvist B, Westman-Naeser S, Holmquist J, Nordin B, Bengtsson E, Vegelius J, Eriksson O, Fox CH (1978) Computerized nuclear morphometry as an objective method for characterizing human cancer cell populations. Cancer Res 38:4688

Sternberger LA (1979) Immunocytochemistry. 2nd edn. Wily, New York Chichester Brisbane Toronto

Sternberger LA, Hardy PH, Cuculis JJ, Meyer HG (1970) The unlabeled antibody-enzyme method of immunohistochemistry. Preparation and properties of soluble antigen-antibody complex (horseradish peroxidase-anti-horse radish peroxidase) and its use in identifcation of spirochetes. J Histochem Cytochem 18:315

Sternberger NH, Itoyama Y, Kies MW, Webster HF (1978) Immunocytochemical method to identify basic protein in myelin-forming oligodendrocytes of newborn rat CNS. J Neurocytol 7:251

Sutinen S, Pääkko P, Lahti R (1979) Post-mortem inflation, radiography, and fixation of human lungs. A method for radiological and pathological correlations and morphometric studies. Scand J Resp Dis 60:29

Suwa N, Takahashi T (1971) Morphological and morphometrical analysis of circulation in hypertension and ischemic kidney. Urban & Schwarzenberg, München Berlin Wien

Takahashi T, Matsumoto J (1980) Pattern analysis of chronic liver diseases from the viewpoint of structural connectivity. Tohoku J Exp Med 131:313

Takizawa T, Thurlbeck WM (1971) A comparative study of four methods of assessing the morphologic changes in chronic bronchitis. Am Rev Resp Dis 103:774

Tamarin A, Streebny LM (1963) An analysis of desmosome shape, size, and orientation by the use of histometric and densitometric methods with electron microscopy. J Cell Biol 18:125

Taussig MJ (1979) Processes in pathology. Blackwell, Oxford London Edinburgh Melbourne

Teasdale F (1978) Functional significance of the zonal morphologic differences in the normal human placenta. A morphometric study. Am J Obstet Gyncecol 130:773

Thomson E (1930) Quantitative microscopic analysis. J Geol 38:193

Thurlbeck WM (1967a) Measurement of pulmonary emphysema Am Rev Resp Dis 95:752

Thurlbeck WM (1967b) The internal surface area of nonemphysematous lungs. Am Rev Resp Dis 95:765

Thurlbeck WM (1979) Structural abnormalities of the peripheral airways. In: Sadoul P, Milic-Emili J, Simonsson BG, Clark TJH (eds) Small airways in health and disease. Proceedings of a symposium, Copenhagen 29th–30th March 1979, Excerpta Medica, Amsterdam Oxford Princeton, p 3

Tomkeieff SI (1945) Linear intercepts, areas and volumes. Nature 155:24

Tukey JW (1962) The future of data analysis. Ann Math Statist 33:1

Überla K (1971) Faktorenanalyse. Eine systematische Einführung in Theorie und Praxis für Psychologen, Mediziner, Wirtschafts- und Sozialwissenschaftler. 2 Aufl. Springer, Berlin Heidelberg New York

Underwood EE (1961) Discussion of measurement of interlamellar spacing of pearlite. Trans AIME 54:743

Underwood EE (1968) Particle size distribution. In: De Hoff RT, Rhines FN (eds) Quantitative microscopy. McGraw-Hill, New York, p 149

Underwood EE (1970) Quantitative stereology. Addison-Westley, Reading (Massachusetts)

Underwood EE, Bach G (1962) Notice to members. International Society for Stereology. Stereologia 1:27

Urizar RE, Tinglof BO, Smith FG, McIntosh RM (1974) Persistent asymptomatic proteinuria in children. Functional and ultrastructural evaluation with special reference to glomerular basement membrane (GBM) thickness. Am J Clin Pathol 62:461

Valdés-Dapena MA, Gillane MM, Cassady JC, Catherman R, Ross D (1980) Wall thickness of small pulmonary arteries. Its measurement in victims of sudden infant death syndrome. Arch Pathol Lab Med 104:621

Van der Loo EM, Cornelisse CJ, van Vloten WA, van der Velde EA, Scheffer E, Meijer CJLM (1980) Diagnostic morphometry of isolated lymph node cells from patients with mycosis fungoides and Sézary's syndrome. Virchows Arch [Cell Pathol] 33:107

Van der Loo EM, Van Vloten WA, Cornelisse CJ, Scheffer E, Meijer CJLM (1981) The relevance of morphometry in the differential diagnosis of cutaneous T cell lymphomas. J Dermatol 104:257

Voigt S, Kaufmann P, Schweikhart G (1978) Zur Abgrenzung normaler artefizieller und pathologischer Strukturen in reifen menschlichen Plazentazotten. II. Morphometrische Untersuchungen zum Einfluß des Fixationsmodus. Arch Gynecol 226:347

Voillemot N, Potet F, Mary JY, Lewin JM (1978) Gastrin cell distribution in normal human stomachs and in patients with Zollinger-Ellison syndrome. Gastreoenterology 75:61

Voit E, Anton HJ (1981) Der Einfluß der Schnittdicke auf Flächenhistogramme von Kugelschnitten und auf die Verhältnisgleichung von Delesse. Microsc Acta 84:147

Von Wowern N, Melsen F (1979) Comparative bone morphometric analysis of mandibles and iliac crests. Scand J Dent Res 87:351

Wahlin T, Bloom GD, Carlsöö B, Rhodin L (1976) Effects of fasting and refeeding on secretory granules of the mouse gallbladder epithelium. A quantitative electron microscopic study. Gastroenterology 70:353

Walton WH (1948) Feret's statistical diameter. Nature 162:329

Weibel ER (1963a) Principles and methods for the morphometric study of the lung and other organs. Lab Invest 12:131

Weibel ER (1963b) Morphometry of the human lung. Springer, Berlin Göttingen Heidelberg

Weibel ER (1969) Stereological principles for morphometry in electron microscopy. Int Rev Cytol 26:235

Weibel ER (1971) Oxygen effect on lung cells. Arch Intern Med 128:54

Weibel ER (1972) The value of stereology in analysing structure and function of cells and organs. J Microsc 95:3

Weibel ER (1979) Stereological methods. Vol 1: Practical methods for biological morphometry. Academic Press, London New York Toronto Sydney San Francisco

Weibel ER (1980) Stereological methods. Vol 2: Theoretical foundations. Academic Press, London New York Toronto Sydney San Francisco

Weibel ER, Gomez DM (1962) A principle for counting tissue structures on random sections. J Appl Physiol 17:343

Weibel ER, Knight BW (1964) A morphometric study on the thickness of pulmonary air-blood barrier. J Cell Biol 21:367

Weibel ER, Paumgartner D (1978) Integrated stereological and biochemical studies on hepatocytic membranes. II. Correction of section thickness effect on volume and surface density estimates. J Cell Biol 77:584

Weibel ER, Stäubli W, Gnägi HR, Hess FA (1969) Correlated morphometric and biochemical studies on the liver cell. I. Morphometric model, stereologic methods and normal morphometric data for rat liver. J Cell Biol 42:68

Weibel ER, Losa G, Bolender RP (1976) Stereological methods for estimating relative membrane surface area in freeze-fracture preparations of subcellular fractions. J Microsc 107:255

Wicksell SD (1925) The corpuscle problem I. Biometrica 17:84

Wilcoxon F (1945) Individual comparisons by ranking methods. Biometrics 1:80

Wilcoxon F, Wilcox RA (1964) Some rapid approximate statistical procedures. Lederle Laboratories, New York

Winer BJ (1971) Statistical principles in experimental design. 2nd edn. McGraw-Hill, New York San Francisco London Montreal Toronto

Woessner S, Lafuente R, Sans-Sabrafen J, Vives J, Rozman C (1978) Prolymphocytic leukaemia of T-cell type: Immunological, enzymatic and ultrastructural morphometric characteristics. Br J Haematol 39:9

Wonnacott TH, Wonnacott RJ (1977) Introductory statistics. 3rd edn. Wiley, New York Santa Barbara London Sydney Toronto

Yang GCH, Shea SM (1975) The precise measurement of the thickness of ultrathin sections by a "re-sectioned section" technique. J Microsc 103:385

Yoshikawa N, Cameron AH, White RHR (1981a) Glomerular morphometry I: Nephrotic syndrome in childhood. Histopathology 5:239

Yoshikawa N, Cameron AH, White RHR (1981b) Glomerular morphometry II: Familial and nonfamilial haematuria. Histophathology 5:251

Young IT, Walker JE, Bowie JE (1974) An analysis technique for biological shape: I. Information and Control 25:357

Zeiss C (1959) Zeiss-Integrationsokulare – eine neue Universaleinrichtung für Mengen- und Flächenanalysen unter dem Mikroskop. Druckschrift 9:40

Zimmermann W (1982) Quantitative Erfassung der Bronchiolendeformation beim Small-Airways-Disease. Inauguraldissertation, Med. Fakultät, Basel

Zippel H, Henatsch JJ, Kunze WP (1979) Morphometric and cytophotometric investigations of lobular neoplasia of the breast with ductal involvement. J Cancer Res Clin Oncol 93:265

Sachverzeichnis

Die *kursiven* Seitenzahlen beziehen sich auf die Buchseiten, auf denen das entsprechende Thema schwerpunktmäßig abgehandelt ist.

Abhängigkeit, kausale 190
–, mathematische 52
Abkürzung 23, 25
Absolute Häufigkeit 195
Absorptionsindex 61
Achsenverhältnis b/a 105, 109
Achsenverhältnis 142
Adenokarzinom des Endometriums 11
Aequatorebene 137
Alcian-Blau-PAS-Färbung 55, 56
Alpha-Fehler 51, 52
Alpha-Wert 76
Alport-Syndrom 7
Alter 201, 203
Alveolarcount 11
Alveolarlumen 124, 139
Alveolaroberfläche 128
Alveolarsepten 11, 24, 47, 55, *111*, *112*, 124
Alveolen 123, 125, 139
Alveolenseptendicke 139
Analgetikaabusus 211
Analyse der Verteilung 193
– des methodischen Fehlers 185
Anatomie 3
Anisotrop 25, 35
Anisotrope Strukturen 133
Anisotropie 42, 98
–, Ausmaß der 14, *35*, 42
Anisotropiemaß 96, 97, 100
Anordnung, faszikuläre 27
–, periodische 27
–, polare 27
–, verzweigte 27
Anschnittsfläche 101, 102
Anticipatio Mentis 1, 2, 213
Antigen-Antikörper 59
Antigen-Antikörper-Komplexe 61
Antigen-Antikörper-Reaktion 59
Antigen-Determinanten 60
Antigene 58–60, 79

Antigenreaktivität 60
Antikörper 58, 59
–, fluoreszierende 59
Anzahl Biopsien 183, 184
– Gesichtsfelder 163, *169*, 170, 175, *182–184*
– Patienten 182–184
– Strukturanschnitte 185
– Testpunkte 165, 183
– –, minimale 186
– Zellen 181, 182
– der Testpunkte über Nicht-Bezugsfläche 165
APPLE II 63, 109
Araldit 123
Arbeitsaufwand *42*, 53–55, 62, 212
Artefakt 17, 43, 48, 53, 54, 61, 62, 114, *115*, 116
–, Dehnungs- 118
–, Präparations- 116
–, Schrumpfungs- 118
–, Stichproben- 116
–, modellbedingter 115
Arterienquerschnitte, orthogonale, Radius der 103
–, –, Wanddicke der 103
Arteriolonekrose 211
Arthropathie, diabetische 7
Astrozyten 55, 157, 160
Astrozytenkerne 64
Atemwegsobstruktion 12
Atemwiderstand bei forzierter Exspiration 12, 40, 203, 208
– bei ruhiger Atmung 12, 40, 203
Ausreißer 191–193
Australiaantigen 215
Auswahl der Individuen oder Organe 159
– – Schnitte 159
– – Stichprobe 162, 189
–, schichtweise-zufällige 46

Auswahl, streng zufällige 159
–, stufenweise-zufällige 42
–, systematische 42, 46
Auswahlmodus 156
Auswertung, bedeckende 185
Auswertungssystem, Wahl eines 63
Average square distance 107
Axiom 214
– von Delesse 72
– von Rosiwal 73
Axiome, stereologische 2, 44, 69, *71*,
    116, 156

Bartlett-Test 194
Basalmembranen 92
Basalmembranmessungen,
    Stichprobengröße für 94
Basisparameter 19
Becken 210
Beckenkamm 9, 211
Bedeckende Auswertung 185
Bedeckendes Sampling 151
Begrenzung 36
Bending energy 107
Benigne Prostatahyperplasie 10, 12, 14,
    108
Berechnung der stereologischen und
    morphometrischen Parameter 17, *48*,
    51
Berechnungsmethoden 115, 116, 151
Berechnungsvariante *48*, 152, 153
Beschreibende Statistik 190
Bestimmtheitsmaß 203, 204
Beta-Fehler 51, 184
Bezugsfläche 21, 23, *40*, 41, 48, 73,
    149, 153
–, Größe der 25, 41
–, minimale Größe der 164, 167
Bezugsflächengröße 43
Bezugsgröße 17, 21, 23, 25, *37*, 111
Bezugskompartiment 111, 113, 148
Bezugslänge 23
Bezugsvolumen 21, 23, *40*, 41, 113
Bias 143
Bildanalyse 62
Bildanalysegerät 22
Bildanalysesystem 22
Bildanalysesysteme,
    automatische 61–63, 102
–, semiautomatische 62, 63, 102
Bildinformation 62

Biliäre Zirrhose 85
Binomial-Verteilung 45
Biologische Fragestellung 212
Biomorphometrie 15, 16
Biopsie 83, 148, 149, 187
Biopsiegröße 115, 116, *148–150*
–, Einfluß der 149
–, Normierung der 202
–, Standardisierung der 150, 151
Biopsien, Anzahl der 184
Blut 7
Blutdruck 149, 201
Borderlinetumor des Ovars 11
Bouin-Lösung 60
Bronchialbaum 29
–, zentraler Abschnitt des 38
Bronchialdrüsen 12, 73, 120, 158, 208
Bronchialdrüsen-Ausführungsgang 39
Bronchialdrüsenacini 56, 160
Bronchialdrüsenläppchen 216
Bronchialknorpel 122
Bronchialschleimhaut 216
Bronchialwand 38
Bronchien 9, 111, 124, 159, 160
–, zentrale 12, 39, 55, 75, *151–153*
Bronchiolen 55, 109, 124, 125, 128,
    157, 214
–, glatte Muskulatur der 112
–, terminale 123
Bronchus 8, 76, 122, 159
Bronchusbiopsie 55, 149, 208
Bronchusdrüsen 122, 203
Bronchusdrüsenacini 157
Bronchusdrüsenläppchen 46, 157
Bronchusgewebe 120
Bronchuslumen 122
Bronchusläppchenanschnitt 159
Bronchusquerschnitt 74, 159, 204
Bronchuswand 39, 74, 158
– ohne Knorpel 73, 122, 123, 208
Bronchuswandgewebe 122
Bronchuswandkompartimente 150
Brunner-Drüsen 11

Carcinoma in situ des Zervixepithels 8
Cervix uteri 8
Check-Valve-Phänomen 9, 12, 214
Chi2-Test 34, 194
Chi2-Verteilung 34
Chi2-Wert 33–35, 204

Cholestase 46
Circumference ratio 106
Coast-of-England-Effect 47, 70, 142
Cochran-Test 194
Coma hepaticum 9
Computer-Simulationsmodell 177
Computermodell 171
Computertechnologie 62
Crigler-Najjar-Syndrom 7
Curvature, normalized mean
  absolute 107
Curve-Fitting-Analyse *196*–200, 212,
  214
Cystadenocarcinoma des Ovars 12

Dane-Partikel 215
Darstellung der verschiedenen
  Strukturelemente 43
Datenanalyse 52
Deficiency, mean convex 107
–, total convex 107
Deformation, Maß der 109
Dehnung 119
Dehnungsartefakt 118–120
Dehnungsfaktor 118, 119, 121
Dehydratation 123
Deskriptive Statistik 191
Desmosomen, Oberflächendichte
  der 100
Desmosomenoberfläche 100
Diabetes mellitus 10
Diagnostik 5, 208, 212
Diagnostische Hauptkriterien 5
Dichte des Gewebes, physikalische 123
– eines Testrasters 44
– quadratischer Testraster 170
– von Zufallspunkten 31
Dicke von Strukturelementen 86, 88
Dimethylsuperimidat 60
Diskriminanzanalyse 201
Dispersionsindex 26, *30*, 32–34
Dispersionsmaß *181*, 191, 214
Distanz, freie 86, 96
Doppelquadratraster 74, 79, 84, 90
Drüsen 11
Drüsenacini 55
Drüsenausführungsgänge 55
Drüsenläppchen 123
Drüsenläppchenanschnittsfläche 55
Duodenalschleimhaut 11
Duodenitis 11

Duodenum 6
Durchführbarkeit stereologischer
  Untersuchungen 53
Durchmesser 101–103
–, Kaliber-, mittlerer tangentialer 81
–, Kern- 102
–, Partikelanschnitts- 103
–, Profilflächen- 103
–, kreisflächenbezogener 102
–, mittlerer gemessener 101, 102
–, – 80, 89, 139
–, –, Standardabweichung des 103
–, –, tangentialer 81, 215
Durchstoßpunkt 3, 4, 21, 23, 48, 142,
  185
Durchstoßpunktdichte 21, 76
Durchstoßpunkte, Anzahl der 87, 88,
  165
–, minimal benötigte Anzahl der 167
Dünndarm 7, 9
Dünndarmbiopsie 23

Effizienz eines nichtparametrischen
  statistischen Tests 214
Einflußgröße 52, *201*, 203
Einzelzelle 186
Einzelzellvolumina 70
Elastische Fasern 55
Elektronenmikroskopie 5, 70, 123
Elektronenmikroskopische
  Aufnahmen 36
Elektronische Datenverarbeitung 63
– Hilfsmittel 105
Emphysem 24
Emphysemgrad 200
Emphysemgraduierung 7
Emphysemmaß 24
Endometrium 8
Endoplasmatisches Retikulum 88, 89,
  215, 218
Enteropathie, gluteninduzierte 11
Entfaltungsgrad der Lunge 123, 125
Enzyme 59
Epon 123
Ereignis 216
Ereignis-Modifikation 62
Ereignisse 62
–, geometrische 71
–, negative 204
–, positive 204

Erwartete Werte der stereologischen
    Parameter 163
Euklidischer Abstand 107
Experimentelle Pathologie 3
Exspirationskurve 214
Extremwert 191–193

Faktorenanalyse 201, 202
Falschheit 189
Falschheitsgehalt 1, 115, 155
Falsifikation 213
Faszikuläre Anordnung 27
– Strukturen 133
Färbemethoden, histochemische 54, 62
–, klassische 59
Färbequalität 55
Färbungen 55
–, histologische 54
Fc-Fragment 214
Fehler der Ausgangsparameter 188
– – Ausgangswerte 189
– des Endresultates 188
– – Mittelwertes, relativer 216
– in der Planung 195
Fehler 41, 66, 68, 110, 138, 142, 143,
    151, 154, 165
–, Analyse des methodischen 185
–, fixationsbedingter 154
–, maximaler 182
–, methodischer 61, 187
–, mittlerer 53, 54, 166, 168, 170
–, relative, methodische 187
–, relativer 162, 163
Fehlerfortpflanzung 188
Fehlermöglichkeit 154
Fehlerquellen 115, 154, 155
Fehlinformationen 59
Fehlmessung 191
Femur 211
Ferets-Durchmesser 215
Fertilitätsdiagnostik 6
Fibroblasten 143, 147, 159, 160, 185,
    186
Fixation 59, 116, 123
Fixationsarten 55
Fixationsbedingter Fehler 154
Fixationsmittel 55, 59, 60, 120
Flächendichte 75
–, numerische, der Desmosomen 100
–, – 64, 78, 80, 141

Flächenwert der Testpunkte eines
    Rasters 73, 218
– eines Testpunktes 44, 45
Fokusierung 132
Form einer Struktur 25, 26, 105
Form und Orientierung der Anschnitte
    der Strukturelemente 157
Formaldehyd 55, 60, 120–123
Formaldehyddampf 120
Formaldehydfixation 120
Formalin-Quecksilber-Bichlorid 60
Formfaktor 21, 22, 26, 45, 70, 85, 86,
    101, 105–107, 109, 110
Formindex 113
– der Tight junctions 96
Formkonstante 26, 80, 83, 118, 169
Formparameter 22
Fragestellung 17, 18, 47, 63
–, biologische 206, 212
Freeze-fracturing 114
Freeze-fracture-Bilder 113
Freie Distanz 86, 96
Freiheitsgrad 34, 203, 214
Friedman-Test 194
F-Test 194

Gallegangsligatur 96
Gallekapillaren 96
Ganglienzellenanschnitte 104
Ganglienzellen 104
Gasaustauschfläche 47
Gastrin 59
Gastrinproduzierende Zellen der
    Magenantrumschleimhaut 58
Gastrinzellen 9, 19, 37, 39, 43, 129,
    153, 157, 158
Gemeinsamkeitskorrelation 52
Geometrie, integrale 69
Geometrische Ereignisse 71
– Modelle 79
– Wahrscheinlichkeit 69
Gepaarter Wert 194
Gesamtfehler 41
Gesamtkollektiv 42
Gesamtlänge der Testlinien 167
– – – über der Bezugsfläche 25
Gesamtosmolarität 122
Gesamtstreuung 42
Gesamtvarianz 42, 184
Gesichtsfeld 19, 46, 48, 49, 51, 63, 65,
    66, 151, 153, 159, 183

Gesichtsfeldauswahl 66
Gesichtsfelder, Anzahl der 163, 165, 182–184
–, minimale Anzahl der 169, 178
Gesichtsfeldprojektion 63
Gesteine 71
Gewebeantigene 59
Gewebeblock 42, 48, 159
Gewebefixation 43, 55
Gewebeprobe 150
Gewebepräparation 17, 43, 115
Gewebeschrumpfung 120
Glatte Muskelzellen der Prostata 82, 134, 143, 157
Glatte Muskulatur der Bronchiolen 112
Glomerula 27, 55, 94, 201, 202
Glomerulonephritis, chronische 211
Glomerulosklerose, segmentale 7
Glomerulum 90
Glomerulum-Basalmembran 88, 89, 91
Glomerulum-Basalmembrandicke 92
Glutaraldehyd 60, 120–122
Glykoproteine 55, 56, 59
Goldner-Färbung 55
Golgi-Apparat 88, 89
Grad der Inhomogenität 154
Granulome, riesenzellhaltige 5
Graphic-Input-Tablet 63
Graukontraste 62, 63
Großcomputer 63
Größe der Anschnittsfläche 186
– – Bezugsfläche 25
– – Stichprobe, praktisch zur Verfügung stehende 185
– – –, theoretisch geforderte 185
– – ausgewerteten Bezugsfläche 168
Größenklasse 31
Größenklassenverteilung 102
Großhirn 6
Grundgesamtheit 190
G-Zellen 14, 18, 55, 160
– der Magenantrumschleimhaut 59
–, mittleres Volumen der 19

Hämatopoietisches Gewebe 143
Hämaturien, familiäre 7, 11
–, nichtfamiliäre 7
Hardware 63
Harnblase 7, 8
Harnblasenkarzinom 7, 12

Häufigkeit 196
–, absolute 195
–, relative 164, 196
Häufigkeiten von Merkmalen 204
Häufigkeitsverteilung 151
Hauptachse der Strukturelemente 36
Hauptkomponentenanalyse 201, 202
Hauptkriterien, diagnostische 5
Hauptparameter 19
–, stereologischer 21, 69, 71, 83
Haut 10
HBs-Antigen 54, 134, 215
HBsAg 54, 134, 215
Hepatitis, chronisch-persistierende 13
Hepatitis-B-Virus 215
Hepatozelluläres Karzinom 85
Hepatozyten 8, 10, 27, 46, 54, 89, 97, 98, 134, 142, 143, 160
Herz 9
Hilfsmittel, apparative 54
Hirngewebe 27
Histochemische Darstellung, Qualität der 55
– Färbemethoden 62
Histogramm 191
Histomorphometrie 54
Histophotometrie 15
Hohlzylinder 108, 134, 136
–, Dicken der 89, 90
Holmes-Korrektur 130
Homogenität 181
Hormonrezeptoren 61
Howship-Lakunen mit Osteoklasten 210
H-Test 194
Hyperparathyreoidismus 6
Hyperplasie, adenomatöse 11
Hypophyse 8
Hypothese 190

Identifikation von Strukturen 54
Identifizierbarkeit der Strukturen 53
IgG-Moleküle 214
Ikterus 7
Imidazolring von Histidin 60
Immersion 122
Immunfluoreszenz 59
Immunzytochemie 58
Immunzytochemische Färbungen, Intensität der 61
– Methoden 58

Immunzytochemische Reaktionen 59
– –, Quantifizierung der 61, 78
– Techniken 59
Immunzytochemisches Verfahren 43
Inflationsgrad 44, *123*, 125, 128
– des Lungengewebes 123
–, standardisierter 127
Informationsgehalt von Daten 195
Inhomogenität der Stichprobe 153
–, Grad der 154
Inhomogenitätskorrelation 52
Integrale Geometrie 69
Integrierte mittlere
  Oberflächenkurvatur 106
Intensität immunzytochemischer
  Färbungen 61
– – Reaktionen 61
Inter-Observer-Differenz 187
Interalveoläres Bindegewebe 55
Interdezilbereich 70, 80, 149, *191*, 193,
  214, 215
Internationale Gesellschaft für
  Stereologie 22
Interpretatio Naturae 1, 213
Interpretation der morphometrischen
  Befunde 115
Interstitielle Nephritis 211
Intra-Observer-Differenz 187
Irrtumsmöglichkeit 51
Irrtumswahrscheinlichkeit 34, 41, *52*,
  149, 164, 206, 212, 218
Isotrop 25, 35, 40, 42
Isotropes Membransystem 140

Jejunum 6, 7

Kaliberdurchmesser 87, *102*, 215
–, mittlerer tangentialer 81
Kardiomyopathien 10
Karzinom, hepatozelluläres 85
Kaskaden-Sampling 156
Kausale Abhängigkeit 52, 190
Kern 55, 215
Kern-Chromatin 61
Kerndurchmesser 102
Kernform 54
Kernvolumenanteil an der Zelle 54
Kernvolumendichte 143
Kieferknochen 5, 6
Kindstod, plötzlicher 39

Klassenbreite 191
Klassische Normierung *151*, 215
Kleinhirn 55
Klinisch-pathologische Diagnostik 5
– Korrelationsstudie 159
Klinische Pathologie 5, 208
Knochen 6, 9, 55
–, mineralisierter 209
Knochengewebe 209, 211
Knochenmark 7
Knochenmorphometrie 45
Knorpel 123
Kolmogorov-Smirnov-Test 196
Kolon 9
Kolonkarzinom 9
Kombinierte Parameter 19, *86*, 90
Kompression 116, 140, 141
Kompressionsartefakt 140, 142
Kompressionsfaktor, linearer 140–142
Kompressionskräfte 142
Kompromiß 213
Kontaktstift 62, 63
Kontingenzkoeffizient 204
–, relativer 204
Kontraste 63
Kontrollgruppe 182, 183
Koordinatensystem, kartesisches 82
Koordination 46
Körperlänge 128
Korrektur 25, 147, 154
– von Systemfehlern 154
Korrekturfaktor 70, 118, 125, 127, 128,
  140, 144, 153, 154
Korrekturmöglichkeit 41, 115
Korrelation, formale 52
–, signifikante 190
Korrelationsanalyse 12, *39*, 66, 68, 215
Korrelationskoeffizient 149, 190, 203
–, partieller 202
– nach Pearson 198
– nach Spearman 198
Korrelationsstudie, klinisch-
  pathologische 159
Kreatininclearance 201
Kreisflächenbezogener
  Durchmesser 102
Kresyl-Violett 55, 64
Kreuzreaktion 59
Kugel 94
Kugelanschnittsdurchmesser 102
Kugelmäntel, Dicken der 89, 90

Kugeln 102, 171, 172
Kuhmilchprotein-Intoleranz 6
Kurvaturdichte 21, 84, 85

L'art pour l'art 2, 10, 19
Lage der Schnittebene 77, 89, *133*, 134, 136, 139, 142
Länge der Sehnen 87
– – Testlinien 186
– – –, minimal erforderliche 165
Längendichte 21, *77*, 78, 96
–, lineare 21
–, numerische 103
Längenmessung 11
Längsrichtung 140
Leber 7–10, 119, 120
Lebererkrankungen, zystische 7
Lebergewebe 119
Leberzirrhose 85
Leukämie, akute myeloische 7
–, chronische lymphatische 7
–, Haarzell- 7
–, prolymphozytäre 7
Lichtabsorption, Messung der 61
Lichtstift 62, 63
Linearität einer Beziehung 197
Lobuläre Dysplasie 8
Lobuläres Carcinoma in situ 8
Logik 1
Lokalisationsmaß *191*, 205, 215
Lunge 7–9, 44, 47, *111*, 112, 119, 120, 125, 159, 182, 183
Lungenemphysem 12
Lungenfunktionsparameter 40
Lungengewebe 119, 123, 141, 142
Lungengröße 128
Lungenhypoplasie 11
Lungenkapazität, totale 40, *123*, 125, 218
Lungenkompartimente 124
Lungenparenchym 55, 111, 160
Lungenvolumen 123, 128
–, standardisiertes 128
Lymphatisches Gewebe 8, 54, 143
Lymphoproliferative Erkrankungen 7
Lysin 60

Magen 8
Magenantrum 9
–, Epithelzellen des 38

Magenantrumbiopsie 159
Magenantrumschleimhaut 19, 37, 38, 49, 55, 153, 160
–, G-Zeilen der 59
–, Gastrinproduzierende Zellen der 58
Magenantrumschleimhautbiopsien 14
Mamma 8, 9
Mammakarzinom 8, 9
Mandibula 10
Mängel, methodische 195
Manuelle Interaktion 62
Mean chord lengths 24
– convex deficiency 107
– linear intercept 24
Median 191, 205, 215
Median-Test 194
Mehrstufen-Sampling 69, *111*, 156, 158
Mehrzweckraster 215
Membrane elastica interna der Arterienwand 103
Membrandicke 90, 103
Membrandickenbestimmung 11, *70*
Membranelementdicke 46
Membranen 86, 89
Meßbarkeit von Strukturen 61
Meßfehler 63, 133
Meßgenauigkeit 187
Meßtablet 63, 64
Messung 53
Messungen, direkte 3
–, indirekte 3, 19
Meßwert 196
Metalle 71
Microcomputer 63, 109
Milchglaszellen 13, 40, 134, 143, 159, 160
Milz 8
Mineralisierter Knochen 209
Minimal benötigte Anzahl Gesichtsfelder 178
– – – Zellanschnitte 185
– erforderliche Anzahl Trefferpunkte 178
– notwendige Anzahl Trefferpunkte über Anschnitten des Bezugskompartimentes *175*, 182
Minimale Stichprobengröße 162
– Testfeldfläche 168, 169
– Zellzahl 186
Minimalgröße 156
Mitochondrien 185, 215

Mittelwert 190, 191, 205, 215
Mittlere Anzahl der Testpunkte 174
– Dicke 21
– Distanz 21
Mittlerer Durchmesser 80, 139
Modelle, geometrische 115, 116
Modellwahl 115
Modus 215
Möglichkeit der
  Stichprobenauswahl 156
MOP-Gerät 63
Morbus Basedow 116–118
MORPHO 109
Morphologie 212
Morphometriemodelle 63
Morphometrische Analyse 17
Multivariate Analyse 200
Muskelgewebe 27
Muskulatur, glatte, der zentralen
  Bronchien 55
–, –, – Bronchiolen 112
Mycosis fungoides 7
Myoglanduläre Prostatahyperplasie 56
Myokard 10
Myokardfibrose, interstitielle 10

Nadelproblem von Buffon 70, 71
Nemenyi-Test 194
Nephritis, interstitielle 211
Nesidioblastose 6
Neuroanatomische und -pathologische
  Arbeiten 104
Nicht-Bezugsfläche 49, 72, 73
Nicht-Bezugsvolumen 49, 51
Nichtgepaarter Wert 194
Nichtopake Strukturelemente 129
Nichtverbundene Stichproben 195
Niere 7, 27, 119, 120, 159
Nierenbiopsie 55, 90, 94, 149, 151, 201,
  202
Nierengewebe 119
Nierenrinde 149, 160
Nierenrindenfläche 201, 202
Nomenklatur 22, 23, 25
Non-A-Hepatitis 212
Non-B-Hepatitis 212
Normalized mean absolute
  curvature 107
Normalverteilung 45, 191, 195, 196,
  202

Normierung 193
– der Biopsiegröße, klassische 202
–, klassische 151, 215
Nuclear contour index 106
Nucleus-Biased-Sampling 54, 70, 116,
  143, 144, 146–148, 154, 162, 185
Numerische Flächendichte 78, 80, 127,
  128, 140, 141
– – der Desmosomen 100
– – 78, 80, 127, 128, 140, 141
– Längendichte 103
– Oberflächendichte 21, 100
– Volumendichte 58, 79, 80, 103, 111,
  118, 188

Oberfläche 101
–, mittlere 105
Oberflächen/Volumenquotient 143
Oberflächen/Volumen-Verhältnis 24
Oberflächendichte 21, 24, 76, 87, 96,
  111, 127, 130, 140, 143, 166, 186
– der Alveolarsepten 200
– – Alveolen 142
– – Desmosomen 100
– – Zellmembranen 100
– gerichteter Strukturelemente 116
–, Korrektur der 127
–, numerische 100
Oberflächenimmunglobuline 60
Oberflächenkurvatur, mittlere
  integrierte 106
Objekte, begrenzte 36
–, unbegrenzte 36
Objektivität unserer Erkenntnis 213
Observer-Differenz 187
Öffnungsmaß 96, 97, 100
Oesophagus 6
Oesophagusvarizen 85
Oligodendrozyten 66
Opake Strukturelemente 129
Optische Dichte 61, 133
Organellen 143, 144
Orientierung der Strukturanschnitte
  25, 215
– – Strukturelemente 75, 78
Orientierungsfaktor 26, 35, 36, 100
Orientierungsindex, linearer 27
Orientierungskorrektur 76
Osmiumsäure 60
Osmiumtetroxid 120–123

Osmolarität 121, 122
–, Gesamt- 122
Osteoidsäume 55, 210
Osteopathie, renale 211
Ovar 8
Ovarialtumoren, Borderline- 8
–, maligne, muköse 8

Paneth-Zelle 27
Pankreas 6, 10
Pankreasinseln 10
Paraformaldehyd 60
Parameter der einzelnen Partikel 101
–, kombinierte 21, *86*, 90
–, richtungsabhängige 35
–, stereologische 83
Parameter-Methode 62
Parameterqualität 185
Parathyreoidea 6
–, Hyperplasie der 6
Partieller Korrelationskoeffizient 194,
  202
Partikelanschnitte 19, 31
Partikelanschnittsdurchmesser 103
Partikelgröße 70
Partikelparameter 69, *101*
PAS 56
PAS-Färbung 63
Pathogenetischer Zusammenhang 208,
  212
Pathologie, experimentelle 3
–, klinische 5
Patienten, Anzahl 182–184
Pearsons Produkt-Moment-
  Korrelationskoeffizient 194
Peptide 59
Perfusion 121, 122
Perfusionsdruck 122
Perimeter spacing, relative 107
Periodat 60
Periodische Anordnung 27
Peroxidase-anti-Peroxidase-Komplex-
  methode 55, 59
Phenacetin 185
Phenolring von Thyrosin 60
Planimetrie 74
Plastikblöcke 123
Plazenta 8
Plazentargewebe 141
Plazentarzotten 89, 140
Pleura 111, 124, 125

Pneumologie 12
Poisson-Verteilung *30*–*32*, 45, 166,
  168, 215, 216
Polare Anordnung 27
Portale Hypertension 85
PRADO-UNIVERSAL-Projektor 64
Primärparameter 17, 19, 41, *83*, 168,
  173
Produkt-Moment-
  Korrelationskoeffizient 197, 198, 203
Profilflächendurchmesser 103
Programmiermöglichkeiten 63
Projektion histologischer Schnitte 64,
  65
Prostata 8, 10, 55, 159, 160
–, glatte Muskelzellen der 12, 14, 15,
  28, 58, 82
Prostatabiopsie 83
Prostatagewebe 132, 159
Prostatahyperplasie, myoglanduläre 56
Protein-A-Gold-Methode 79
Proteine 59
Proteinurie 92
Proteoglykane 55, 60
Präparationsartefakt 116
Präzision 187, 188
Prüftheorie 190, 193
Pufferosmolalität 120
Pulmonalarterie 39
Punktzählverfahren 74, 200
Pyelonephritis, chronische 211

Quadratraster 44, 45, 76
Qualität 156
– der Färbung 56
– – Stichprobe 181
– – einzelnen Parameter 62
– – histochemischen Darstellung 55
– diagnostischer Parameter 212
– einer Stichprobe 187
Qualitätskontrolle diagnostischer
  Kriterien 208
Quantifizierung immunzytochemischer
  Reaktionen 61, 78
Quantitative Stereologie 2
– Topographie 17, 25
Quergestreifte Muskulatur 31
Quotient d/τ 92

Radius 95, *103*, 131, 136, 144
– der Alveolen 139

– orthogonaler Arterienquerschnitte 103
Rangdispersionstest 194
Rangkorrelationskoeffizient 39
Raster, quadratische 76
–, unbegrenzter 36
–, Vielzweck- 76
–, Wellen- 76
Rasterdichte 45, *172*, 175, 177
Rasterelektronenmikroskopische
  Bilder 113
Rasterkonstante 44, *45*, 49, 83
–, flächenbezogene 72, 84
–, lineare 72, 84
Rastertyp 45
Rasterwahl 45
Reaktionen, histo- und immunhisto-
  chemische 54
Referenzfläche 21, *40*, 156
Referenzgröße *37*, 69, 111
Referenzlänge 21
Referenzvolumen *40*, 51, 156
Regressionsanalyse 12, 216
Regressionsgerade 198
Reid-Index 73, *208–211*, *216*
Relative Häufigkeit 164, 196
Relative perimeter spacing 107
Relativer Fehler des Mittelwertes 216
– Standardfehler 217
Renale Osteopathie 211
Residualvolumen 40, 203, 217, 218
Respiratorisches Gewebe 124, 125, 127
Retikuloendotheliales Gewebe 143
Retikulum, endoplasmatisches 88, 89,
  215
Riesenzelltumoren 5
Rippe 210, 211
Rohdaten 148
Röhrenknochen, lange 6
Rohwert 147
Rotationsellipsoide 118
Rotationszylinder 118
R/SD-Quotient 195, 196

Sampling, bedeckendes 151
–, systematisches bedeckendes 158
Sauerstoff 12
Sauerstoffintoxikation 9
Schichtung der Strukturelemente 27,
  134, 142
Schilddrüse 116–118
Schilddrüsen-Aktivitätsindex 95

Schilddrüsenfollikel 94, 118
Schilddrüsenfollikelepithel 94
Schleimsubstanzen 63
Schrumpfung 121, 139, 141, 154
Schnittdicke 43, 44, 55, 56, 58, 61, 80,
  82, 104, 116, *129*, 130, 188
–, Messung der 131
–, relative 129, 130
Schnittdickenartefakt 118
Schnittdickenbestimmung 82, *132*, 188
Schnittebene 137
–, Lage der 116, *133*, 134, 136
Schnittrichtung 140
Schocklunge 9
Schrankenwert des Dispersionsindex,
  oberer 34
– – –, unterer 34
Schrumpfung 43, *119*, 127, 154
Schrumpfungsartefakt 43, *118*–120
Schrumpfungsfaktor *118*, 119, 121
Schätztheorie 190
Sécary-Syndrom 7
Sehnenlänge 87, 89, 101, *102*
Sekundärparameter 17, 19, *84*
Semiautomatische Verfahren 62, 110
Semiquantitative Messungen 66, 68
Sensitivität der Morphometrie 205
– einer Methode 204
– immunzytochemischer Reaktionen
  217
– – Techniken 61
Serum-Harnstoff-Konzentration 201
Serum-Kreatinin-Konzentration 201
SFOG 56
Sicherheit der Befunde 190
–, statistische 54, 62, 87, *162*, 163, 165,
  166, 168, 170, 177, 179, 185, 186, 218
–, –, zweiseitige 53, 178, 218
Skelett 211
Skeletterkrankung 211
Skelettmuskulatur 27
Skelettsystem 210
Small-Airways-Disease 9, 109, 110, 160
Software 63
Spannweite 191, 195, 214
Spearman 39, 40, 149
Spearmans Rangkorrelationskoeffizient
  194
Speicheldrüse 9
Spermien 6
Spezialtubusse 63

Spezifität der Darstellung 59
- - Morphometrie 205
- - immunozytochemischen Reaktion 59
- des Antiserums 59
- einer Methode 204
Spongiosa 55
Spongiosabalken 209
Square distance, average 107
Standardabweichung 48–50, 191, 195, 214
- des mittleren Durchmessers 103
Standardfehler 167, 191, 214
des Medians 192
- - arithmetischen Mittels 191
-, relativer 166, 167, 181, 217
Standardisierung 22, 24, 213
Standardnormalvariable z 41, 164, 167, 217
Statistik 190
-, beschreibende 190
-, deskriptive 191
Statistische Analyse 17, 51, 190
- Aussage 190
- Auswertung 206
- Methode 52
- Sicherheit 17, 41, 54, 87, 162, 163, 165, 166, 168, 170, 177, 179, 185, 186, 218
- -, zweiseitige 52, 53, 178, 218
Statistisches Prüfverfahren, Wahl des geeigneten 206
- Testverfahren 207
Stauchung 141
Stauchungskorrekturfaktor 142
Stereologische Parameter 111, 162
- -, erwartete Werte der 163
- Primärparameter 168
Stereologischer Hauptparameter 21
Stetige Zahl 195, 196, 204
Stichprobe 42, 52, 83, 156, 162
-, Größe der 184
-, Inhomogenität der 153
-, nichtverbundene 195
-, verbundene 195
Stichprobenanalysen 111
Stichprobenartefakt 116
Stichprobenauswahl 115, 195
Stichprobenauswahlverfahren 17, 25, 41, 54, 116, 142, 143, 151, 160, 162
Stichprobeneinheit 43, 48

Stichprobenfehler 123
Stichprobengröße 53, 54, 177
- für Basalmembranmessungen 94
-, minimale 162
Stichprobenqualität 17, 185, 188
Stichprobentheorie 156, 190
Stichprobenumfang 17, 19, 41, 51, 170, 175, 179, 181
Stochastik 190
Stratum moleculare des Kleinhirns 66
Streubreite, biologische 193
Streuung 205
- der Werte 181
- - morphometrischen Parameter 39
Streuung 205
Strukturanalyse 17, 26
Strukturelement 19, 21, 48, 61, 62, 71, 218
Strukturelementdicke 46, 90
Strukturelemente, Schichtung der 134
-, Umfang- und Oberflächendichte gerichteter 116
-, inhomogen verteilte 156
Strukturen, faszikuläre 116
-, lamelläre 117, 118
Strukturform 77, 115
Strukturierung des untersuchten Organs 27
Strukturmerkmale, spezifische 54
Strukturverteilung 17
Struma diffusa colloides 116, 117
Student-t-Test 194, 206
Stärke des Zusammenhangs zweier Variablen 203
Synovialis 7
Systematisches, bedeckendes Sampling 158
Systemfehler 140, 155, 212, 213
-, (Bias) 43
-, Korrektur der 154

Teilkollektiv 42
Teilvarianz 42
Terminologie 22, 23, 213
-, morphometrische 17
-, stereologische 17
Test für repeated measurements 194
- von Wilcoxon u. Wilcox 194
-, nichtparametrischer 193
-, parametrischer 193

Testfeld 31, 34, 38, *41*, 42, 46, 48, 49,
  51, 66
Testfeldfläche, minimale 168, 169
Tesfläche *40*, 41, 47, 153
Testlinienbezogene Orientierung der
  Strukturabschnitte 157
Testlinienlänge über der
  Bezugsfläche 41, 43
–, minimale 164
Testpunkt 46, 47, 178
–, Flächenwert 73
Testpunktabstand 23, *44*, 72, 90, 92
Testpunktdichte 174
Testpunkte, Anzahl der 165, 183
–, – –, minimale 186
–, – –, mittlere 174
– über Nicht-Bezugsfläche,
  Anzahl der 165
Testraster 17, 25, 35, 38, *44*–47, 92,
  112, 113, 133
–, quadratische 172
Testrasterdichte *44*, 173, 175, 178, 180,
  218
Testrastermerkmale 163
Testrasterqualität 44
Tetverfahren, statistisches 207
Testvolumen 40, 41, 51
Thiolgruppen 60
Thrombozyten 9
Tight junction 46, 47, 86, *97*–100, 113,
  218
Tight junctions, Breite der 96
– –, Formindex der 96
Total convex deficiency 107
Totale Lungenkapazität 40, 123, 125,
  218
Transformationen 111, 112, *196*, 198
Trefferpunkt 3, 19, 23, 25, 41, 42, 45,
  143, 185
Trefferpunkte, Anzahl der 87, 88, 173
–, Endsumme der 48
–, minimale Anzahl der 164, 178
Trefferpunktzahl 167
Trefferzahl pro Strukturanschnitt 45
Tropie 75, 189

U-Test 194
Überblähung der Lunge 127
Überschätzung 138
Ulcus duodeni 9, 14, 38
Umfang der Stichprobe 25

Umfangdichte 21, *75*, 77, 78, 96
– gerichteter Strukturelemente 116
Umrechnungsfaktoren 113, 116
Unterblähung der Lunge 127
Unterschätzung 138
Urothel der Harnblase 8
– – –, Carcinoma in situ des 8
– – –, Dysplasie des 8
Urothelkarzinom der Harnblase 205
Urothelzellen 12

Variabilität 14
Varianz 30, 31, 42, 62, 218
Variationskoeffizient 41, 80, 83, 87,
  110, 138, 181, *205*, 218
–, relativer 181, 182, 191, *192*, 218
Variationskoeffizienten, Vergleich
  zweier 205
Verbundene Stichprobe 195
Verfahren, immunzytochemische 54
Vergleichsgruppe 182, 183
Vergrößerung 17, 44, 47, 49, 72, 83,
  84, 92, 116, *142*
Vergrößerungsstufen 69, *111*
Verteilung der Strukturelemente 156
– – – in Bezugsvolumen oder -fläche
  157
Verteilung 25, 26, 27, 30
–, homogene 162
–, inhomogene 61, 83
–, links-schiefe 196
–, Profilflächen- 103
–, rechts-schiefe 196
Verteilungsform 191
Verteilungskonstante 26, 83
Verteilungskonstante K 80, 103
– der Durchmesser 26, *80*, 169
Verteilungsvergleich 195
Vertrauensbereich 108, 109, *186*, 205
Vertrauensschranken 92, *181*, 182, 186,
  219
Verzweigte Anordnung 27
Vielzweckraster *44*, 45, 76, 180
Vitalkapazität 40, 208, 214, 218, 219
Vollautomatische Geräte 62
Volumen 101
–, mittleres 104
Volumen/Oberflächen-Verhältnis 70
Volumen/Oberflächenquotient 21, *86*
Volumenanteil der Alveolarsepten
  am Lungengewebe 139

Volumendichte 21, *72*, 73, 75, 111, 113, 130, 164, 175, 178
- der Emphysemblasen am Lungenparenchym 200
-, numerische *79*, 80, 103, 111, 118, 188
Volumendichten, Korrektur der 127

Wahl eines Auswertungssystems 63
Wahrheitsgehalt 1
- der Aussagen 190
Wanddicke orthogonaler Arterien-querschnitte 103
Wellenraster *44*, 45, 76, 180, 211
Wert, „wahrer" 43, 44
-, nichtgepaarter 194
Wilcoxon-Test 194
Winkel α 133, 215
Winkel ψ 133
Winkel θ 133
Wirbel 210
Wirbelkörper 211

X-Koordinate 47

Y-Koordinate 47

Zahl, stetige *195*, 196, 204
Zeitaufwand 212
Zellanschnitte, minimal benötigte Anzahl 185
Zelle 215
Zellen, Anzahl 181, 182
-, des blutbildenden Knochenmarks 54
Zellgrenzen 55
Zellorganellen 147
Zellorganellenvolumenanteile 143
Zellsuspension 120
Zellvolumen 120, 121
Zentrale Bronchien 151–153
Zentralwert 215
Zentrizität 144, 146
Zielgröße 52, *202*
Zöliakie 6, 7, 23
z-Test 194
Zusammenhang, mathematisch formulierbarer 212
-, pathogenetischer 212
-, zweier Variablen, Stärke des 203
Zylinder 136
Zytologische Diagnostik 204
Zytoplasma 144
Zytoplasmavolumen 144

J. P. A. Baak, J. Oort

A Manual of Morphometry in Diagnostic Pathology

1983. 90 figures. Approx. 230 pages
Cloth DM 98,–
ISBN 3-540-11431-9

Contents: List of Contributors. – Acknowledgements. – Preface and Introduction. – Theoretical Background: The Case for Morphometry in Diagnostic Pathology. – Diagnosis Making: Error Sources. Obtaining Quantitative Data. Classification of New Cases: Some Aspects of Single and Multivariate Analysis. – Structural Morphology. – Applications of Morphometry in Diagnostic Pathology: Introduction to the Applications: Applications of Morphometry in Tumor Pathology. Applications of Morphometry in Non-Tumour Pathology. – Technical Aspects: Equipment for Quantitative Microscopy. Practical Morphometry. Test Grids. Glossary. Recommended Books and Journals. – Subject Index.

The use of morphometry in diagnostic pathology offers significant advantages as composed to conventional approaches: objectivity, reproducibility and the detection of minor differences between structures. This technique can help overcome the serious problem of interobserver variability, of special interest in oncology where patient treatment often depends on the assessment of "grade" and "prognosis probability", concepts that would remain highly subjective without morphometry.

This manual is written in a methodological "cookery book" style to help the pathologist apply morphometry in daily diagnostic work. Because the basic quantitative statistical approach of morphometry requires the use of multivariate analysis and numerical classification probability, diagnostic reports using morphometry will differ from conventional pathological reports. Such aspects as numerical probability statements are claerly described, together with practical examples and many illustrations, making the manual of interest to non-pathologists as well.

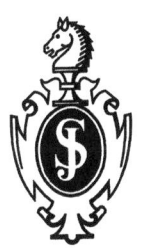

Springer-Verlag
Berlin
Heidelberg
New York
Tokyo

UICC
International Union Against Cancer
Union Internationale Contre le Cancer

TNM-Atlas

Illustrated Guide to the Classification of Malignant Tumours
Illustrations by U. Kerl
Editors: **B. Spiessl, O. Scheibe, G. Wagner**

1982. 311 figures. XII, 229 pages
DM 30,-. ISBN 3-540-11429-7

Contents: Head and Neck Tumours. - Lung. - Female Breast. - Alimentary Canal Tumours. - Gynaecological Tumours. - Urological Tumours. - Soft Tissue Sarcomas. - Paediatric Tumours. - Epidermal Tumours. - Hodgkin's Disease. - Areas of Regional Lymph Nodes. - Appendix.

The *TNM-Atlas* is an illustrated guide to the UICC's system for classifying maligment tumours, a system that has been adopted worldwide since introduction of the definitive version in 1978. The atlas is designed to facilitate documentation of clinical findings by combining the precisely graded TNM classifications with topographical drawings of the organ or anatomic section under consideration. All physicians actively engaged in clinical oncology will find that this book provides the ideal framework within which to conduct daily anamnesis.

J. C. E. Underwood

Introduction to Biopsy Interpretation and Surgical Pathology

1981. 71 figures. XV, 149 pages
Cloth DM 62,-. ISBN 3-540-10434-8

Contents: Diagnostic Histopathology. - Macroscopy, Microscopy, and Sampling. - The Use of Stains. - Interpretation of Histological Appearances. - Borderline Lesions, Pseudomalignancy, and Mimicry. - Rapid Frozen Section Diagnosis. - Diagnostic Electron Microscopy. - Quantitative Methods. - Reporting and Classification of Biopsy Diagnoses. - Subject Index.

A. Hirano

Praktischer Leitfaden der Neuropathologie

Aus dem Englischen übersetzt von H. P. Schmitt
1983. 312 zum Teil farbige Abbildungen. XX, 391 Seiten
Gebunden DM 128,-. ISBN 3-540-11854-3

Inhaltsübersicht: Grundlagen und Methodik: Das Material. Ausbildung in der Neuropathologie. Die Bedeutung der klinischen Daten. Entnahme und Konservierung von Geweben. Makroskopische Untersuchung von Gehirn und Rückenmark. Gewebsentnahme zur mikroskopischen Untersuchung. Färbetechniken. - Neuropathologie auf zellulärer Ebene. Die Nervenzellen. Astrozyten. Oligodendroglia. Die Markscheide. Makrophagen, Entzündung und Bindegewebe. Das Ependym. Der Plexus chorioideus. Die Meningen. Die Gefäßversorgung. Nicht-neuroektodermale Gewebe in der Neuraxis. - Auswahl der Lehrbücher und Zeitschriften auf dem Gebiet der Neuropathologie. - Sachverzeichnis.

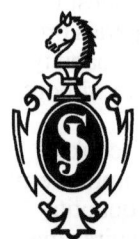

Springer-Verlag
Berlin
Heidelberg
New York
Tokyo

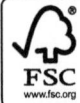

If you have any concerns about our products,
you can contact us on
ProductSafety@springernature.com

In case Publisher is established outside the EU,
the EU authorized representative is:
**Springer Nature Customer Service Center GmbH
Europaplatz 3, 69115 Heidelberg, Germany**

Printed by Libri Plureos GmbH
in Hamburg, Germany